Ratgeber Polyneuropathie und Restless Legs

Christian Schmincke

Ratgeber Polyneuropathie und Restless Legs

Leben mit tauben Füßen, schmerzenden und unruhigen Beinen

2. Aufllage

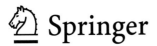 Springer

Christian Schmincke
Klinik am Steigerwald
Gerolzhofen
Deutschland

ISBN 978-3-662-63306-9   ISBN 978-3-662-63307-6   (eBook)
https://doi.org/10.1007/978-3-662-63307-6

Die Deutsche Nationalbibliothek verzeichnet diese Publikation in der Deutschen Nationalbibliografie;
detaillierte bibliografische Daten sind im Internet über http://dnb.d-nb.de abrufbar.

Fotonachweis Umschlag: © Vitaly Korovin (adobe.stock.com)

Planung: Dr. Christine Lerche

Springer ist ein Imprint der eingetragenen Gesellschaft Springer-Verlag GmbH, DE und ist ein Teil von
Springer Nature.
Die Anschrift der Gesellschaft ist: Heidelberger Platz 3, 14197 Berlin, Germany

Bernhard Schmincke
Arzt, Physiker, Philosoph
* 11.11.1950
† 11.11.2020

Geleitwort

Während Neurologen, Internisten und Hausärzten die Diagnose Polyneuropathie (PNP) seit Generationen vertraut ist, ist das Restless-Legs-Syndrom (RLS), obwohl es unter anderen Namen schon seit Jahrhunderten beschrieben wird, erst Ende der 80-er Jahre des letzten Jahrhunderts ins Bewusstsein der Ärzteschaft gerückt, als mit dem von der Behandlung des Parkinson-Syndroms vertrauten L-Dopa eine wirksame Therapie beschrieben und später auch zugelassen wurde. Allein die Schlafmediziner diagnostizierten das RLS auch schon zuvor, weil sie bei der Anamneseerhebung schlafloser Patienten immer wieder die Klage über unruhige Beine hörten, waren aber in Verlegenheit, wenn es um eine wirksame Therapie ging.

Beide Krankheitsbilder kann man als Volkskrankheiten bezeichnen, klagen doch 5–10 % der Bevölkerung über polyneuropathische Beschwerden und 6 % der Männer bzw. 12 % der Frauen über unruhige Beine, auch wenn im Fall des RLS am Ende nur ca. 1 % der Bevölkerung ein behandlungsbedürftiges RLS aufweist.

Im klinischen Alltag sind beide Krankheitsbilder rasch diagnostiziert: Der Neurologe klopft die Reflexe, prüft die Sensibilität, beides vor allem an den Beinen, und veranlasst allenfalls noch eine Neurographie, d. h. eine Messung der Nervenleitgeschwindigkeit, und schon steht die Diagnose der PNP fest, bei der hier allerdings schon die axonale von der demyelinisierenden Form unterschieden werden kann. Bei Verdacht auf ein RLS muss er weder Hammer noch andere Geräte bemühen, sondern stellt die Fragen nach den von Allen et al. (2003) definierten vier essenziellen diagnostischen Kriterien und macht allenfalls noch einen L-Dopa-Test, um ex juvantibus die Verdachtsdiagnose eines RLS zu bestätigen.

Nun schließen sich beide Diagnosen gegenseitig nicht aus, im Gegenteil: 20–25 % der PNP-Patienten haben ein RLS, und bei den RLS-Patienten liegt der Prozentsatz derjenigen mit einer PNP sogar noch höher.

In den neurologischen Praxen und Kliniken beginnt dann jedoch die eigentliche Arbeit, nämlich die Suche nach der Ursache der beiden Erkrankungen, und hier scheint mir die Traditionelle Chinesische Medizin (TCM) anzusetzen: Während wir Neurologen nämlich bei beiden Diagnosen vor allem idiopathische Formen von hereditären und diese von symptomatischen zu unterscheiden versuchen, fragt der TCM-orientierte Arzt – im besten Fall zusätzlich – intensiv nach allem, was Vergangenheit und Gegenwart des Patienten ausmacht, d. h. nicht nur diagnosenorientiert nach Eigen- und Familienanamnese, sondern nach den Umständen eines Lebens insgesamt.

Wo sich eine Grunderkrankung identifizieren lässt, wird sie jeder Arzt, gleich ob konventionell oder TCM, auszuschalten versuchen, also z. B. eine Zuckerkrankheit, einen Alkoholismus oder eine Schilddrüsenfunktionsstörung. Lässt sich jedoch keine Grunderkrankung benennen oder lässt sich das Beschwerdebild nach ihrer Ausschaltung nicht beheben, greift der Neurologe rasch zur symptomatischen Therapie, d. h. zum Rezeptblock, während der TCM-Arzt auf eine Veränderung des Lifestyle hinarbeitet und mit Traditioneller Chinesischer Medizin, z. B. Arzneipflanzen und Akupunktur behandelt.

Der vorliegende Ratgeber von Christian Schmincke, der ja in keiner Weise als TCM-Experte geboren wurde, sondern sich nach vielen Jahren strenger naturwissenschaftlicher Forschung und hausärztlicher Tätigkeit zu einem solchen entwickelt hat, zeigt in eindrucksvoller Weise, wie berechtigt der Begriff der Komplementärmedizin für die TCM ist, die eben nicht neben oder gar außerhalb der sogenannten Schulmedizin arbeitet, sondern sie sinnvoll und basierend auf jahrtausendelanger Erfahrung ergänzt.

So ist diesem Buch aus kompetenter Feder eine weite Verbreitung zugunsten derer zu wünschen, die wie alle chronisch Kranken an den begrenzten therapeutischen Möglichkeiten verzweifeln, die Praxen und Kliniken fernab des Steigerwalds zur Verfügung haben.

Peter Clarenbach
Bielefeld, im Herbst 2016

Vorwort

In der unübersehbaren Fülle von Ratgebern zu Gesundheitsthemen findet sich wenig Schriftliches zu den Krankheitsbildern Polyneuropathie (im Folgenden PNP genannt) und dem Restless-Legs-Syndrom, den unruhigen Beinen (RLS). Diese keineswegs seltenen Erkrankungen werden von den medizinischen Sachbuchautoren merkwürdigerweise noch immer stiefmütterlich behandelt. Wie groß das Bedürfnis nach Information und Beratung ist, zeigen die Patientenseminare, die in der Klinik am Steigerwald zu diesen Themen regelmäßig durchgeführt werden: Seit 15 Jahren kommen alle vier Wochen Interessierte aus dem ganzen deutschsprachigen Raum, um sich zu informieren und um Erfahrungen auszutauschen, die sie als Betroffene gemacht haben. Darüber hinaus möchten sie natürlich Behandlungsmöglichkeiten kennenlernen, die innerhalb und außerhalb der konventionellen Medizin angeboten werden.

Das außerordentlich lebhafte Bedürfnis nach Aufklärung über die genannten Krankheiten war Anlass und Ansporn für uns, einen ebenso gemeinverständlichen wie wissenschaftlich fundierten Ratgeber für Patienten und ihre Angehörigen zu verfassen. Er soll Grundlagenwissen vermitteln, über die chinesische Sicht- und Behandlungsweise informieren und praktische Empfehlungen zum Umgang mit der Erkrankung geben.

Die Verbindung von Naturwissenschaft, praktischer Medizin und Naturheilkunde ist in der Biographie des Autors vorgezeichnet: Nach dem Biochemie-Studium und einer mehrjährigen überaus befriedigenden Forschungstätigkeit in den Max-Planck-Instituten für Virusforschung und Entwicklungsbiologie in Tübingen hielt es ihn eines Tages nicht länger im Labor. Es zog ihn zur klassischen Medizin und von dort gleich weiter zur Naturheilkunde. Seit nunmehr 40 Jahren lässt ihn die chinesische Medizin nicht los. Hier faszinierte von Anfang an die subtile Beschreibung körperlicher und seelischer Funktionen des Organismus ebenso wie die erstaunliche Wirkung, die von einer einzigen Akupunkturnadel oder einer passend komponierten chinesischen Arzneirezeptur ausgehen kann. Nach 12-jähriger Tätigkeit als Kassenarzt mit Schwerpunkt Traditionelle Chinesische Medizin (TCM) in Tübingen kam es 1996 zur Gründung der Klinik am Steigerwald in Gerolzhofen bei Würzburg. Ihr Auftrag war und ist bis heute die Behandlung chronisch kranker Menschen, die im etablierten Gesundheitssystem nicht die Hilfe finden konnten, die sie sich erwünscht haben. Getragen und unterstützt wird die Arbeit der Klinik durch das DECA-Netzwerk, eine ärztliche Arbeitsgemeinschaft, die sich seit über 35 Jahren der Aufgabe verschrieben hat, Methoden und Konzepte der chinesischen Arzneitherapie an die Menschen der westlichen Hemisphäre und ihre Lebensverhältnisse anzupassen.

Denn zwischen der Epoche des alten China, in der die TCM in hoher Blüte stand, und der Wirklichkeit der heutigen West-Menschen liegen Welten. Wer die unschätzbar wertvollen Gedanken und Methoden der alten Chinesen für unsere Patienten erschließen will, muss also Entwicklungsarbeit leisten. Das geht nur im regelmäßigen fachlichen Austausch mit Gleichgesinnten. In dieser gemeinsamen Arbeit hat sich über die Jahre etwas herausgebildet, was man als Trittsteine bezeichnen könnte, Stufen auf dem Weg zu einem neuen Verständnis der chinesischen Heiltraditionen. Diese „neue TCM" ist Grundlage der naturheilkundlichen Kapitel in dem vorliegenden Ratgeber.

Mein erster Dank gilt daher den Kolleginnen und Kollegen der DECA, allen voran Dr. Fritz Friedl, dem Gründer der Klinik Silima bei Rosenheim. Seine Ideen, ebenso wie der fruchtbare Gedanken- und Erfahrungsaustausch innerhalb der DECA, gaben die entscheidenden Anstöße für die Erarbeitung unserer arznei-therapeutischen Behandlungskonzepte für die PNP und das RLS. Denn die Methode der chinesischen Arzneitherapie steht, im Vergleich zur Akupunktur, ganz im Vorder-grund, wenn es um die Behandlung der genannten Krankheiten geht.

Einen weiteren Zugang zur chinesischen Heiltradition verdanken wir Annelies Wieler, der Leiterin des Psychotonik-Institutes in Zürich. Sie hat uns gelehrt, dass Atmung und Spannungs-haushalt des Menschen wichtige Elemente für das Ver-ständnis wie zur Behandlung von PNP und RLS sein können.

Auch den Mitarbeiterinnen und Mitarbeitern der Klinik am Steigerwald ist zu danken, die in den letzten 25 Jahren diesen Zufluchtsort für chronisch kranke Men-schen geschaffen und bis heute lebendig gehalten haben.

Nicht zu vergessen: Was wäre die Medizin ohne ihre Patienten? Sie ermöglichen unsere Arbeit nicht nur durch das Honorar, das sie (oder ihre Kassen) zahlen, son-dern auch durch das Vertrauen, das sie uns und unserer Behandlungsweise entgegen-bringen. Und das wiegt umso schwerer, weil der Weg, der diese Patienten zu uns ge-führt hat, abseits der Hauptstraßen der Medizin liegt. Dafür sei auch ihnen gedankt.

Ein fachlicher Berater stand uns bei der Abfassung des Buches zur Seite: Prof. Peter Clarenbach aus Bielefeld, Neurologe, Schlafmediziner, RLS-Experte und Autor zahlreicher Fachbücher. Ihm danke ich für wertvolle Anregungen und Er-gänzungen.

Zu danken habe ich meiner Frau Natascha Reiter für immer wieder notwendige Korrekturen am Text. Mein jüngst verstorbener Bruder, der Allgemeinarzt und Phy-siker Bernhard Schmincke, hat mich auf Ungenauigkeiten im Anatomie-Teil auf-merksam gemacht. Die Mitarbeiterinnen des Springer-Verlages, in Gestalt von Frau Dr. Christine Lerche und Frau Hiltrud Wilbertz haben sich wieder einmal für ihre einfühlsame und geduldige Betreuung des Projekts Blumensträuße verdient.

In den bald fünf Jahren nach Erscheinen der ersten Auflage unseres Ratgebers hat sich kaum Neues auf dem Gebiet der peripheren Nervenerkrankungen ereignet. Lediglich eine neuere Publikation bringt Licht in das bisher etwas dunkle Kapitel der Small-Fiber-Neuropathie (siehe ▶ Kap. 6). Doch die Erkrankung mit ihren Ein-schränkungen für den Patienten ist nach wie vor aktuell.

Während der Überarbeitung und Herstellung dieses Buches starrt die Welt – noch – gebannt auf die Pandemie. Die medizinische Forschung hat kaum noch an-dere Themen als das Infektionsgeschehen und findet in fast allen Organen und Ge-weben Spuren des COVID-19-Virus. Das Thema Corona beherrscht Politik, Medien und die Alltagsgespräche der Bürger seit nunmehr 365 Tagen.

Auf der anderen Seite leiden die Menschen weiterhin an den „alten" Krankheiten und erwarten von uns Rat und Hilfe.

Christian Schmincke
Gerolzhofen
im März 2021

Inhaltsverzeichnis

II   Der komplementäre Ansatz der Traditionellen Chinesischen Medizin: unruhige und schmerzhafte Beine

Über den Autor

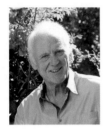

Christian Schmincke Dr. Dr. rer. nat. Christian Schmincke (Jahrgang 1945), Leiter der Klinik am Steigerwald, ist Biochemiker und Arzt für Naturheilverfahren. Nach mehrjähriger wissenschaftlicher Tätigkeit am Max-Planck-Institut für Virusforschung und anschließendem Medizinstudium in Tübingen erfolgte seine Ausbildung in chinesischer Medizin bei Lehrern in Europa und China. Er wurde bei Prof. Glaser in Atemtherapie ausgebildet und arbeitete mit Prof. Li Bo Ning, Sichuan-Akademie für Traditionelle Chinesische Medizin, zusammen.

Vor der Eröffnung der Klinik am Steigerwald führte er über 12 Jahre eine naturheilkundliche Allgemeinpraxis mit dem Schwerpunkt in chinesischer Medizin. Diese Erfahrungen fließen in seine Vortrags- und Lehrtätigkeit ein. Dr. Schmincke ist u. a. Supervisionsarzt der DECA (Gesellschaft für die Dokumentation von Erfahrungsmaterial der Chinesischen Arzneitherapie) und Dozent der Deutschen Ärztegesellschaft für Akupunktur (DÄGfA).

Einleitung: Polyneuropathie und Restless Legs als chronische Leiden

Inhaltsverzeichnis

© Springer-Verlag GmbH Deutschland, ein Teil von Springer Nature 2021
C. Schmincke, *Ratgeber Polyneuropathie und Restless Legs*,
https://doi.org/10.1007/978-3-662-63307-6_1

1

Eine Patientin berichtet über ihre Polyneuropathie

Frau Marianne B., 72 Jahre alt, Ingenieurin, jetzt in Rente, schrieb uns nach der Entlassung aus der Klinik im August 2015 folgenden Bericht, der mir so typisch erscheint, dass ich ihn hier in voller Länge voranstellen möchte:

„Seit 2004 begann die Polyneuropathie bei mir in den Füßen anfangs noch mit geringen Beschwerden.

Beim Sport konnte ich viele Übungen nicht mehr mitmachen, und auch langes Gehen fiel mir schwer. Ich bekam Probleme mit meinen Schuhen, die mir zu eng erschienen. In der Folge musste ich auf Hochgebirgstouren und Skilaufen verzichten, da ich in Schuhen nicht länger stehen konnte, ohne Krämpfe zu bekommen.

2005 erhielt ich von einer Neurologin den Befund, dass ich an Polyneuropathie leide mit dem Nachsatz „da kann man nichts machen". Es begann die Suche nach breiteren Schuhen. Das war schwierig, weil es nicht allzu viele Schuhhäuser gibt mit einem Sortiment breiterer Schuhe. Ich ließ mir gute Einlegesohlen machen und konnte damit etwas besser gehen. Am besten konnte ich und kann ich auch heute noch in meinen alten Bergstiefeln laufen.

Die nächste Veränderung kam gegen Ende 2005. Da begannen Schmerzen in den Zehen und Ballen. Es war ein ziehender Schmerz, wie er von Zahnschmerzen bekannt ist. Das war besonders in Ruhestellung sehr unangenehm, denn ich konnte nun nachts nicht mehr richtig schlafen. Eine weitere Untersuchung in der medizinischen Hochschule Hannover ergab den gleichen Befund: Polyneuropathie! Die Ursache wurde nicht gefunden. Auch hier die Auskunft: „Man kann mit Medikamenten zwar die Schmerzen therapieren, aber die Krankheit nicht aufhalten".

Ich leide zusätzlich an einem Refluxmagen und habe folglich ständig Probleme mit der Magensäure. Daher wollte ich meinen Magen nicht auch noch mit Schmerzmedikamenten belasten und habe lieber die Schmerzen an den Füßen in Kauf genommen.

Durch Zufall fand ich eine Ärztin, die sich in chinesischer Medizin auskannte und mir mit TCM, Akupunktur und Moxa helfen konnte. Gegen die Schmerzen bekam ich anfangs wöchentlich eine Akupunkturbehandlung; später wurde der Abstand auf zwei Wochen vergrößert, und schließlich reichte eine Behandlung im Monat aus, um fast schmerzfrei zu sein. Gleichzeitig verordnete die Ärztin mir verschiedene chinesische Tees. Diese konnte ich allerdings nicht trinken, weil mein Magen sie verweigerte. Durch die regelmäßige Akupunktur verwandelte sich im Laufe der Zeit der Schmerz in ein dumpfes Spannungsgefühl. Damit konnte ich besser umgehen, besser schlafen: besser damit leben.

Mit den Jahren schritt die Erkrankung weiter fort. Das Taubheitsgefühl wanderte zum Knöchel und weiter in die Unterschenkel bis eine Handbreit unter das Knie. Im Januar 2015 ging meine Ärztin leider in den Ruhestand und ich merkte schnell, wie sich mein Zustand ohne die regelmäßige Akupunktur verschlechterte: Das Taubheitsgefühl wurde wesentlich stärker, und das Manschettengefühl intensiver. Zusätzlich wurde mein Gang schlechter und mein Gleichgewichtssinn unsicherer. Bei der Gymnastik konnte ich einige Übungen nicht mehr machen, und die Füße schmerzten sehr nach dem Sport. Wanderungen, die ich bisher machen konnte, wurden immer kürzer. Nachts spannten die Ballen und Waden und verhinderten das Einschlafen … "

Frau B. gelingt es sehr anschaulich, ihre Polyneuropathiebeschwerden zu beschreiben. Ähnliche Schilderungen von mal schwereren, mal leichteren Verläufen hören wir täglich. Die Beschwerdebilder gleichen sich. Mit den Schmerzen, den Schlafstörungen und der schwindenden Mobilität wird auch die Teilhabe am sozialen Leben immer beschwerlicher. Dazu droht die erschreckende Aussicht, irgendwann vielleicht nur noch im Sessel zu sitzen und auf den Fernseher zu starren – das kann doch nicht alles gewesen sein!

1.1 Gemeinsamkeiten von Polyneuropathie und Restless-Legs-Syndrom

Die Polyneuropathie (PNP) ist eine verbreitete chronische Erkrankung. Angaben zur Häufigkeit bewegen sich zwischen 5 und 10 % der deutschen Bevölkerung. Für die unruhigen Beine, das Restless-Legs-Syndrom (RLS), werden ähnliche Zahlen genannt.

Etwa 20 % der Betroffenen leiden gleichzeitig an PNP und RLS.

In den neurologischen Lehrbüchern werden PNP und RLS als zwei eigenständige Diagnosen geführt; dennoch halten wir es für sinnvoll, unsere ärztlichen Erfahrungen mit diesen Krankheitsbildern in *einem* Ratgeber zu bündeln. Es gibt hinreichend Gemeinsamkeiten, die eine solche Verbindung nahelegen.

So besteht eine deutliche Schnittmenge zwischen PNP und RLS. Etwa 20 % der Betroffenen leiden gleichzeitig an beiden Krankheiten. Auch in der medikamentösen Behandlung, sei sie konventionell oder chinesisch, zeigen sich einige Parallelen. Sodann manifestiert sich das Leiden in der Mehrzahl der Fälle zunächst an den Gehwerkzeugen – bei freilich unterschiedlicher Symptomatik.

Definition PNP/RLS

Während die PNP mit Schmerzen, Missempfindungen, Gefühlsverlust und schließlich Bewegungsstörungen verbunden ist, lassen die unruhigen Beine des RLS den Menschen nicht zur Ruhe kommen.

❯ Beide Krankheiten – PNP und RLS – begrenzen in aller Regel nicht die Lebenserwartung; sie sind in diesem Sinne also nicht vital bedrohlich, können aber zu derartig quälenden Beschwerden führen, dass Lebensfreude und Alltagsfähigkeit tiefgreifend geschädigt werden.

Die herkömmliche Medizin bietet Arzneimittel, die in vielen Fällen Linderung verschaffen. Diese Mittel werden zumeist nicht in der Erwartung verordnet, die Krankheit zu heilen oder ihr Fortschreiten aufzuhalten. „Damit müssen Sie leben", heißt es in der Regel. „Aber wir haben etwas, das Ihnen die Beschwerden erträglicher macht." Mehr kann der behandelnde Neurologe oder Hausarzt nicht versprechen.

Manchen Patienten fällt es verständlicherweise schwer, sich mit dieser Auskunft abzufinden. Die Krankheit bleibt, trotz Behandlung, und schreitet sogar weiter fort. Denn die verordneten Medikamente bekämpfen lediglich die Symptome, nicht die Ursachen. Zudem sind sie mit teilweise erheblichen Nebenwirkungen und Risiken bei Langzeiteinnahme verbunden. Was liegt da näher, als nach Alternativen zu suchen?

Die Klinik am Steigerwald engagiert sich seit 20 Jahren in der Entwicklung von Therapien für „Problemkrankheiten". Polyneuropathie und das RLS stehen schwerpunktmäßig an erster Stelle. Momentan ist etwa die Hälfte der stationären Patienten von den genannten Erkrankungen betroffen.

Unsere Arbeit ruht auf zwei Säulen:

- Eine solide schulmedizinische Ausbildung und die Kenntnis der aktuellen medizinischen Literatur bieten die Gewähr, in Diagnose und Therapie nichts zu versäumen, was der Gesundheit des Patienten dient. Das Vertrautsein mit den Denk- und Verfahrensweisen der herkömmlichen Medizin gibt zugleich den festen Boden, von dem aus alternative Behandlungswege erarbeitet werden können.
- Die chinesische Kultur hat uns nicht nur die viel zitierte „Schatzkammer" wirksamer traditioneller Behandlungsmethoden geschenkt; sie hat darüber hinaus das Zeug dazu, unseren westlichen Horizont zu öffnen. Abseits der ausgetretenen Bahnen unserer eigenen Tradition bietet sie uns einen neuen Blick auf die Beschaffenheit des menschlichen Organismus und seine Verflochtenheit mit den ihn umgebenden Wirklichkeiten.
- Einige naturheilkundliche Verfahren und der reiche Schatz unserer eigenen pflegerischen Traditionen lassen sich organisch in das chinesische Konzept einfügen.
- Die Erfahrungen, die wir mit der Kombination westlicher und östlicher Heilverfahren in den vergangenen vier Jahrzehnten sammeln konnten, sind Grundlage dieses Ratgebers.

1.2 Unterschiede zwischen der PNP und dem RLS

Die eben genannten verwandtschaftlichen Beziehungen zwischen den beiden Krankheiten PNP und RLS (die uns später noch beschäftigen werden) lassen noch genug Raum für Unterschiede:

- **Altersstatistik**

Da ist zunächst die Altersstatistik. Sie zeigt für die PNP ein Übergewicht des fortgeschrittenen Lebensalters, während das RLS meist in jüngeren Jahren beginnt. In unserer klinikeigenen Stichprobe von 311 Patienten der Jahre 2013–2014 (s. unten) fanden wir ein Durchschnittsalter von 65 Jahren für die PNP und von 38 Jahren für das RLS (sofern es nicht in Kombination mit der PNP auftritt). Beide Zahlen beziehen sich auf das Alter des Patienten bei Erstmanifestation der Erkrankung. Denn zwischen dem Zeitpunkt, an dem sich die Krankheit erstmals bemerkbar macht, und dem Datum der Diagnosestellung können bekanntlich Jahre, bisweilen Jahrzehnte, vergehen.

Zwischen dem Zeitpunkt, an dem sich die Krankheit erstmals bemerkbar macht („Erstmanifestation"), und dem Datum der Diagnosestellung können bekanntlich Jahre, bisweilen Jahrzehnte, vergehen.

- **Datenlage**

Ein Ungleichgewicht zwischen der PNP und dem RLS besteht hinsichtlich der „Datenlage":

Der Begriff „Polyneuropathie" bezeichnet genau genommen ein ganzes Bündel von Erkrankungen. Allen gemeinsam ist zwar der einfache Tatbestand – Schädigung der langen Nervenfasern. Wie aber die Schädigung beschaffen ist, was ihre Ursachen sind, was in Diagnostik und Therapie angezeigt ist und welche Schäden und Behinderungen im Langzeitverlauf zu befürchten sind, zu all diesen Themen des Arbeitsgebietes PNP liegt eine Fülle von wissenschaftlichem Material vor.

Deutlich weniger umfangreich dagegen ist das praktisch nutzbare Wissen, das wir über die unruhigen Beine besitzen. Die Diagnose ist mit der Beschreibung des Beschwerdebildes schon fast gestellt. Die medizinische Forschung bemüht sich zwar seit fast 30 Jahren intensiv, Ursachen und Krankheitsmechanismen des RLS aufzudecken. Belastbare, allgemein akzeptierte Modelle konnten bisher allerdings nicht etabliert werden. Die therapeutischen Empfehlungen sind, zumindest im Rahmen der Schulmedizin, eher überschaubar.

> Nachdem das für Laien nachvollziehbare verfügbare Wissen über unsere beiden Diagnosen so ungleich verteilt ist, wird auch unsere Darstellung eine gewisse Ungerechtigkeit nicht vermeiden können. Die meisten Kapitel handeln ganz überwiegend von der Polyneuropathie. Quasi zur Entschädigung haben wir vier Extrakapitel zum RLS verfasst. Im naturheilkundlichen wie im Ratgeber-Teil werden beide Krankheiten gleichberechtigt zu Wort kommen.

1

1.3 Ein Ratgeber soll informieren und Mut machen

Ein Gesundheitsratgeber soll sich an Herz und Verstand wenden; er soll informieren und Mut machen. Informationen können helfen, die Krankheit zu verstehen – auch als Orientierungshilfe im Dschungel der Meinungen und Angebote. Mut braucht es, um die Krankheit zu akzeptieren, aber nicht als lähmendes Schicksal, sondern als Anstoß: Jetzt wird es ernst, Du musst etwas tun. Es gibt immer Wege, die, selbst wenn sie nicht aus der Krankheit herausführen, doch wenigstens zeigen, wie man mit der Krankheit leben kann.

Ein kleiner Durchgang durch die in diesem Buch behandelten Themen soll einen ersten Eindruck vermitteln und für besonders Eilige die Auswahl erleichtern. Es muss ja nicht alles gelesen werden.

Passend zu unserem Plan, beide Perspektiven zu Wort kommen zu lassen, die konventionelle (schulmedizinische) und die naturheilkundlich-chinesische, gliedert sich unsere Darstellung der Krankheiten PNP und RLS in zwei Abschnitte. Ein dritter Abschnitt will mit praktischen Empfehlungen den Patienten zur Selbsthilfe ermuntern.

1.3.1 Polyneuropathie und unruhige Beine aus neurologischer Sicht

Hier soll dem Leser das Basiswissen zur PNP und dem RLS vermittelt werden; dazu gehören neben den krankheitstypischen Symptomen auch die Standardverfahren in Diagnostik und Therapie, auf die er sich einstellen muss, wenn er sich in fachneurologische Behandlung begibt.

Um das Verständnis für Zusammenhänge zu fördern, musste bei manchen Themen mehr in die Tiefe gegangen werden als sonst in Ratgebern üblich. Dies gilt besonders für das Kapitel, in dem wir uns mit den anatomischen Grundlagen der PNP beschäftigen (▶ Kap. 3). Auch die Ausführungen zu den Krankheitsursachen der PNP und zur medikamentösen Therapie des RLS stellen gewisse Anforderungen an den Leser.

1.3.2 Der komplementäre Ansatz der traditionellen chinesischen Medizin

Die traditionelle chinesische Medizin („TCM") ist im weiteren Sinne der Naturheilkunde zuzurechnen. Mit ihrer Darstellung betreten wir für die meisten Leser Neuland. Unsere fernöstliche Entdeckungsreise soll Sie nicht in eine esoterische Hinterwelt führen. Die TCM ist eine Erfahrungsmedizin. Sie stellt für viele Formen der PNP wie auch für das RLS eine chancenreiche Behandlungsoption dar. Die chinesische Sichtweise kann zudem helfen, die eigene Erkrankung besser zu verstehen.

Nach einer kurzen Vorstellung der wichtigsten therapeutischen Verfahren der TCM widmen wir uns unserer zentralen Frage:

> ❯ Wie lassen sich die Krankheiten PNP und RLS aus einer chinesisch inspirierten Perspektive erklären, was folgt aus dieser Erklärung für die Therapie?

Aber langsam! Dieses Kernstück des Abschnittes verlangt eine eigene Einführung. Wir werden Ihnen deshalb einige für unsere Thematik unverzichtbare Fachbegriffe der TCM vorstellen und erläutern. Lassen Sie den Mut nicht sinken! Die Begriffe Yin, Yang, Qi und Xue klingen zwar sehr exotisch, beziehen sich aber auf ganz konkrete Dinge und können sich damit auch einem Menschen erschließen, der kein Sinologiestudium absolviert hat.

Zur Abrundung dieses Abschnittes referieren wir einige Ergebnisse aus der medizinischen Forschung, die nach unserer Meinung die dargestellten Krankheitsmodelle unterstützen.

> Die TCM stellt für viele Formen der PNP wie auch für das RLS eine chancenreiche Behandlungsoption dar, die chinesische Sichtweise kann zudem helfen, die eigene Erkrankung besser zu verstehen.

1.4 Was kann der Patient selbst tun?

Unsere Hinweise zur Selbstbehandlung und zur Lebenspflege allgemein richten sich an Menschen, die das Bedürfnis verspüren, ihr „Patientenschicksal" auch selbst in die Hand zu nehmen. Da sich der Mensch zu Lebensstiländerungen nur dann wirklich motivieren lässt, wenn er den Sinn der Empfehlungen nachvollziehen kann, geizen wir nicht mit Information und Begründungen. Letztendlich muss jeder selbst entscheiden, ob er liebgewordene Gewohnheiten verlässt und an ihrer Stelle dem Wachsen neuer Gewohnheiten eine Chance gibt.

1

Am wirksamsten sind erfahrungsgemäß Lebensstiländerungen dann, wenn man sie um ihrer selbst willen, aus Einsicht betreibt, und wenn man spürt: Es lebt sich leichter damit. Von einer Besserung der Krankheitssymptome kann man sich dann überraschen lassen wie von einem Geschenk. Vielleicht gilt auch hier die alte Weisheit, dass der Weg das Ziel ist.

In diesem Abschnitt geht es um die folgenden Themen:

- Ernährung,
- körperliche Betätigung,
- Schlaf,
- Pflege,
- Selbstbehandlung,
- Stuhlgang,
- Umgang mit Infekten,
- Gehhilfen.

1.5 Ziele

Dieser Ratgeber wurde in erster Linie für Patienten und ihre Angehörigen geschrieben. Wenn auch ein medizinischer Fachkollege Gelegenheit haben sollte, einen Blick hineinzuwerfen, ist der Autor darüber verständlicherweise nicht unglücklich. Die allermeisten Passagen dieses Textes geben neurologisches Basiswissen wieder, bieten also für den Fachmann keine Überraschungen. Einige Aussagen allerdings enthalten Neues, sind gewöhnungsbedürftig oder rufen sogar Widerspruch hervor. Ein solcher Widerspruch, aber auch Belehrungen oder Richtigstellungen sind durchaus erwünscht – bieten sie doch die Chance für einen Dialog mit Gewinn für beide Seiten. Ein Blick über den Zaun hat noch keinem geschadet.

Hinweise zum Text

Literatur Unsere Literaturangaben am Ende des Buches beschränken sich auf die wichtigsten Werke. Wenn Interesse auch an den Originalarbeiten besteht, deren Ergebnisse wir hier verwendet haben, schicken wir interessierten Lesern auf Wunsch gern eine Literaturliste zu.

Gender-Schreibweise Wenn im Text der besseren Lesbarkeit wegen die männliche Form verwendet wird, so sind selbstverständlich beide Geschlechter gemeint.

Die Sicht der Schul-medizin: Polyneuro-pathie und Restless Legs

Inhaltsverzeichnis

Symptome der Polyneuropathie

Inhaltsverzeichnis

© Springer-Verlag GmbH Deutschland, ein Teil von Springer Nature 2021
C. Schmincke, *Ratgeber Polyneuropathie und Restless Legs*,
https://doi.org/10.1007/978-3-662-63307-6_2

2.1 Einleitung

Der Begriff Polyneuropathie leitet sich ab von griechisch „poly" = „viel" und „Neuropathie" = Nervenleiden. Es ist also, im Gegensatz zu anderen Neuropathien, eine Vielzahl von Nerven betroffen.

Die häufigste Form der Polyneuropathie ist die an Füßen oder Händen („distal" = außen) beginnende, langsam fortschreitende, „sensomotorische" PNP. Unser Ratgeber wird sich im Wesentlichen auf diesen sehr verbreiteten Typ der PNP konzentrieren.

> **Definition**
>
> **Sensomotorisch**
> Sowohl die Sensibilität, die Empfindungsfähigkeit als auch die Bewegungsfunktion betreffend.

Die langsam fortschreitende sensomotorische Polyneuropathie ist am häufigsten.

Andere, seltene Formen der Polyneuropathie ebenso wie auch vom Beschwerdebild her verwandte Erkrankungen des Nervensystems werden später vorgestellt. Um alles verständlich zu machen, erklärt Ihnen ein eigenes Kapitel die anatomischen Grundlagen dieser Erkrankungen in einem kurzen Abriss (► Kap. 6).

Am häufigsten kommt die langsam fortschreitende sensomotorische Polyneuropathie vor.

2.2 Funktionsbereiche des peripheren Nervensystems

Eine PNP kann sich in einer Fülle von Symptomen äußern. Dies erklärt sich aus der Vielfalt der betroffenen Nervenstrukturen.

Bei den peripheren Nerven lassen sich vier Teilsysteme unterscheiden (s. Übersicht).

> **Die vier Funktionsbereiche des peripheren Nervensystems**
> - Schmerzwahrnehmung
> - Sensibilität der Haut
> - Bewegungssystem
> - Drüsen, innere Organe

2.2.1 Schmerzwahrnehmung

→ Betrifft die Schmerzbahnen, die für Registrierung und Weiterleitung von Schmerzreizen zuständigen Nervenendigungen und Nervenfasern

Sie gehören zum Frühwarnsystem gegenüber Gefahren von innen und von außen. Damit dienen sie dem Schutz der körperlichen Integrität und machen über die Hälfte der „peripheren Nerven" aus, d. h. der Nerven, die außerhalb des Gehirns und Rückenmarks gelegen sind. Ihre krankheitsbedingte Reizung erzeugt zunächst diejenigen Empfindungen, für deren Wahrnehmung sie auch im „Normalbetrieb" zuständig sind, nämlich Schmerzen.

2.2.2 Sensibilität

→ Betrifft die Nerven, die Sinnesreize wie Druck, Berührung, kalt und warm aufnehmen und weiterleiten

Ihre Endorgane sind mikroskopisch kleine Sinneskörperchen in der Haut und im Unterhautgewebe, deren Aufgabe darin besteht, uns über die Oberflächenbeschaffenheit der Umgebung Auskunft zu geben. Diese Sinnesnerven können im Krankheitsfall ein chaotisches Muster von Fehlwahrnehmungen und Missempfindungen hervorrufen.

2.2.3 Bewegungssystem (Motorik)

→ Betrifft das komplex aufgebaute System der Bewegungsnerven

Ihre Rolle besteht darin, Muskelkontraktionen zu registrieren, zu steuern und zu betätigen. Sind sie gestört, beeinträchtigt dies zunächst die Feinabstimmung der Bewegung und den muskulären Gleichgewichtssinn. Schließlich kann dies zu Muskelschwäche bis hin zur Lähmung führen.

2.2.4 Drüsen, innere Organe

→ Betrifft das vegetative Nervensystem, das Funktionen der Eingeweide, aber auch die Sekretion der Schweißdrüsen in der Haut und die Durchblutung der Gewebe steuert

Es wird zu wenig oder zu viel Schweiß aus den Schweißdrüsen abgesondert („verminderte oder vermehrte Schweißsekretion"), die Muskelaktivität des Magens („Magenperistaltik") wird gelähmt, und der Herzschlag kann sich nicht

2

an Belastungssituationen anpassen („Frequenzstarre"). Auch Störungen an den Harn- und Geschlechtsorganen sind Symptome der vegetativen PNP.

2.3 Zusammenhang zwischen den Symptomen und dem anatomischen Aufbau des peripheren Nervensystems

Wie lassen sich diese Symptome aus dem anatomischen Aufbau und der normalen Funktionsweise des peripheren Nervensystems erklären? Dieser Frage werden wir uns in ▶ Kap. 3 zuwenden.

Die vielfältigen Symptome der PNP erklären sich aus der Vielfalt der betroffenen Nervenstrukturen.

Individuelle Faktoren sind an der Schmerzwahrnehmung beteiligt.

Natürlich spiegelt die Qualität der Beschwerden auch individuelle Faktoren der Schmerzverarbeitung wider. Hierauf zielt die Diagnostik der chinesischen Medizin. Ob beispielsweise ein Schmerz als „einschießend" oder als „am Ort klebend, langweilig, dumpf" empfunden wird, hängt unter anderem auch vom inneren Spannungszustand des Menschen ab. So unterschiedlich wie die Menschen sind, so unterschiedlich stellen sich im Einzelfall die Symptome der PNP dar.

Die Auswahl der passenden Arzneipflanzen in der chinesischen Medizin orientiert sich auch an der vom Patienten subjektiv empfundenen Qualität seiner Schmerzen oder Missempfindungen.

2.4 Symptome der Polyneuropathie, wie sie der Patient erlebt

Eine Gruppe von Symptomen umfasst Missempfindungen, Schmerzen und Fehlwahrnehmungen. Sie äußern sich folgendermaßen:

— Taubheitsgefühle:
— Berührung wird zwar noch wahrgenommen, aber dabei erscheint nicht der berührte Gegenstand im Fokus der Wahrnehmung, sondern die eigenen Füße oder Hände. Diese unangenehme Eigenwahrnehmung hält auch an, wenn der Kontakt zum Gegenstand gelöst ist, vergleichbar einem Nachhall.
— Kribbeln.
— Pelzigkeitsgefühle (◘ Abb. 2.1).
— Ameisenlaufen.
— Dumpfes Ziehen.

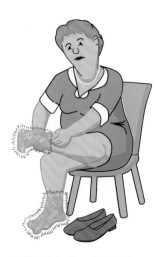

◘ **Abb. 2.1**   Das Pelzigkeitsgefühl ist mit einer Art Nachhall verbunden. Wenn der Kontakt gelöst ist, bleibt die Berührungsempfindung eine kurze Zeit bestehen. (© A. Weyhe, Tübingen, mit freundlicher Genehmigung)

— Brennende Hitzegefühle:
— Häufig wird die Erfahrung gemacht, dass die Füße sich beim Zu-Bett-Gehen kalt anfühlen, dann aber unter der Bettdecke im Laufe der Nacht unerträgliche Brenngefühle entwickeln („burning feet"; 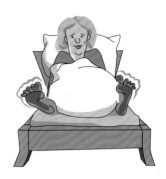 Abb. 2.2).
— Schmerzen, die brennend, stechend oder reißend sind (gelegentlich auch von einschießendem Charakter wie bei Gesichtsneuralgie oder Neuralgie nach Gürtelrose), auch Empfindungen wie Stromschläge.
— Schmerzhafte Muskelkrämpfe.
— Quälender Juckreiz, Bewegungsunruhe im Sinne eines Restless-Legs-Syndroms.
— Überempfindlichkeit der Füße:
— Es ist unmöglich, barfuß zu gehen; die Schuhe drücken schmerzhaft und erzeugen ein Gefühl der Enge.
— Überempfindlichkeit allgemein.
— Eine leichte Berührung verursacht Schmerzen.
— Druck-, Enge-, Einschnürungs- und Manschettengefühle.
— Fremdkörpergefühle, insbesondere unter den Fußsohlen.
— Klumpengefühl:
— Die Füße fühlen sich schwer und steif an (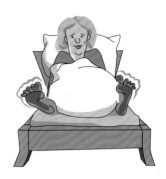 Abb. 2.3).
— Fehlwahrnehmungen hinsichtlich kalt und warm:
— Die Fehlwahrnehmungen können sowohl beim Kontakt mit Gegenständen auftreten, die normal temperiert sind, als auch in der Eigenwahrnehmung. Typisch ist, dass die Füße objektiv warm sind, aber als kalt empfunden werden – und umgekehrt: Die Füße sind kalt, werden aber als warm oder heiß empfunden.

◻ Abb. 2.2 Feuerfüße („burning feet"). Die Brenngefühle an den Füßen können den Schlaf empfindlich stören. (© A. Weyhe, Tübingen, mit freundlicher Genehmigung)

Die Empfindungsfähigkeit für Berührungs-, Schmerz- und Temperaturreize lässt nach bis zum völligen Gefühlsverlust. Typisch ist, dass der Druck eines Fremdkörpers im Schuh nicht gespürt wird. Dies führt schließlich, wie jeder Dauerdruck, zum Geschwür („Drucknekrose").

Die Beschwerden können anhaltend sein oder im Tagesverlauf in ihrer Intensität schwanken. Bei manchen Menschen führt Bewegung zu einer Verschlimmerung, bei anderen das Ruhigstellen der Gliedmaßen bei Nacht.

Auch „Anlaufschmerzen", wie sie vielen Menschen von der Arthrose her bekannt sind, werden von vielen Patienten berichtet: Wenn die Gehwerkzeuge aus der Ruhe in Gang gesetzt werden, treten Missempfindungen auf, die im Fortgang der Bewegung wieder nachlassen, um später, nach einer gewissen Gehstrecke, meist in Form von Taubheit und Schweregefühl zurückzukehren.

Die Empfindungsfähigkeit für Berührungs-, Schmerz- und Temperaturreize lässt nach bis zum völligen Gefühlsverlust.

2

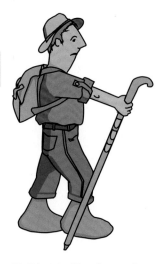

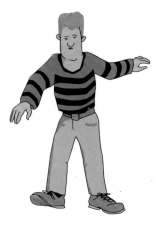

Dr. Bernhard O., HNO-Arzt, 76 Jahre

Dr. O. hat uns freundlicherweise seinen Erfahrungsbericht überlassen, den er in der Zeit des stationären Aufenthaltes in der Klinik am Steigerwald verfasst hat:

„Vor etwa 12–14 Jahren hatte ich erste Hinweise dafür, dass mit meinen Füßen etwas anders war als bisher. Wenn ich im Sommer auf unserer mit Waschbetonplatten belegten Terrasse barfuß unterwegs war, hatte ich den Eindruck, dass an den Fußsohlen eine dünne Latexschicht oder etwas dergleichen klebte. Jedenfalls spürte ich den Untergrund nicht mehr so direkt, wie ich das bis dahin gewohnt war. Weil mich diese neue Empfindung jedoch nicht störte oder gar beeinträchtigte, verdrängte ich sie.

In den folgenden Jahren blieb die Situation zunächst weitgehend konstant. Vor etwa 8–9 Jahren veränderte sich die Lage insoweit, als das Barfußlaufen auf unserer Terrasse für mich unangenehm wurde. Aber ich konnte die Strecke, die ich barfuß zurücklegen wollte, durchaus bewältigen. Das änderte sich jedoch bald. 2 Jahre später war der Punkt erreicht, an dem das Barfußlaufen für mich, jedenfalls auf dem Untergrund wie dem auf unserer Terrasse, zu einer schmerzhaften Angelegenheit geworden war. In Schuhen waren die Beschwerden gering, auch bei längerem Spazierengehen. In beiden Vorfüßen hatte sich jetzt ein leichtes Taubheitsgefühl entwickelt. Auch stellte ich fest, dass ich immer öfter kalte Füße hatte, vor allem während der Nacht, ein mir bis dahin völlig unbekannter Befund.

Verschiedene Ärzte, die ich wegen der Symptome befragte, hatten keine Erklärung. Seit 3 Jahren habe ich an bzw. in beiden Füßen eine verstärkte Taubheit einerseits und ein gesteigertes Schmerzempfinden andererseits. Das Taubheitsgefühl weitet sich über den gesamten Fuß bis etwa in Höhe des Knöchels aus. Auch habe ich nunmehr sowohl tagsüber als auch nachts ständig kalte Füße.

Nach wie vor ist es mir möglich, Wegstrecken von 6–7 km zu gehen, wobei allerdings die Fußsohlen brennen. Diese Empfindung bleibt während der gesamten Strecke gleich, mit anderen Worten: Am Ende dieser Spaziergänge schmerzen die Füße nicht mehr als zu Beginn, jedoch verspüre ich nach solchen Gängen eine deutliche Ermüdung der Füße. An Barfußlaufen auf unserer Terrasse oder an einem Strand, der nicht gerade als feinsandig bezeichnet werden kann, ist seit diesen 3 Jahren nicht zu denken, weil zu schmerzhaft. Im Haus ist es zwar möglich, barfuß zu gehen, es ist jedoch unangenehm bis leicht schmerzhaft. Ich trage deshalb entweder normale Straßenschuhe oder Sandalen bzw. Hausschuhe.

Vor 2,5 Jahren wurde durch einen Neurologen die Diagnose PNP gestellt."

Nachbemerkung: Herr O. wurde mit Methoden der TCM stationär und anschließend ambulant behandelt. Als sich nach 3 Monaten keine Besserung gezeigt hat, wurde die Behandlung auf Wunsch des Patienten beendet.

— Muskuläre Beschwerden und Bewegungsstörungen:
— Schmerzhafte Muskelkrämpfe in den Füßen, in der Wade, im Oberschenkel.
— Kleine Muskelfaserbündel ziehen sich unwillkürlich wie in kleinen Kontraktionsserien zusammen („Faszikulationen"), dabei werden keine Schmerzen empfunden.
— Der Gang ist ungeschmeidig, staksig. Unebener Untergrund, wie z. B. Kopfsteinpflaster, macht das Gehen beschwerlich (◻ Abb. 2.4).
— Unsicherer Gang, Schwankschwindel. Gehen bei Dunkelheit ist unmöglich.

- Eine Gehhilfe wird benötigt – zuerst der Stock, dann der Rollator.
- Die Feinmotorik der Hände ist gestört, feinere Handarbeiten sind erschwert. So macht es beispielsweise Mühe, Knöpfe zu öffnen oder zu schließen; Reißverschlüsse werden bevorzugt.

- Muskelschwäche:
- Einzelne Muskelgruppen sind geschwächt oder gelähmt; häufig betroffen sind Muskeln, die für das Spreizen der Zehen oder das Heben des Vorfußes zuständig sind („Zehenspreizer", „Fußheber"). Aufgrund einer Fußheberschwäche kann es vorkommen, dass die Fußspitzen beim Gehen auf dem Boden schleifen und an der Teppichkante oder Treppenstufe hängen bleiben. Es besteht Sturzgefahr!
- Aufstehen aus dem Sitzen ist erschwert oder sogar unmöglich, ein Rollstuhl wird benötigt.
- Lähmungen der Zehenspreizer und Fußheber zeigen sich früh im Verlauf der PNP.
- Funktionsstörungen des vegetativen Nervensystems:
- An manchen Stellen des Körpers wird kein Schweiß mehr gebildet; es kann zum Wärmestau kommen. Auch übertriebene Schweißabsonderung wird beobachtet, die Körperbehaarung kann verloren gehen, die Haut wird dünn.
- Die Herzleistung passt sich in Belastungssituationen schlecht an: Man spricht von einer „Frequenzstarre" des Herzens. Die Folge kann ein Schwindelgefühl beim Aufstehen aus dem Sitzen oder Liegen sein. Auch ein anhaltend erhöhter Puls ist möglich. Vor allem nach Anstrengungen besteht Kollapsneigung.
- Nach dem Essen werden Speisen zu schnell oder aber zu langsam durch Speiseröhre, Magen und Darm transportiert. Es kommt zu Durchfall und Auszehrung im ersten Fall, zu Schluckbeschwerden, Völlegefühl, Appetitlosigkeit, Blähungen, Verstopfung im zweiten.
- Störungen der Blasenentleerung und der Sexualfunktion.

> Bei Fußheberschwäche besteht eine erhöhte Sturzgefahr.

> Zunahme oder Abnahme der Schweißsekretion kann auf eine PNP hinweisen.

2.5 Verlauf der PNP

2.5.1 Von akut bis chronisch – Einteilung nach zeitlichem Verlauf

Das Beschwerdebild der PNP kann sich unterschiedlich schnell entwickeln.

2

Die PNP kann sich unterschiedlich schnell bis zum Vollbild der Symptomatik entwickeln.

Das Zeitintervall von den ersten Symptomen einer PNP bis zum Vollbild der Erkrankung erlaubt eine Einteilung in die folgenden drei Verlaufsformen:
— Entwicklung in Wochen:
— Akute PNP. Prominentester Vertreter ist das Guillain-Barré-Syndrom (GBS) (▶ Kap. 6).
— Entwicklung in Monaten:
— Akut-chronische („subakute") PNP. Hier handelt es sich meist um die chronisch-inflammatorisch-demyelinisierende PNP (CIDP) (▶ Kap. 6).
— Verlauf in Jahren bis Jahrzehnten:
— Chronisch progrediente distal beginnende sensomotorische PNP.

Akute und subakute Verläufe sieht man vor allem im Rahmen von schweren Vergiftungen oder entzündlichen Prozessen. Akute Erkrankungen gehen nicht selten in eine chronische Form über.

2.5.2 Typischer Verlauf einer chronisch progredienten distal beginnenden sensomotorischen PNP

In aller Regel beginnt die Krankheitsentwicklung nicht erst zu dem Zeitpunkt, an dem die Symptome sich erstmals bemerkbar machen. Meist geht der eigentlichen Manifestation der Krankheit eine längere Phase voraus, in der die Nervensubstanz zwar schon angegriffen ist, die nervliche Funktionsminderung aber noch nicht die Bewusstseinsschwelle überschreitet.

In dem folgenden, über die Jahre fortschreitenden Prozess lassen sich häufig Schwankungen erkennen. Bessere und schlechtere Krankheitsphasen können sich abwechseln. Eine Phase der Verschlimmerung gibt uns bisweilen die Möglichkeit, Faktoren des täglichen Lebens dingfest zu machen, die verdächtig sind, den Abbauprozess der Nerven voranzutreiben.

❯ Eine Symptomverschlimmerung im Langzeitverlauf kann auf ungünstige Lebensstilfaktoren hindeuten.

> **Änderungen des Krankheitsbildes PNP im Langzeitver lauf**
> — Die Intensität der Beschwerden nimmt zu.
> — Die Symptome breiten sich von den Enden der Gliedmaßen in Richtung Rumpf aus.

- Das Spektrum der Symptome wird breiter und geht vom sensiblen, dem Empfindungssymptom hin zu Störungen der Bewegung.
- Ein allmählicher Übergang von sogenannten „Plus-Symptomen" (Missempfindungen, Schmerzen) zu „Minus-Symptomen" (Gefühlsverlust und Lähmung) findet statt.

■ **Die Symptome wandern und breiten sich aus**

Die Symptomatik tritt typischerweise symmetrisch auf. Beide Beine oder Arme sind betroffen, allerdings bestehen meist leichte Unterschiede zwischen rechts und links.

Typisch ist, wenn die Beschwerden an Zehen und Vorfuß beginnen, dann über den Fuß, das Fußgelenk, den Knöchel, die Wade hinauf bis zu den Knien („von Socken zum Kniestrumpf") fortschreiten, um dann die Oberschenkel und manchmal auch den Rumpf mit einzubeziehen. Hier sind sie dann schildförmig oder auch reifenförmig über Brust und Bauch verteilt. Spätestens wenn die Knie erreicht sind, zeigen sich auch erste Symptome an den Fingerspitzen, handschuhförmig an den Händen sowie an den Armen. Auch hier wandert der Prozess weiter von der Peripherie zum Rumpf.

Die Qualität der Symptome wandelt sich (s. Übersicht)

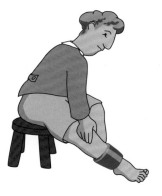

Phasen des Symptomwandels der PNP
- Taubheitsgefühle
- Überempfindlichkeiten
- Missempfindungen, Schmerzen
- Klammer- bzw. Manschettengefühle (◘ Abb. 2.5)
- Bewegungsstörungen, zunächst in Form von Unsicherheiten beim Gehen; unebener Boden wird gemieden; Gehen bei Dunkelheit ist erschwert; Schwankschwindel
- Allmählicher Empfindungsverlust bei Berührung und in der Kalt-/Warm-Wahrnehmung
- Muskelschwäche bis hin zur Lähmung.

◘ **Abb. 2.5** Ein Druckgefühl, das den Unterschenkel umfasst, wird als Klammer, Verband oder Manschette empfunden. (© A. Weyhe, Tübingen, mit freundlicher Genehmigung)

Die typische Abfolge – erst Empfindungsstörung mit Überempfindlichkeit, dann Empfindungsstörung mit nachlassendem Empfindungsvermögen, dazu gleichzeitig Störung der Bewegungskoordination und schließlich, zumindest in manchen Fällen, Muskelschwäche oder Lähmung – zeigt sich bei etwa 3/4 der Patienten.

Überlappungen in der Abfolge der Phasen sind die Regel, Abweichungen nicht selten. So sehen wir Ausfälle von Zehenspreizer und Fußheber relativ früh im Verlauf der Erkrankung.

Typische Abfolge der PNP: erst Empfindungsstörung mit Überempfindlichkeit, dann Empfindungsstörung mit nachlassendem Empfindungsvermögen, dazu gleichzeitig Störung der Bewegungskoordination, schließlich (zumindest manchmal) Muskelschwäche oder Lähmung.

2

Die Symptome ändern sich in der Qualität und breiten sich aus.

Dagegen gehört eine Lähmung der Oberschenkelmuskulatur eher zu den späten Krankheitserscheinungen.

Auch rein motorische Formen, die nur die muskulären Funktionen betreffen und kaum mit Empfindungsstörungen einhergehen, kommen vor.

2.5.3 Symptomwandel unter der Therapie

Bemerkenswerterweise kehrt sich die Entwicklung der Krankheit unter der chinesischen Behandlung häufig um. Die Obergrenze der Missempfindungen sinkt von den Knien zu den Füßen, die Intensität der Missempfindungen lässt nach. Die motorischen Störungen bessern sich zuerst an den Füßen. Es wird wieder möglich, die Zehen zu spreizen.

Hinweise zum Text
Marianne B., die in ▶ Kap. 1 ihre Beschwerden so plastisch beschrieben hat, fährt in ihrem Bericht folgendermaßen fort:
„Ich habe schon nach der ersten Woche bemerkt, dass mein Manschettengefühl in der Wade langsam nachlässt. Ich kann wieder besser laufen, das Gleichgewichtsgefühl ist stabiler geworden. (…) Schon nach der zweiten Woche habe ich auch eine leichte Besserung in den Fußballen und Zehen bemerkt. Jetzt nach drei Wochen ist das Manschettengefühl aus der Wade und dem Fußgelenk vollständig verschwunden. Das Taubheitsgefühl ist im Fußgelenk nur noch geringfügig vorhanden und ansonsten nur noch auf den Mittelfuß beschränkt, so wie es einmal vor zehn Jahren war."

2.6 Direkte und indirekte Folgen des Nervenabbaus

Prozesse, die periphere Nerven schädigen, können auch andere Körpergewebe angreifen. Meist wird dies als Folge der Nervenzerstörung betrachtet. Es heißt, dass eine schlechte Nervenversorgung den Stoffwechsel von Haut und Muskulatur beeinträchtigt.

Wir sehen noch einen weiteren, einen direkten Schädigungsweg: Wenn die Zusammensetzung und die Fließeigenschaften der Lymphflüssigkeiten von minderer Qualität sind, betrifft dies alle Gewebe, die von diesem Nährmedium umspült werden. „Leidtragende" sind dann neben der Nervenfaser auch andere Gewebe wie z. B. die Haut und die Muskulatur.

2.6.1 Hautgeschwüre

Die Haut der betroffenen Gliedmaßen ist minderversorgt.

Die Unempfindlichkeit der Haut gegenüber Druckbelastungen oder Überwärmung (z. B. beim Duschen) führt zum Ausbleiben der natürlichen Schutzreflexe und begünstigt so die

Entstehung von Druckgeschwüren und Verbrühungen. Dazu kommt die oben genannte Störung des „inneren Milieus". Die Folgen zeigen sich am neuropathischen Bein häufig darin, dass die Haut dünn wird, die Körperhaare ausfallen und Ekzeme oder andere Hautentzündungen auftreten.

2.6.2 Gangstörung

Die neuropathisch bedingte Störung der Bewegungskoordination beim Gehen kann dazu führen, dass ein verkrampfter und ungeschmeidiger Bewegungsfluss zur Gewohnheit wird. Dies kann die eigentliche neuropathische Gangstörung verstärken. Die damit verbundenen Fehlbelastungen können der Entwicklung von Arthrosen den Weg bereiten.

Die später genauer beschriebenen sensiblen Systeme des peripheren Nervensystems stehen allesamt im Dienste unserer haptischen, d. h. der durch Berührung vermittelten Orientierung innerhalb unserer Welt. Im Krankheitsfall fließen die einzelnen Störungselemente meist zu einem einzigen Wahrnehmungsbild zusammen.

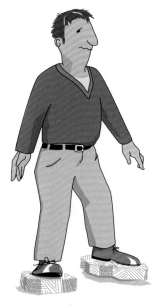

Abb. 2.6 Die dicke Schicht, die das Gefühl der Füße für den Untergrund beeinträchtigt, wird oft als Styroporplatte empfunden. (© A. Weyhe, Tübingen, mit freundlicher Genehmigung)

❯ Das Resultat: Die Nahwelt wird fremd und abweisend.

Patienten schildern oft das Gefühl, eine dicke Styroporschicht unter der Fußsohle zu haben (◘ Abb. 2.6). Diese Empfindung hat eine Oberflächen- und eine Tiefendimension. Die Haut hat das vertraute Kontaktgefühl zum Boden verloren; gleichzeitig verhindert die gestörte Tiefensensibilität der Muskulatur, dass sich die Muskeln geschmeidig an den Untergrund anpassen. Diese beiden Empfindungs- und Anpassungsstörungen werden im Zentralnervensystem zu der Fehlwahrnehmung von etwas wie „Styropor" kombiniert.

Alles zusammen führt mit der Zeit dazu, dass sich die Wahrnehmung unserer Umwelt und unseres eigenen Körpers grundlegend verändert. Die Gegenstände, die wir normalerweise im körperlichen Kontakt erfassen, werden fremd. Wir spüren in der Berührung weniger die Dinge in unserer Umgebung, als vielmehr an ihrer Stelle uns selbst, unsere unempfindlich oder schmerzhaft gewordenen Gliedmaßen. Der Kontakt mit der Außenwelt verliert seine Selbstverständlichkeit.

Es wird beschwerlich, sich fortzubewegen und Dinge anzufassen; schließlich schwindet die Freude an einem aktiven Dasein.

Was liegt da näher, als seine Zeit sitzend im Sessel zu verbringen und Stunde um Stunde auf den Fernseher, in die Zeitung oder ins Internet zu schauen.

Die Wahrnehmung unserer Umwelt und unseres eigenen Körpers verändert sich im Verlauf der PNP grundlegend. Wir spüren bei Berührung weniger die Dinge in unserer Umgebung, als vielmehr stattdessen uns selbst, unsere unempfindlich oder schmerzhaft gewordenen Gliedmaßen.

Ein Blick in die Anatomie des peripheren Nervensystems

Inhaltsverzeichnis

© Springer-Verlag GmbH Deutschland, ein Teil von Springer Nature 2021
C. Schmincke, *Ratgeber Polyneuropathie und Restless Legs*,
https://doi.org/10.1007/978-3-662-63307-6_3

Nerven tun ihre Arbeit im Verborgenen. Sie melden die Sinneseindrücke der Haut, aber auch einen Schmerz, wenn wir uns verbrannt oder gestoßen haben. Sie betätigen Muskelkontraktionen, wenn wir uns bewegen wollen. Sie regen die Schweißdrüsen an, wenn der Organismus innere oder äußere Hitze kühlen will.

Bei all der Arbeit bleiben sie selbst im Hintergrund. Nerven spürt man nicht – solange sie gesund sind. Erst, wenn ihre Funktion gestört ist, machen sie auf sich aufmerksam. Aber weil sie als „stumme Diener" keine eigene Sprache haben, nutzen sie die Ausdrucksmöglichkeiten ihrer Partner in der Peripherie. Das sind die Organe und Gewebe, für deren schnelle Kommunikation mit der Zentrale die Nerven zuständig sind.

Damit ist der Themenkreis umrissen, dem wir uns in diesem Kapitel zuwenden wollen: den Nerven mit ihren Verbindungen zum Rückenmark und Gehirn auf der einen und zu den verschiedenen Organen und Geweben der Peripherie auf der anderen Seite.

- Wie lassen sich die Symptome erklären, die bei Schädigung der Nerven auftreten?
- Wie kann man sich den Schädigungsvorgang am Nerv selbst vorstellen?
- Gibt es Möglichkeiten der Nervenregeneration?

Unser Ausflug in die Neuroanatomie kann nicht gänzlich ohne Fachbegriffe auskommen. Natürlich wird die jeweilige „Übersetzung" mitgeliefert, und zwar überall dort, wo der Begriff zum ersten Mal auftaucht. Zur Not hilft das Wörterbuch („Glossar") im Anhang.

3.1 Das Nervensystem – ein Netzwerk aus Zellen und Synapsen

Der Feinaufbau des Nervensystems zeigt in allen Teilen die gleichen Elemente (◨ Abb. 3.1, ◨ Abb. 3.2):
- Nervenzellen,
- Zellen mit Hilfsfunktionen und
- Blutgefäße.

Alle Nervenzellen haben den gleichen Bauplan.

Die Nervenzelle besteht aus einem Zellkörper („Soma") mit zahllosen kurzen und einem oder zwei langen Ausläufern. Alle diese „Nervenleitungen", die kurzen wie die langen, kommunizieren mit anderen Nervenzellen oder Organen über Kontaktstellen, „Synapsen" genannt. Allein im Gehirn finden sich ca. 100 Billionen dieser Synapsen! Zur Informationsüber-

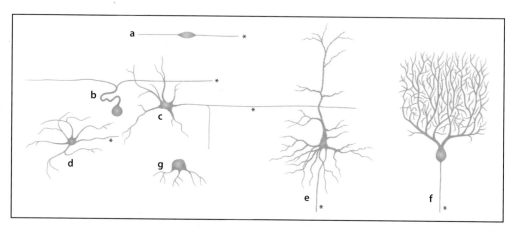

⬛ Abb. 3.1 Der einheitliche Grundbauplan der Nervenzelle zeigt je nach Ort und Funktion im Nervensystem verschiedenartige Ausformungen. *a* = Zelle mit zwei langen Ausläufern; *b* = sensible Zelle aus dem Spinalganglion am Rückenmark (die beiden langen Zellausläufer verbinden einen Berührungssensor der Haut mit dem Rückenmark); *c, d* = sogenannte multipolare Nervenzellen; *e* = „Pyramidenzelle" aus der Großhirnrinde; *f* = „Purkinje-Zelle" aus dem Kleinhirn; *g* = Nervenzelle aus der Netzhaut, * = Axon, (Aus Zilles und Tillmann 2010)

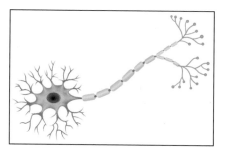

⬛ Abb. 3.2 Nervenzelle mit Zellkörper (Soma) und Zellkern, vielen kurzen Verzweigungen (Dendriten) und Unterverzweigungen und der Nervenfaser, einem langen vom Isolator umhüllten Zellausläufer (Axon). (© tigatelu/stock.adobe.com, mit freundlicher Genehmigung)

tragung werden in den meisten Fällen chemische Substanzen – Botenstoffe, sogenannte „Transmitter" – ausgeschüttet.

Der Zellkörper beherbergt den Zellkern, Steuerzentrale der Eiweißsynthesen, die dem Wachstum und dem Strukturerhalt der Nervenzelle dienen. Hier liegen auch die „Recyclinghöfe" für verbrauchte Zelleiweiße.

Die Informationsfortleitung in den Ausläufern der Nervenzelle erfolgt auf elektrischem Wege meist über Serien von Spannungspulsen. Dabei werden immerhin Spannungen von 0,1 Volt erreicht (eine Standardbatterie in Taschenlampen oder Fernbedienungen schafft 1,5 Volt). Die Leitungsgeschwindigkeit beträgt maximal 120 Meter/Sekunde.

Hilfszellen dienen dem Abstützen der zarten Nervenzellstrukturen, der Abdichtung und der elektrischen Isolierung der Nervenleitungen gegenüber der Umgebung (s. unten). Der Nervenzellausläufer, das „Axon", mitsamt dem umgebenden Hüll- und Isoliergewebe, wird auch als „Nervenfaser" bezeichnet. Nervenfasern weisen in regelmäßigen Abständen Einschnürungen auf (◘ Abb. 3.2). Sie verbessern die Weiterleitung der elektrischen Spannungspulse.

Die Blutgefäße versorgen die Nervenzellen mit Nährstoffen wie Traubenzucker und schaffen die Stoffwechselendprodukte fort.

❯ Nervengewebe hat einen hohen Energieumsatz.

3.2 Das periphere Nervensystem als Verbindung unseres Zentralnervensystems mit dem Rest der Welt

Die von Knochen umschlossenen Teile des Nervensystems, also Gehirn und Rückenmark, werden als Zentralnervensystem (ZNS) bezeichnet. Im ZNS werden die eingehenden und ausgehenden Signalströme miteinander verschaltet und verarbeitet. Die hier gelegenen Steuerzentren und inneren Verbindungsbahnen sind bei Krankheiten wie Schlaganfall, multipler Sklerose oder Morbus Parkinson betroffen. Sie können zum Verständnis der PNP und des RLS außer Acht bleiben.

Alle Nervenzellen und Leitungsbahnen, die nicht zum ZNS gehören, bilden zusammen das periphere Nervensystem (PNS) (peripher = außen liegend). Die peripheren Nerven verbinden das ZNS mit den inneren Organen und mit all den Strukturen, die unsere Kommunikation mit der Außenwelt ermöglichen (◘ Abb. 3.3).

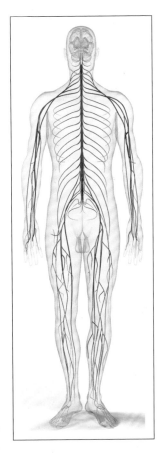

◘ **Abb. 3.3** Nervensystem am gläsernen Menschen. Gehirn und Rückenmark sind deutlich sichtbar. Die Nerven sind etwas dicker gezeichnet als real. (© arsdigital/Fotolia, mit freundlicher Genehmigung)

3.2.1 Richtung des Informationsflusses

❯ Kommunikation heißt Senden und Empfangen.

Die Richtung, in der die Spannungspulse und damit Nachrichten durch die Nerven fließen, wird aus Sicht der Zentrale definiert: Das ZNS ist „innen". Die Richtung des Signalflusses ist für jede Nervenbahn ein für allemal festgelegt. Es gibt in der Peripherie also efferente und afferente Bahnen (s. Infoboxen Definition).

3

> **Definition**
>
> **Afferent**
>
> Afferente Bahnen, „Afferenzen" (lat. „afferre" = heran-
> bringen), bringen Informationen von außen nach innen,
> also z. B. von den Sinnesfühlern der Haut zum ZNS.

> **Definition**
>
> **Efferent**
>
> Efferente Bahnen, „Efferenzen" (lat. „efferre" = heraus-
> bringen), leiten Aktionsimpulse vom ZNS nach außen, z. B.
> zu den Muskeln oder Drüsen.

3.2.2 Prozesse im Nervensystem verlaufen unbewusst

Im ZNS werden sekündlich Tausende von Sinneseindrücken
(Afferenzen) verarbeitet und mit einem ebenso umfangreichen
Fluss von Efferenzen in die Peripherie beantwortet – alles
unterhalb der Bewusstseinsschwelle. Irgendwo dort, wo diese
Datenströme sich innig vermischen, tritt ein Bruchteil, vielleicht ein Millionstel dieser Daten in unser Bewusstsein. Wir
spüren eine Berührung, merken, dass es warm ist, bewegen
willentlich die Hand, öffnen den Mund zum Sprechen.

   Nachdrücklicher erobern die nervlichen Datenflüsse unsere
Aufmerksamkeit, wenn eine Störung, z. B. eine Neuropathie
vorliegt. Erst der ungeschmeidige Gang, der die Bordstein-
kante plötzlich zu einer Herausforderung macht, oder wenn
merkwürdige Berührungssensationen an den Füßen uns quä-
len, schaffen es die Nervenimpulse, die Bewusstseinsschwelle
zu überschreiten.

3.2.3 Versorgungsgebiete der peripheren Nerven

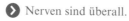 Nerven sind überall.

Jede siebte Körperzelle, heißt es, wird von einer Nervenfaser
erreicht.

   Die neuropathische Nervenschädigung betrifft vor allem
drei Gebiete (◻ Abb. 3.4):

− Haut,
− Muskulatur,
− innere Organe.

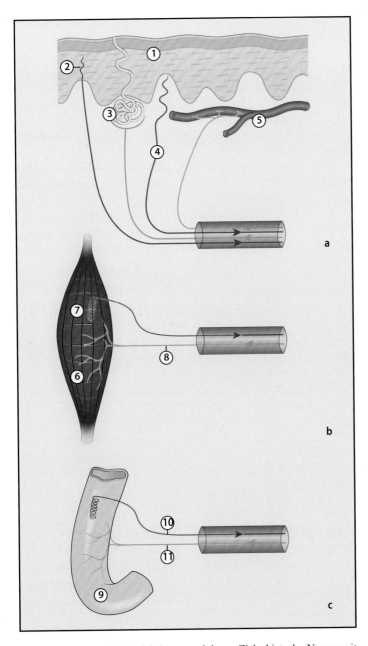

◘ Abb. 3.4 a–c Die drei wichtigsten peripheren Zielgebiete der Nerven mit ihren afferenten (*dunkelblau*) und efferenten (*hellblau*) Nervenverbindungen. **a** Haut (1) mit Afferenzen von freien Nervenendigungen (2) und Tastkörperchen (4) sowie vegetativen Efferenzen zur Schweißdrüse (3) und zum Blutgefäß (5). **b** Muskel (6). Motorische Efferenz zur Muskelfaser (8), sensomotorische Afferenz von Muskelspindel (7). **c** Vegetative Efferenzen (11) und Afferenzen (10) zum Verdauungssystem (9). (Aus Graumann und Sasse 2004; mit freundlicher Genehmigung)

Die Haut beherbergt die verschiedenen Sinnesfühler für Druck, Berührung, Temperatur, Schmerz usw. Sie werden von den **sensiblen Nerven** versorgt. Außerdem finden wir in der Haut Schweißdrüsen, die feinen Muskeln, die für das Aufrichten der Körperhaare bei Erregung oder Kälte zuständig sind (Gänsehaut) und natürlich Blutgefäße. Hier ist das **vegetative Nervensystem** zuständig.

Die Muskulatur wird afferent und efferent von **motorischen Nerven** versorgt.

Die inneren Organe unterliegen ebenso wie das gesamte Blutgefäßsystem der Steuerung durch das **vegetative oder autonome Nervensystem.**

PNP-Symptome können eingeteilt werden in sensible, motorische und vegetative Störungen, je nachdem, welches Teilsystem der betroffene Nerv versorgt.

Diese drei Grundfunktionen erlauben die Einteilung der PNP-Symptome in sensible, motorische und vegetative Störungen, je nachdem, welches Teilsystem der betroffene Nerv versorgt.

3.2.4 Aufbau des peripheren Nervensystems

Dem Chirurgen stellen sich die Nerven als maximal 1–2 Zentimeter dicke, gelblich-weiße Stränge dar, die von einer ebenso festen wie geschmeidigen Hülle umgeben sind (◘ Abb. 3.5). Die Verbindungen mit dem ZNS liegen zwischen den Wirbeln dicht am Rückenmark (◘ Abb. 3.6, ◘ Abb. 3.7).

Bei Operationen ist eine Durchtrennung feiner Nervenzweiglein unvermeidlich. Eine Empfindungsstörung im Bereich der OP-Narbe bleibt oft lebenslang bestehen. Sie kann sich aber auch wieder zurückbilden, was für die Regenerationsfähigkeit der Nerven spricht.

3.2.5 Verbindung der Nerven mit dem ZNS

Insgesamt ziehen 2 × 31 Nerven zwischen Halswirbelsäule und Kreuzbein links und rechts ins Rückenmark („Spinalnerven"; ◘ Abb. 3.7), 2 × 12 Nerven wählen den direkten Weg ins Hirn („Hirnnerven").

3.2.6 Eintritt der Nerven ins Rückenmark

Kurz vor dem Eintritt ins Rückenmark teilt sich der Spinalnerv in eine hintere und eine vordere Nervenwurzel. Die hintere Nervenwurzel enthält überwiegend sensible Nerven. Ihre Zellkörper samt Zellkern liegen in einer Nervenzell-

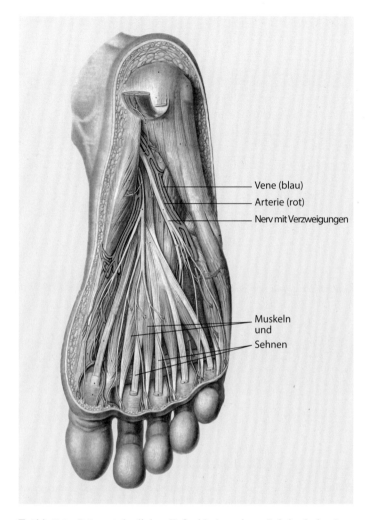

Vene (blau)
Arterie (rot)
Nerv mit Verzweigungen

Muskeln
und
Sehnen

◼ Abb. 3.5 Präparat der linken Fußsohle (aus einem Lehrbuch der Anatomie). Die freigelegten Nerven mit ihren Verzweigungen sind in gelber Farbe dargestellt. Neben der Haut mit Unterhautgewebe sind Muskeln und Sehnen freigelegt, die für die Zehenbewegung zuständig sind. Arterien *rot*; Venen *blau*. (Aus Zilles und Tillmann 2010)

ansammlung außerhalb des Rückenmarks („Spinalganglion"). Die Körper der motorischen Nervenzellen liegen im Vorderhorn des Rückenmarks. Sie werden bei der Kinderlähmung, der Poliomyelitis, durch Viren zerstört.

Einklemmungen von aus dem Rückenmark austretenden Nerven, etwa durch einen Bandscheibenvorfall der Wirbelsäule (◼ Abb. 3.7), können die Funktion der zugehörigen Nerven empfindlich stören und zu Gefühlsverlust und Lähmung führen.

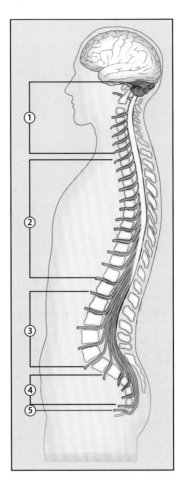

◘ **Abb. 3.6**   Schematische Darstellung des ZNS (Gehirn und Rückenmark) sowie der seitlich austretenden Spinalnerven. Die Ziffern entsprechen den 5 Etagen der Wirbelsäule: *1* = Hals-, *2* = Brust-, *3* = Lendenwirbelsäule; *4* = Kreuzbein, *5* = Steißbein. (Aus Graumann und Sasse 2004; mit freundlicher Genehmigung)

3.2.7 Eingeweidenerven

Eine Sonderstellung nehmen die Nerven ein, die mit der Regelung der Eingeweidefunktionen betraut sind. Auch die Sekretion der Schweißdrüsen, das Aufrichten der Körperhärchen und die Weit- oder Engstellung der Arterien unterliegen ihrem Einfluss. Als Teil des **vegetativen Nervensystems** sind sie mit Steuerzentren im Hirn verschaltet, besitzen daneben aber eigene Umschaltstationen:

- im unteren Rückenmark („Becken-Hirn") und
- außerhalb des Rückenmarks entlang der Wirbelsäule, ferner
- im Bereich der inneren Organe.

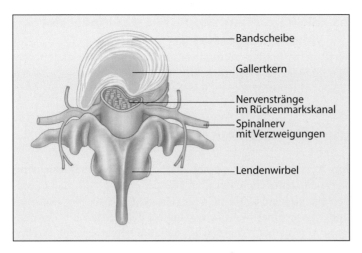

Bandscheibe

Gallertkern

Nervenstränge
im Rückenmarkskanal

Spinalnerv
mit Verzweigungen

Lendenwirbel

Abb. 3.7 Austritt der Spinalnerven aus dem Rückenmarkkanal. Nebenbei werden wir Zeuge eines Bandscheibenvorfalls, der eine Nervenwurzel abklemmt. (Aus Zilles und Tillmann 2010)

Man denke nur an das „Darmhirn", ein Geflecht aus Nervenzellen und Nervenfasern, das den Darmschlauch in seinem ganzen Verlauf durchzieht. Es enthält deutlich mehr Nervenzellen als etwa das Rückenmark. Die Eingeweidenerven gehören zum System des Sympathikus oder des Parasympathikus.

Wenn diese vegetativen Nerven von der PNP betroffen sind, kommt es zu unterschiedlichen Ausfällen und Beschwerden im Bereich der Organfunktionen wie in ▶ Kap. 2 beschrieben.

3.2.8 Gemischte Nerven der Peripherie

❯ In der Peripherie finden sich stets gemischte Nerven.

Auf dem Wege vom Rückenmark in die Peripherie finden Verzweigungen und Vermischungen zwischen Nerven unterschiedlicher funktioneller Systeme statt, so dass wir im Zielgebiet stets „gemischte Nerven" antreffen. Das bedeutet, dass die zur Peripherie hin dünner gewordenen Nervenzweiglein, die wir in der Nähe ihres Bestimmungsortes antreffen, sensible, motorische und vegetative Nervenfasern und jeweils sowohl solche mit afferent als auch mit efferent gerichtetem Signalfluss enthalten.

Die zur Peripherie hin dünner gewordenen Nervenzweiglein enthalten sensible, motorische und vegetative Nervenfasern, jeweils sowohl solche mit afferent als auch mit efferent gerichtetem Signalfluss.

3

3.3 Blick ins Mikroskop – Wie das Innere der Nerven aufgebaut ist

Die für die Beschwerden der Polyneuropathie verantwortlichen Abbauprozesse spielen sich in der Nervenfaser ab.

3.3.1 Der Nerv – ein Nervenfaserbündel

Ein Nerv besteht aus zweifach gebündelten Nervenfasern.

Ein Nerv setzt sich aus einer Vielzahl von Nervenbündeln zusammen. Jedes dieser großen Bündel enthält zahlreiche, wieder zu kleineren Bündeln zusammengefasste Nervenfasern und ist von einer dicht schließenden Zellmembran („Perineurium") umgeben, durch die sich an verschiedenen Stellen kleine Blutgefäße hindurchschlängeln (◘ Abb. 3.8).

3.3.2 Nervenfaser

Die Nervenfaser besteht im Inneren aus einem zentralen Achsenzylinder (◘ Abb. 3.9). Dieses „Axon" ist ein unmittelbarer Auswuchs, ein Ausläufer der Nervenzelle. Das Axon stellt den elektrischen Leiter dar. Es ist von bis zu 50 Wicklungen einer stark fetthaltigen Isolierschicht umgeben, die Myelinscheide genannt wird. Die Isolierschicht sorgt dafür, dass die elektrischen Spannungen und Ströme, die in dem Axon aufgebaut werden, gegen die Umgebung abgeschirmt

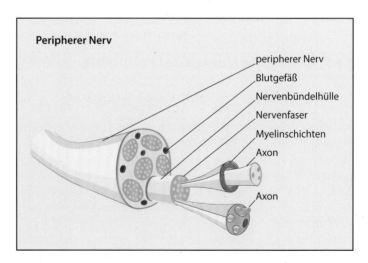

◘ **Abb. 3.8**   Nerv mit Nervenbündeln (stark vereinfachte Darstellung). Die derbe äußere Nervenhülle umschließt mehrere Nervenfaserbündel. Die Nervenbündelhülle, das „Perineurium", dichtet den Innenraum ab und bildet dadurch einen Schutzraum für die Nervenfasern. (© A. Weyhe, Tübingen, mit freundlicher Genehmigung)

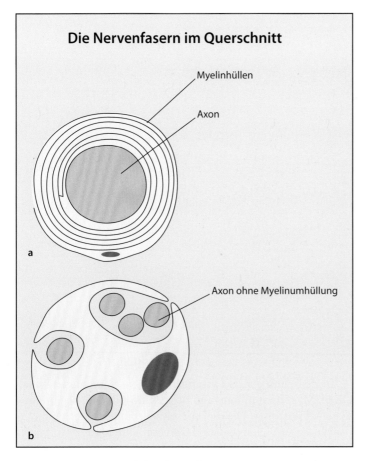

Die Nervenfasern im Querschnitt

Myelinhüllen

Axon

a

Axon ohne Myelinumhüllung

b

☐ **Abb. 3.9 a, b** Querschnitt durch eine Gruppe von Nervenfasern. **a** Nervenfaser mit mehrschichtiger Myelinumhüllung. **b** Gruppe von Axonen mit einer gemeinsamen Myelinhülle (*dunkel* = Zellkerne der myelin-produzierenden Zellen; Schwann'sche Zellen). (© A. Weyhe, Tübingen, mit freundlicher Genehmigung)

werden. Jedes Spannungsleck führt natürlich zu einem Funktionsverlust der Nervenfaser.

Nerven ohne diese vielschichtige Myelinumhüllung leiten den Strom deutlich langsamer, sie erfüllen ihre Aufgabe meist als Eingeweidenerven (☐ Abb. 3.9b).

Die Leitungsgeschwindigkeit in den Nerven hängt also mit der Dicke der Nervenfaser zusammen, die wiederum überwiegend durch den Durchmesser der Myelinschicht bestimmt wird. Die Dicke des zentralen Achsenzylinders = Axon liegt größenordnungsmäßig bei 10 Mikrometer (µm), das ist ein hundertstel Millimeter (mm). Wollte man sich aus 1 mm dickem Draht ein maßstabsgetreues Modell eines Axons konstruieren, das vom Rückenmark zu den Zehen reicht, also ca. 1 Meter lang ist, käme man auf eine Länge von 100 Meter.

3

■ **Tab. 3.1**   Einteilung der Nervenfasern nach Dicke, Leitungsgeschwindigkeit und Funktion (nach Erlanger und Gasser)

Nervenfasertyp	Leitungsgeschwindigkeit (m/s)	Durchmesser (μm)	Efferent zu	Afferent von
A_α	70–120 Meter/Sekunde	10–20 Mikrometer	Skelettmuskel	Muskelspindel
A_β	30–70 Meter/Sekunde	7–15 Mikrometer		Hautrezeptoren (Berührung, Druck)
A_γ	15–30 Meter/Sekunde	4–8 Mikrometer	Skelettmuskel (intrafusal)	
A_δ	12–30 Meter/Sekunde	2–5 Mikrometer		Hautrezeptoren (Temperatur, schneller Schmerz)
B	3–15 Meter/Sekunde	1–3 Mikrometer	Vegetativ, Anfangsstrecke	
C (ohne Myelinscheide)	0,5–2 Meter/Sekunde	0,5–1,5 Mikrometer	Vegetativ, Endstrecke	Langsamer Schmerz, langsame Temperatur

In den gängigen Einteilungen werden Nervenfasern nach Dicke, Myelinumhüllung und Leitgeschwindigkeit bestimmten Typen zugeordnet. Die dicken, schnellen, gut isolierten motorischen Fasern leiten bei ca. 1/100 mm Durchmesser mit einer Geschwindigkeit von bis zu 120 Meter/Sekunde. Am anderen Ende der Skala finden wir die sehr dünnen vegetativen Fasern, die kaum isoliert sind. Sie messen nur 1/1000 mm und leiten mit einer Geschwindigkeit von 1 Meter/Sekunde (■ Tab. 3.1).

3.4 Wie reagiert ein Nerv unter neuropathischer Belastung?

Die Nervenfaser wird angegriffen.

Definition

Plus-Symptome: Die Nervenfaser ist gestresst und reagiert überschießend:
- Fehlwahrnehmungen,
- Überempfindlichkeit,
- Muskelzucken,
- Muskelkrämpfe,
- übertriebenes Schwitzen.

> **Definition**
>
> **Minus-Symptom e:** Die Funktion der Nervenfaser lässt nach und erlischt:
> - Gefühlsverlust,
> - Lähmung.

3.4.1 Plus-Symptome

■ Sensibel

Wenn ein Mensch unter Stress gerät, wird er leicht hektisch und überaktiv.

Genauso der Nerv: Stoffwechsel-, Vergiftungs- oder Entzündungsstress als Vorboten einer Nervenzerstörung führen meist dazu, dass die Nervenfaser elektrisch außer Rand und Band gerät. Sie feuert Spannungssalven ab, und die Empfängernervenzellen im Großhirn, die nicht wirklich „wissen", was „da unten" los ist, registrieren z. B.: Da meldet sich ein Tastkörperchen am Fuß. Denn eine gestresste Nervenfaser meldet fälschlicherweise genau die Sinnesempfindung, für die ihr „Auftraggeber", der mit dieser Faser verbundene Drucksensor in der Haut, zuständig ist (s. unten).

Wenn z. B. die Nervenfasern betroffen sind, die Drucksensoren rings um den Knöchel herum versorgen, dann entsteht das berühmte Einschnürungs- oder Klammergefühl.

In den Anfängen der Krankheitsentwicklung zeigt sich oft eine Überempfindlichkeit der Haut vor allem auf Druck-, aber auch auf Temperaturreize: Der chronisch gestresste Nerv reagiert überschießend, wenn er eine normale Sinnesinformation wie „im Schuh ist ein Steinchen" übermitteln soll.

Plus-Symptome erscheinen früh im Krankheitsverlauf, Minus-Symptome später.

■ Motorisch und vegetativ

Entsprechendes sehen wir bei den efferenten, vom ZNS in die Peripherie leitenden Bahnen. Auch die Muskeln, Schweißdrüsen und anderen Erfolgsorgane können nicht „wissen", dass die elektrischen Impulse nicht von Hirn und Rückenmark generiert sind, sondern dass der Nerv lediglich „verrückt spielt".

Der gestresste Nerv bewirkt unwillkürliche Muskelaktivitäten, Zucken, wandernde Kontraktionen kleiner Muskelfasergruppen („Faszikulationen"), Muskelkrämpfe, vermehrte Schweißsekretion, Letzteres, wenn der Nerv zum vegetativen System gehört – und all dies, ohne dass vom Hirn oder Rückenmark entsprechende Impulse in die Peripherie gesendet wurden.

3.4.2 Minus-Symptome

 Die Nervenfaser stellt peu à peu ihren Dienst ein.

Irgendwann im Fortschreiten der Erkrankung kann es sein, dass die elektrische Aktivität der Nervenfaser schwächer wird und erlischt. Vielleicht ist auch die Nervenfaser oder gar die mütterliche Nervenzelle selbst abgestorben. Jetzt herrscht „Funkstille": Empfindungsreize werden nicht mehr von der Haut zum Hirn geleitet, Bewegungsimpulse aus dem ZNS kommen nicht mehr in den Muskeln an. Die Schweißsekretion erlischt.

Den Zustand der totalen Empfindungslosigkeit („Anästhesie") oder der vollständigen Lähmung von Muskeln oder Muskelgruppen sehen wir eher selten. Mischformen sind die Regel: In den meisten Nervenfasern wird noch gekämpft; nur wenige sind zur Gänze abgestorben. Die Wahrnehmung ist nicht erloschen, sondern abgeschwächt, die Muskeln sind nicht gelähmt, sondern kraftlos.

3.4.3 Entstehung der Fehlwahrnehmungen

Die Polyneuropathie ist eine Erkrankung der peripheren Nerven. Aber Nerven können wir nicht spüren. Nerven sind Diener ihres Herrn. Der Herr ist der Sender, z. B. ein Tastkörperchen in der Haut der linken vorderen Fußsohle. Die Nervenfasern singen das Lied ihres Herrn. Wenn sie z. B. durch Gifteinwirkung aus dem Tritt geraten sind, singen sie das Lied ihres Herrn auch ohne Auftrag.

Woher „weiß" die zuständige Nervenzelle im Wahrnehmungszentrum des Gehirns, dass die elektrischen Impulse, die über eine bestimmte Nervenfaser bei ihr ankommen, beispielsweise durch den Druck eines Steinchens unter der linken vorderen Fußsohle hervorgerufen wurden? Woher „weiß" die sensorische Hirnzelle, wer der Auftraggeber der bei ihr andockenden kleinen Nervenfaser ist? Denn die elektrischen Impulse selbst sagen uns nur etwas über die Intensität des Reizes, aber nichts über Herkunftsort und Sinnesqualität. Ob der auslösende Sinnes-reiz Druck, Licht, Wärme, fauliger Geruch oder sonst ein „Wahrnehmungsding" gewesen ist, ob er vom rechten Daumen oder der Fußsohle oder der Netzhaut oder etwa der Riechschleimhaut kommt, das verraten die Nervenströme also nicht.

 Die Zuordnung eines bestimmten Tastfühlers in der Haut zu einer bestimmten Hirnzelle wird in der frühen Entwicklung des Menschen festgelegt. Aufgrund dieser Zuordnung „weiß" die Hirnzelle, woher ein Spannungssignal kommt und welche Sinnesqualität es repräsentiert.

3.4.4 Zuordnung von Hirnzellen zu den Zellen der Peripherie

Der „Verdrahtungsplan" des Nervensystems wurde teils vorgeburtlich, teils in der Kindheit ausgebildet; er kann allerdings durch Lernprozesse im Laufe des Lebens gewisse Veränderungen erfahren.

Dieser Schaltplan sorgt dafür, dass jede von Nerven versorgte Zelle in der Peripherie, seien es Tastkörperchen der Haut oder Muskelfasern, (über verschiedene Umschaltstationen) mit einer ganz bestimmten Gruppe von Zellen in der Großhirnrinde verbunden ist, und zwar im Prinzip lebenslang. Das bedeutet für das afferente System der Sinneswahrnehmung: Jeder bei einer Empfängerzelle ankommende Nervenimpuls erzeugt die Wahrnehmungsinformation, für deren Übertragung diese eine Nervenfaser laut Schaltplan zuständig ist. Und dies unabhängig davon, ob das angeschlossene Tastkörperchen in der Haut diese Nervenfaser tatsächlich stimuliert hat oder ob die elektrischen Impulse durch eine krankhafte Eigenaktivität der Nervenfaser zustande gekommen sind. In diesem Falle kommt es also zur Fehlwahrnehmung.

> Die Zuordnung einer Hirnzelle zu einer Sender- oder Empfängerzelle der Peripherie ist fest definiert.

Das hier am Beispiel Druckempfindung erklärte Phänomen der Fehlwahrnehmung gilt natürlich für alle Sinnesqualitäten.

Auch der neuropathische Schmerz rührt nicht einfach daher, dass Nerven geschädigt sind (weil „Schädigung nun mal Schmerz macht") – dieser naive Schluss gilt auf der Ebene der Nervenfasern nicht, sondern: Neuropathischer Schmerz entsteht nur, wenn die Nervenfasern betroffen sind, die an ihrem peripheren Ende als Schmerzrezeptoren dienende „freie Nervenendigungen" besitzen.

3.5 Ein zweiter Blick ins Mikroskop: Wie sieht die Peripherie aus, an die die peripheren Nerven andocken?

3.5.1 Die sensiblen Elemente der Haut

Im Grunde sind alle sensiblen Symptome der PNP Fehlwahrnehmungen, also Wahrnehmungen, die nicht durch einen Kontakt unserer Sinnesorgane mit der Außenwelt, sondern

3

Die kranke Nervenfaser „simuliert" die Funktion des zugehörigen sensiblen Elementes in der Haut.

durch eine krankhafte Eigentätigkeit der Nerven hervorgerufen werden.

Das außerordentlich vielfältige Beschwerdebild der sensiblen Polyneuropathie erklärt sich überwiegend durch die große Vielfalt der sensiblen Elemente in der Haut, deren Tätigkeit durch die kranken Nervenfasern sozusagen simuliert wird.

Ein buntes Bild bieten die winzig kleinen Sinnesfühler, die in der Haut wie auch in Muskeln, Sehnen und Bindegewebsstrukturen verteilt sind und die Sinnesinformationen, afferent, zum ZNS senden. Wenn wir von Tastsinn reden, denken wir kaum daran, wie hochkompliziert so ein Tastvorgang ist. Immerhin soll er uns ja ein möglichst differenziertes Abbild der Dinge bieten, die uns in unserem Nahbereich begegnen oder mit denen wir hantieren.

In ◘ Abb. 3.10 sind die 3 Hautschichten dargestellt:
- die zur Oberfläche hin zunehmend verhornende Oberhaut,
- die mit ihren Zapfen in die Oberhaut hineinreichende Lederhaut und
- das fettreiche Unterhautgewebe.

Dargestellt ist ein Haar mit Haarwurzel und zugehörigen Hilfsvorrichtungen: Blutversorgung, Talgdrüse, Haaraufrichtemuskel. Der untere Teil der Haarwurzel ist von einem sensiblen Nervengeflecht umsponnen.

Die in ◘ Abb. 3.10 grün hervorgehobenen Nerven versorgen neben dem Haarapparat die verschiedenen Tastkörperchen sowie die geknäuelten Schweißdrüsen und verästeln sich mit ihren feinen freien Nervenendigungen bis weit in die Oberhaut. Die Arterien (rot gezeichnet) und die Venen (blau gezeichnet) bilden im oberen Teil der Lederhaut eine netzförmige gemeinsame Strecke. In diesem nahe an der Hautoberfläche gelegenen Gefäßnetz überwiegt, vegetativ gesteuert, bei Kälte und Herzschwäche das venös gestaute Blut. Die Haut wird blau. Wenn das arterielle Blut die Oberhand hat, kommt es zum Erröten. Zum Maßstab: Die „Vater-Pacini-Körperchen" (◘ Abb. 3.11) sind knapp 2 mm lang.

Mindestens sechs unterschiedliche Arten von Tastkörperchen, „Mechanorezeptoren", gibt es in der Haut. Sie liegen in verschiedenen Hautschichten und haben unterschiedliche Funktionen. Beispielsweise registrieren die tief liegenden „Vater-Pacini-Körperchen" (◘ Abb. 3.11) nur schnelle Druckveränderungen und Vibrationen, die „Merkel-Zellen" leichte Berührung und Dauerdruck, die „Ruffini-Körper" Verschiebebewegungen der Haut.

Zusätzlich ist an Sensoren für kalt und warm zu denken und an die sogenannten freien Nervenendigungen, deren Reizung Schmerz erzeugt. Sie reichen bis in die äußerste Hautschicht und sind dort Teil unseres Frühwarn- und Schutz-

3.5 · Ein zweiter Blick ins Mikroskop: Wie sieht die Peripherie aus, an die...

41

3

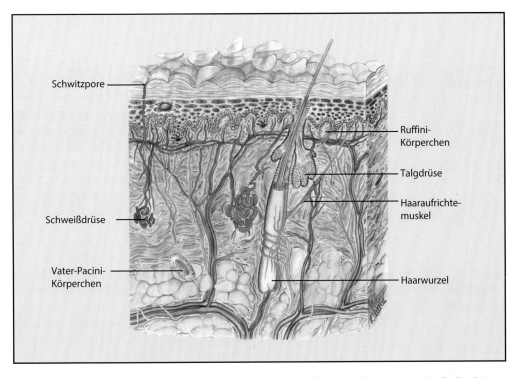

⊡ Abb. 3.10 Die drei Hautschichten (Oberhaut, Lederhaut und Unterhautfettgwebe) sowie die Tastkörperchen (Erklärung s. Text; *grün* = Nerven, *rot* = Arterien, *blau* = Venen). (Aus Plewig et al. 2012)

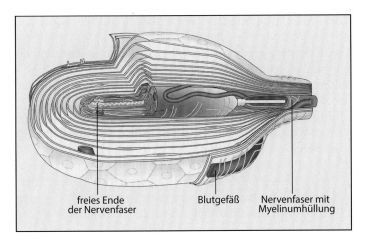

⊡ Abb. 3.11 Vater-Pacini-Körperchen. Es spricht an auf schnelle Druckänderungen und kann deshalb Vibrationen (etwa von der Stimmgabel) besonders gut registrieren. Eine mehrschichtige Kapselhülle überträgt die Vibration auf den zentralen Nerv. (Aus Zilles und Tillmann 2010)

reflexsystems. Die zuständigen afferenten Nerven, die „Schmerzbahnen", machen mehr als 50 % aller Sinnesafferenzen aus, die von der Haut zum ZNS ziehen.

3

Kürzlich wurde gefunden, dass ein Teil der freien Nerven-endigungen auf die Registrierung von Juckreizen spezialisiert ist.

3.5.2 Haarapparat

Bemerkenswert aufwendig ist der Nervenapparat gestaltet, mit dem jedes einzelne Härchen der Körperoberfläche ausgestattet ist. Da sehen wir zunächst den vegetativ gesteuerten efferenten Nerv, der den Aufrichtemuskel des Haares bedarfsweise bei Kälte, aber auch bei Angst betätigt. Sodann wird jede Haar-wurzel von einem sensiblen Nervengeflecht umsponnen, das auch die feinste Berührung des Haares registriert. Diese Affe-renzen haben offensichtlich die Aufgabe, frühe Kontakt-informationen zu vermitteln, bevor es zur eigentlichen „Feind-berührung" kommt.

Berührung der Körperhaare regt die Blutzirkulation und den Lymphfluss an.

Darüber hinaus haben wir den Eindruck, dass die Dauer-stimulierung dieser Haarrezeptoren durch Wind, Wetter und Bekleidungstextilien eine belebende Wirkung auf die Haut hat. Dies wiederum könnte Blut- und Lymphbewegungen in den äußeren Hautschichten auf eine Weise fördern, dass Stauungserscheinungen eher vermieden werden. Ent-sprechende Versuche mit Freiwilligen, die sich ihre Beine nur auf einer Seite rasiert hatten, weisen in diese Richtung.

3.5.3 Der motorische Nerv endet am Muskel

Die efferenten, zur Peripherie führenden Nerven dienen über-wiegend der motorischen Aktion, der Bewegung. Ihre Ver-bindung zur Muskelfaser besteht in einer speziellen Synapse, der motorischen Endplatte (◨ Abb. 3.12).

Alle motorischen Impulse, die von den Bewegungszentren im Gehirn ausgehen, werden auf motorische Nervenzellen im Rückenmark aufgeschaltet, die ihrerseits Spannungspulse über ihre Nervenfaser zum Muskel senden. Dort wird die an-gesteuerte Muskelfaser über die Freisetzung des Transmitters Acetylcholin zur Kontraktion gebracht.

Andere, vegetative Efferenzen senden Steuersignale zu den inneren Organen, aber auch zu den Schweißdrüsen in der Haut.

3.6 Bewegungssteuerung

Muskeln sind auch Sinnes-organe.

Unsere Bewegung wird zu 99,9 % unbewusst gesteuert. Wäh-rend Wahrnehmungen über Tast-, Temperatur- und Schmerz-sinn der Haut im Prinzip vom Bewusstsein abgerufen werden

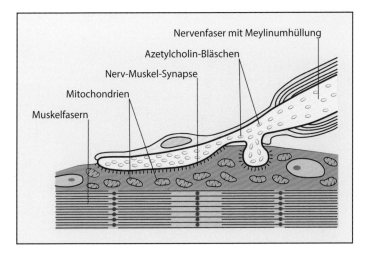

Nervenfaser mit Meylinumhüllung

Azetylcholin-Bläschen

Nerv-Muskel-Synapse

Mitochondrien

Muskelfasern

◘ Abb. 3.12 Motorische Endplatte (schematisch) mit Muskelfaser *(unten)*, den kölbchenförmig verdickten Endausläufern der hier verzweigt dargestellten motorischen Nervenfaser und der vielfach eingebuchteten Membran der Muskelzelle. Die Überträgerstoffmoleküle (Acetylcholin) sammeln sich im Bereich der Synapse. (Aus Zilles und Tillmann 2010)

können, arbeiten mindestens genauso viele Mechanorezeptoren verborgen in der Tiefe. In den Muskeln, Sehnen, Gelenkkapseln finden sich mikroskopisch kleine Fühlorgane (z. B. „Muskelspindeln"; ◘ Abb. 3.13), die in jedem Augenblick Spannung und Dehnungsgrad der Muskeln und Sehnen sowie die Stellung der Gelenke registrieren. Damit liefern sie immerfort präzise Momentaufnahmen vom Zustand des Bewegungssystems in Ruhe und in der Aktion.

Im Gegensatz zur Oberflächensensibilität der Haut-Sinne spricht man von Tiefensensibilität. Es heißt, sie sei bezogen auf den Informationsumsatz das größte Sinnesorgan des Menschen.

3.6.1 Sinnestätigkeit der Muskelspindeln unterhalb der Bewusstseinsschwelle

Da die Funktion der Spindelfühler mit der Gesamtkoordination, Geschmeidigkeit und Umweltbezogenheit unserer Bewegung zu tun hat, bleiben ihre „Sinneswahrnehmungen" im Wesentlichen unbewusst. Und das ist gut so. Schon bei einfachen Tätigkeiten, vollends aber bei anspruchsvolleren Bewegungen wie Wandern in unwegsamem Gelände, artistischen Höchstleistungen, Klavierspielen sind zigtausend, wenn nicht Millionen Muskelfasern beteiligt. Sie alle bewusst zu steuern und zu koordinieren, wäre ein Ding der Unmöglichkeit.

3

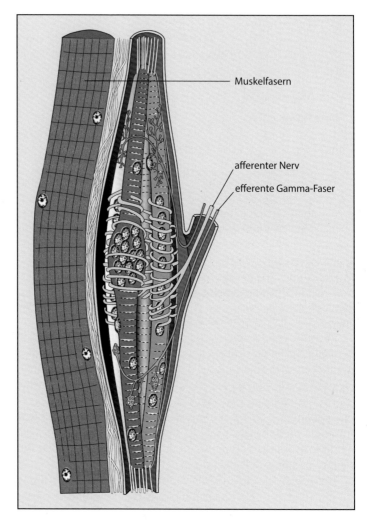

Muskelfasern

afferenter Nerv

efferente Gamma-Faser

◘ **Abb. 3.13** Muskelspindel in Bindegewebekapsel mit 2 verschiedenen Spannungs- und Längenfühlern. Sensomotorische Afferenzen *(gelb)*, Faserefferenzen *(grün)*. Die auf Dehnung und Spannung ansprechenden Sensoren sind in der mittleren Zone von afferenten Nervenfasern umsponnen (die *braun* dargestellten Afferenzen finden sich nur in Sehnenorganen). (Aus Zilles und Tillmann 2010)

Ist die Tiefensensibilität gestört, braucht der Mensch Sichtkontrolle, um das Gleichgewicht halten zu können.

Nebenbei ist die Tiefensensibilität ein wichtiges Gleichgewichtsorgan des Menschen. Ist sie gestört, braucht der Mensch Sichtkontrolle, um nicht umzufallen. Das ist der Grund, warum es einem PNP-Patienten ab einem bestimmten Stadium der Erkrankung schwer fällt, bei Dunkelheit das Gleichgewicht zu halten.

Wegen der engen Verzahnung von Bewegung und Wahrnehmung fasst man gern beides unter dem Begriff Sensomotorik zusammen.

Die motorischen Nerven, sowohl die efferenten (zu den Muskeln) als auch die afferenten (von den Spannungsfühlern in den Muskeln zum Rückenmark), werden über schnelle und dicke Nervenfasern versorgt.

Bewegungssteuerung – Feineinstellung

Dieser kleine Abschnitt kann zeigen, welches technische Wunderwerk dafür sorgt, dass sich unsere Bewegungen jederzeit geschmeidig an äußere Gegebenheiten anpassen können. (Besonders Regeltechniker werden jetzt voll auf ihre Kosten kommen.)

Geschmeidigkeit und Anpassungsfähigkeit der Bewegung.

An der Feinabstimmung der Muskeltätigkeit ist noch ein weiteres Element des motorischen Nervensystems beteiligt. Es wird durch ebenfalls im Vorderhorn des Rückenmarks entspringende efferente Nerven mit ihren eher dünneren „Gamma-Fasern" repräsentiert (■ Tab. 3.1). Diese efferenten Nerven haben die Aufgabe, die Empfindlichkeit der Spindelfühler in den Muskeln und Sehnen einzustellen. Bei gesteigerter Aufmerksamkeit mit erhöhter Bereitschaftsspannung wird dieses System aktiviert. Dadurch gelingt es dem Bewegungsapparat besser, auf unerwartete Ereignisse oder Bodenunebenheiten zu reagieren.

Die Schädigung der empfindlichen Gamma-Fasern kann dazu führen, dass diese Spannungssensoren übertrieben oder gar nicht mehr ansprechen. Das beeinträchtigt die Bewegungskoordination und damit die Anpassung der Bewegung an äußere Gegebenheiten und Hindernisse. Auch das Auslösen der Muskelreflexe kann bei Zerstörung der Gamma-Nervenfasern erschwert bis unmöglich werden (■ Abb. 3.14).

Feineinstellung der Reaktionsfähigkeit über Gamma-Afferenzen.

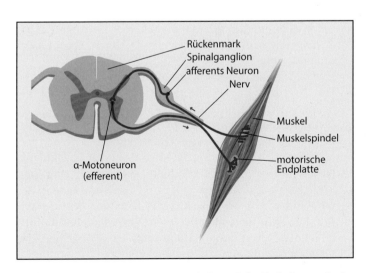

Rückenmark
Spinalganglion
afferents Neuron
Nerv

Muskel
Muskelspindel

α-Motoneuron
(efferent)

motorische
Endplatte

■ **Abb. 3.14** Schema der Nervenverschaltung beim Reflexbogen. In der nervenzellreichen grauen Substanz des Rückenmarks sind *vorne* die breiten Vorderhörner zu erkennen, in denen die motorischen Nervenzellen (Motoneuronen) liegen. (© A. Weyhe, Tübingen, mit freundlicher Genehmigung)

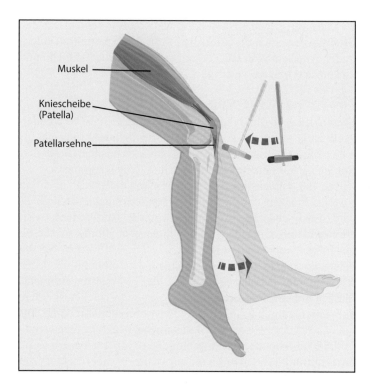

Muskel

Kniescheibe
(Patella)

Patellarsehne

◘ Abb. 3.15　Auslösung des Patellarsehnenreflexes. (© A. Weyhe, Tübingen, mit freundlicher Genehmigung)

3.6.2　Muskeldehnungsreflex

Ein einfacher Test auf die Funktionstüchtigkeit der Nerven, die die Muskelspindeln afferent und efferent versorgen, ist die Auslösung des Muskeldehnungsreflexes, auch „Eigenreflex" genannt (◘ Abb. 3.15).

Der Kniesehnenreflex soll uns als Beispiel dienen:

- Der Arzt schlägt mit seinem Reflexhämmerchen auf die Sehne unter der Kniescheibe (Patellarsehne).
- Dadurch kommt es zu einer plötzlichen Dehnung des großen Kniestreckermuskels am Oberschenkel.
- Damit werden gleichzeitig die Muskelspindeln gedehnt, die parallel zu den Muskelfasern in den Muskel eingebaut sind.
- Die dadurch bewirkte elektrische Erregung der Muskelspindeln wird über die afferenten Nerven zu den motorischen Zellen im Rückenmark geleitet.
- Deren Erregung wiederum gelangt efferent über den motorischen Nerv zum Muskel, der sich daraufhin kontrahiert:
- Der Unterschenkel schlägt aus.

Die Fähigkeit des Nerv-Muskel-Organs, durch äußere Kräfte hervorgerufene Dehnungen blitzschnell rückgängig zu machen, dient der Stabilisierung des Bewegungsapparates.

> Die Muskeleigenreflexe dienen der Stabilisierung des Bewegungsapparates.

❯ Die Prüfung der Reflexe ist ein wichtiger Teil des neurologischen Untersuchungsgangs.

Im Rahmen der Polyneuropathiediagnostik findet man meist abgeschwächte oder erloschene Reflexe im Bereich der betroffenen Gliedmaßen. Unter der Voraussetzung, dass die dicken A_α-Fasern nicht betroffen sind, die Muskelkraft also noch erhalten ist, verraten abgeschwächte Reflexe eine Schädigung der Nerven, die die Muskelspindel afferent und efferent versorgen.

Motorische Nerven – Zusammenfassung
Unsere Muskeln kommen damit in den Genuss einer dreifachen Nervenversorgung:
- der efferente motorische Nerv, dessen Erregung die Muskelkontraktion bewirkt,
- der von der Muskelspindel herkommende afferente Nerv, der das Ergebnis der Muskelkontraktion an die Zentrale meldet,
- der feine Gamma-Nerv, über den die Empfindlichkeit der Muskelspindel eingestellt wird.

Der Nervenabbauprozess der PNP verläuft in umgekehrter Reihenfolge: Zuerst werden die feinen Gamma-Nervenfasern angegriffen, was Gangsicherheit und Bewegungskoordination allgemein beeinträchtigt. Als Letztes werden die efferenten motorischen Nerven in den Abbauprozess einbezogen. Die Folgen sind Muskelschwäche und schließlich Lähmung.

3.7 Zusammenspiel zwischen Sensibilität und Motorik, Wahrnehmen und Bewegen

Um die Beschaffenheit von Gegenständen etwa mit der Hand zu erfassen, ist das Zusammenspiel aller hier genannten Sinnesfühler mit der motorischen Funktion erforderlich.

Ein gern gebrauchtes Beispiel ist das Halten eines gefüllten dünnwandigen Wasserglases. Der Tastsinn muss mir Griffigkeit oder Glätte des Glases vermitteln. Die Ruffini-Körperchen registrieren an der Hautverschiebung, wie das Glas nach unten zieht. Der Kraftsinn muss meine Griffkraft gemeinsam mit

> Im Umweltkontakt wirken Wahrnehmung und Muskeltätigkeit zusammen.

3

den verschiedenen Muskeln so dosieren, dass das Glas weder zerbricht noch aus den Fingern rutscht. Nebenbei verraten die Temperaturfühler in den Fingern, ob die Temperatur des Getränkes genehm ist.

3.8 Die beiden Schwachstellen der Nervenfaser

Ist der zentrale „Leitungsdraht" betroffen oder die Isolierung?
    Der Pathologe kann unter dem Mikroskop zwei verschiedene Schädigungstypen der peripheren Nerven unterscheiden: einmal eine Zerstörung des zentralen „Leiters", des Axons, und zweitens einen Abbau der von Begleitzellen gebildeten, oft viele Wicklungen umfassenden Myelinschicht. Auch die elektrischen Messungen der Neurographie erlauben Rückschlüsse auf die Art der Nervenfaserschädigung.

> Man unterscheidet demnach eine vorwiegend axonale und eine demyelinisierende Schädigung der Nervenfaser. Mischformen sind häufig.

Ist mehr das zentrale Axon oder die Myelinschicht vom Nervenabbau betroffen?

Beide Schädigungstypen führen zur Beeinträchtigung und schließlich zum Verlust der Leitungsfunktion der Nervenfaser. Trotzdem ist die Unterscheidung sinnvoll, da die Schädigungsart gewisse Rückschlüsse auf die Schädigungsursache zulässt. So greifen entzündliche Prozesse vorwiegend die Myelinschicht, Vergiftungen häufig das Axon an.

3.9 Versorgung der Nerven

Der Stoffwechsel der Nervenfaser wird teils über das umgebende „Nährmedium" versorgt, also über Blut und Lymphe, teils ist er abhängig von den Produktionsstätten und „Recyclinghöfen" im Zellkörper.

Die Energieversorgung der Nervenfaser erfolgt über die umgebende Gewebeflüssigkeit.

Kleinere Moleküle, insbesondere solche, die dem Energiehaushalt dienen, wie etwa Glukose und Sauerstoff, werden vor Ort direkt durch Blutkapillaren, Nervenbündelhülle und Zellwand ins Innere der Nervenfaser transportiert. Entsprechendes gilt in umgekehrter Richtung für niedermolekulare Abfallprodukte des Nervenstoffwechsels. Die Nervenfaser besitzt eigene „Kraftwerke" (Mitochondrien), die für die Bereitstellung von chemischer und elektrischer (!) Energie zuständig sind. Der hohe Energiebedarf der Nervenfasern ist auf einen unbehinderten Stofftransport zwischen Blut/Lymphe und dem Inneren der Faser angewiesen.

Größere Moleküle, vor allem Eiweiße, werden im manchmal 1 Meter entfernten Körper der Nervenzelle synthetisiert. Sie wandern in einem langsamen Stoffstrom in die Peripherie zu den Nervenendigungen. Auch hier gibt es eine Gegenströmung von verbrauchten Eiweißen zu den „Recyclinghöfen" in der „Zentrale". (Diese Rückwärtsströmung zu den Zellkernen am oder im Rückenmark machen sich manche Viren zunutze, um nach einer Infektion von der Haut zum Rückenmark zu gelangen. Dies gilt vor allem für Viren der Herpesgruppe.)

3.9.1 Mikrotubuli

Jede Nervenfaser ist mit einem System von sehr langen, dünnen Röhrchen („Mikrotubuli") ausgestattet. Sie dienen der Stabilisierung des dünnen Axons und dem Stofftransport zwischen Zellkern und dem Faserende in der Peripherie. Diese Zellorganellen lassen sich nur im Elektronenmikroskop sichtbar machen (◘ Abb. 3.16). Sie haben einen Durchmesser von etwa 1/40 Mikrometer und eine Länge von bis zu 100 Mikrometern. In unserem oben beschriebenen maßstabsgetreuen Modell eines Axons von 100 Meter Länge und einem Durchmesser von 1 Millimeter wären die Mikrotubuli 2–3 Mikrometer dick und 10 Millimeter lang.

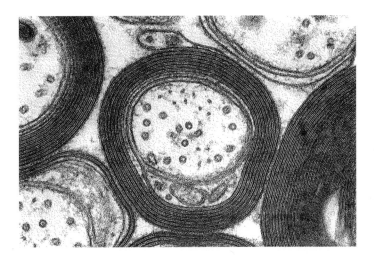

◘ **Abb. 3.16** Eine Gruppe von Nervenfasern im Schnitt mit unterschiedlich starken Myelinhüllen. Die kleinen ringförmigen Strukturen innerhalb der Axone stellen die ebenfalls im Schnitt getroffenen Mikrotubuli dar (elektronenmikroskopische Aufnahme)

3.9.2 Chemische Abschirmung der Nervenfasern

Von der elektrischen Isolierung der Nervenfasern war bereits die Rede. Es gibt aber noch eine zweite Abschirmvorrichtung, die dem Stoffwechsel des Nervensystems eine Teilautonomie verleiht.

Nervengewebe, ganz gleich ob Hirn, Rückenmark oder peripherer Nerv, unterscheidet sich fundamental von den meisten anderen Körpergeweben: Es hat keinen direkten Kontakt mit Blut und Lymphe.

Normalerweise besitzen die kleinsten Blutgefäße (die Kapillaren) Fenster, durch die Blutwasser (Serum, Lymphe) in das Gewebe abgepresst werden kann. Alle Körperzellen schwimmen sozusagen in einer Nährlösung aus Blutserum. Nur im Nervensystem ist die sogenannte Blut-Hirn-Schranke oder die Blut-Nerven-Schranke wirksam.

Der Schutz der empfindlichen Nervenzellen wird durch zwei Vorkehrungen gewährleistet:

- Die versorgenden Blutkapillaren sind dicht und lassen nur unmittelbar versorgungsnotwendige Substanzen wie etwa Traubenzucker oder Sauerstoff und natürlich auch, in umgekehrter Richtung, Stoffwechselendprodukte passieren.
- In gleicher Weise dicht ist nicht nur die Hirn- und Rückenmarkhaut, sondern auch die Membran („Perineurium"), die jedes der inneren Nervenfaserbündel gegen den umgebenden, lymphdurchfluteten Innenraum des Nervenstranges abschließt (■ Abb. 3.8).

3.9.3 Sinn der Blut-Nerven-Schranke

Über die biologische Funktion dieser äußerst aufwendigen Schutzvorrichtung kann nur spekuliert werden:

- Während sich alle anderen Körpergewebe durch Zelluntergang und Zellteilung regenerieren können, ist die Nervenzelle ein Unikat: Einmal gebildet, muss sie möglichst bis zum Lebensende des Menschen auf dem Posten bleiben. Denn auch der Schaltplan, nach dem die einzelne Nervenzelle im Gesamtsystem „verdrahtet" ist, stellt ein Unikat dar. Dieses hat sich im Verlauf der kindlichen Entwicklung ausgebildet und dabei jeder Nervenzelle seinen definierten Platz zugewiesen. Ein Absterben dieser Zellen, etwa aufgrund eines ungesunden Nährmilieus, sollte um jeden Preis verhindert werden. In diesem Falle müsste ein Nachfolger gefunden und entsprechend über neue Synapsen „verdrahtet" werden. Das ist sehr aufwendig und gelingt auch nicht immer, was zu bleibenden neurologischen Defekten führt.

- Gedächtnis, logisches Denken, gezielte Muskelbewegung und sonstige Präzisionsarbeiten des Nervensystems sollen geschützt werden vor den ständigen Schwankungen im Blutmilieu aufgrund von Nahrungsaufnahme, Entzündungen, Genussdrogen, Hormonstürmen usw. Auch in der Todesangst oder im Stadium des akuten Verliebtseins kann der Mensch (hoffentlich!) logische Entscheidungen fällen oder sogar Rechenaufgaben lösen.
- Manche Stoffwechselprodukte sind als neurotoxisch (die Nerven vergiftend) bekannt. So besteht bei Säuglingen mit Neugeborenengelbsucht die große Gefahr, dass der im Blut angesammelte Gallefarbstoff die noch nicht ausgereifte Blut-Hirn- und Blut-Nerven-Schranke durchdringt, was zu bleibenden Hirnschäden führen kann.

> Die Blut-Nerven-Schranke schützt den empfindlichen Nerv.

Alle Membranstrukturen im Organismus, die eine Abdichtungsfunktion haben, sind stark fetthaltig. Fett isoliert elektrisch, und Fett stellt eine Barriere für wasserlösliche Stoffe dar.

Es gibt eine Stoffklasse, die diese Barriere ohne Schwierigkeiten durchdringen kann: Die Klasse der fettlöslichen („lipophilen") Substanzen. Hierzu gehören u. a. Alkohol, Narkosemittel und zahlreiche Nervengifte.

3.9.4 Mechanismen der Nervenschädigung

Denkbar ist ein dreistufiger Schädigungsprozess der peripheren Nerven, wobei die verschiedenen Schädigungsteilschritte allein oder in Kombination auftreten können:

- Die Blut-Nerven-Barriere wird durch entzündliche Prozesse oder Gifte undicht, schädigende Substanzen gewinnen Zugang zu den empfindlichen Nervenfasern.
- Schädigende Prozesse greifen direkt am Nerv an.
- Schädliche Stoffansammlungen oder Ablagerungen beeinträchtigen die Durchlässigkeit der Transportwege zwischen Blut und Nerv. Substanzen, die der Ernährung der Nerven dienen oder die als Stoffwechselabfall aus dem Bereich der Nervenfaser abtransportiert werden müssen, kommen nicht durch. Die Nervenfaser „verhungert" oder „erstickt" oder beides. Zusammenfassend sprechen wir hier von einer Störung des „inneren Milieus".

> Der Nervenabbau beginnt bisweilen mit einer Schädigung der Blut-Nerven-Schranke.

Besonders sensibel sind die Abschnitte im Verlauf der peripheren Nerven, bei denen die Blut-Nerven-Schranke angreifbar ist. Dies gilt für die Region des Nervenaustritts aus dem

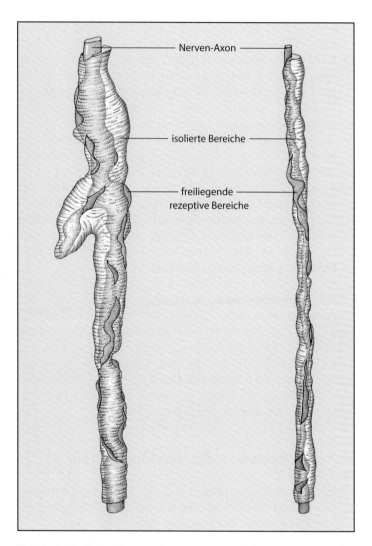

Nerven-Axon

isolierte Bereiche

freiliegende
rezeptive Bereiche

☐ **Abb. 3.17**   Freie Nervenendigungen von verschiedenen Schmerzfaser-
typen. Die Bereiche mit unterbrochener Myelinhaut sind die Empfangs-
regionen für Schmerzreize. Dort ist auch die Empfindlichkeit gegenüber
Schadfaktoren am größten. (Aus Zilles und Tillmann 2010)

Rückenmark ebenso wie für die Endstrecke in der Peripherie.
Hier müssen die Nervenfasern, um Kontakt aufzunehmen mit
den sensiblen Endorganen, ihre schützende Hülle verlassen
(☐ Abb. 3.17). Gefährdet sind auch die Bahnen für den „lang-
samen Schmerz" (s. oben) mit ihren „freien Nervenendigungen".
Diese Empfänger für Schmerzreize reichen bis in die äußerste
Hautschicht. (s. auch „Small-Fiber-Neuropathie ")

3.10 Regeneration geschädigter Nervenfasern

❯ Wir werden immer wieder gefragt, ob sich neuropathisch geschädigte Nerven überhaupt wieder regenerieren können.
Die Antwort lautet: Grundsätzlich ja.

Wie oben gezeigt wurde, ist in frühen Phasen der neuropathischen Entwicklung nur der Ausläufer der Nervenzelle,
die Nervenfaser, angegriffen. Der Zellkörper selbst bleibt noch
einige Zeit vital und ist z. B. imstande, Plus-Symptome zu ge-
nerieren.

Weitere Belege für die Regenerationskraft geschädigter
Nerven kommen von den Neurochirurgen: Bei Untersuchungen an verletzten Nerven wurde gefunden, dass ein
Wiederauswachsen durchtrennter Nervenfasern grundsätzlich
möglich ist, und zwar mit einer Geschwindigkeit von wenigen
Millimetern pro Tag. Dies entspricht in etwa dem Tempo des
langsamen Stoffstroms vom Zellkörper in die Nervenfaser.

Die deutlichste Sprache spricht in diesem Zusammenhang
die nachhaltige Wirksamkeit von geeigneten Therapien.

Für die Polyneuropathie lassen sich die Bedingungen for-
mulieren, unter denen eine Erholung der geschädigten Nerven
im Prinzip möglich ist (s. Infobox).

Nervenfasern können sich regenerieren.

> **Voraussetzungen für eine Nervenregeneration**
> — Der Nervenzellkörper selbst darf nicht abgestorben sein.
> — Die schädigenden Faktoren müssen eliminiert sein.
> — Es ist für ein regenerationsförderliches inneres Milieu
>   Sorge zu tragen (s. unten).

Eine komplette Ausschaltung aller Schadensfaktoren ist verständlicherweise in vielen Fällen nicht möglich. Übersichtlich
ist die Situation bei äußeren Schädigungen etwa durch
Industriegifte, bei Mangelkrankheiten und bei bestimmten Infektionen. Schwieriger sind innere Faktoren zu beeinflussen,
wie wir sie bei Zuckerkrankheit (Diabetes mellitus) oder bei
immunologischen Störungen vor uns haben. Hier kann es häufig nur um Schadensminimierung gehen, etwa durch optimale
Zuckereinstellung.

Welche Möglichkeiten es gibt, das die Nervenfasern umgebende stoffliche Milieu therapeutisch zu beeinflussen, wird
Thema in späteren der Naturheilkunde gewidmeten Kapiteln
sein.

3

> Grundsätzlich gilt: Wenn die Plus-Symptome bei der Erkrankung im Vordergrund stehen, ist der Abbauprozess weniger weit fortgeschritten und damit eher zugänglich für therapeutische Maßnahmen.

Literatur

Graumann W, Sasse D (2004) CompactLehrbuch Anatomie, Bd 1. Schattauer, Stuttgart

Plewig G, Landthaler M, Burgdorf W, Hertl M, Ruzicka T (2012) Braun-Falco's Dermatologie, Venerologie und Allergologie, Bd 1. Springer, Berlin/Heidelberg/New York

Zilles K, Tillmann B (Hrsg) (2010) Anatomie. Springer, Berlin/Heidelberg/New York

Polyneuropathie – die Ursachen

Inhaltsverzeichnis

© Springer-Verlag GmbH Deutschland, ein Teil von Springer Nature 2021
C. Schmincke, *Ratgeber Polyneuropathie und Restless Legs*,
https://doi.org/10.1007/978-3-662-63307-6_4

4.1 Einleitung

Die Frage nach dem Woher der Krankheit Polyneuropathie (PNP), nach dem „Schuldigen", wirft einige Fragen auf, mit denen wir uns beschäftigen sollten, bevor wir die Liste der bekannten Ursachen der PNP besprechen.

Mehrere Ursachen wirken zusammen Oft ist es nicht ein Faktor allein, der „das Fass zum Überlaufen" bringt und damit die Krankheit manifest werden lässt. „Multifaktorielle Krankheitsentstehung" heißt es im Fachjargon. Die Wirklichkeit ist komplex. Verkehrsrichter können ein Lied davon singen: Der Fahrer des KFZ war zu schnell gefahren, das entgegenkommende Auto hatte nicht abgeblendet, das Fahrrad war mangelhaft beleuchtet – wer muss jetzt für den Schaden aufkommen?

Mehrere Ursachen bringen das Fass zum Überlaufen.

Mit dem Bild des überlaufenden Fasses werden wir diese Zusammenhänge am Ende des Kapitels (▶ Abschn. 4.6) noch einmal anschaulich machen.

■ **Ursachen sind meist nur statistisch greifbar**
Auch Faktoren, die als Ursache der PNP bekannt und anerkannt sind, geben nur eine statistische Beziehung wieder. So entwickeln z. B., grob gerechnet, 50 % der Diabetiker im Verlauf von Jahren und Jahrzehnten eine Polyneuropathie.

Über die anderen 50 % darf spekuliert werden: Was schützt die Hälfte der Diabetiker davor, eine PNP zu entwickeln? Ist es allein der besser eingestellte Blutzucker, sind es zusätzlich die Gene, die sinnvolle Ernährung, ein unbekannter Faktor X?

Kenntnis der Ursache hilft oft nicht weiter Selbst wenn die Ursachenfrage geklärt ist, kommt eine Therapie mit herkömmlichen Mitteln nicht selten zu spät. Was sich in diesen Fällen erreichen lässt, ist allenfalls eine Verlangsamung oder ein Stillstand des neuropathischen Abbauprozesses.

Die Ursache ist häufig nicht bekannt Bei der Mehrzahl der PNP-Patienten lässt sich keine Krankheitsursache finden. Dies ergibt sich auch aus unseren eigenen Beobachtungen, über die später noch zu sprechen sein wird.

4.2 Bedeutung der Ursachenforschung

„Ursachen" sind streng genommen Risikofaktoren.

Das, was wir „Ursachen" der Polyneuropathie nennen, sind also genau genommen lediglich Risikofaktoren. Warum man sie trotzdem kennen und als mögliche Gefahrenquelle ernst nehmen sollte:

- Die Kenntnis der Ursachen ist wichtig als Grundlage einer ursächlichen, einer „kausalen" Therapie (wenn diese Möglichkeit besteht).
- Zur individuellen Gefahrenvermeidung, z. B. im Umgang mit Gefahrstoffen am Arbeitsplatz, privat beim Heimwerken, in der Freizeit, im Wohnumfeld. Besondere Vorsicht ist angezeigt, wenn eine erbliche Belastung vorliegt, auch wenn die Krankheit schon manifest ist. Eine Änderung des Lebensstils ist oft nicht zu umgehen.
- Die Ursachenforschung ist auch dann besonders wichtig, wenn die Ursachen (z. B. Industriegifte) menschengemacht sind und auf politischer oder gesellschaftlicher Ebene Abhilfe geschaffen werden muss.
- Wenn Risikofaktoren der PNP bekannt sind, lassen sich Änderungen des Lebensstils gezielter in Angriff nehmen.
- Die Erforschung der Ursachen kann helfen, die Krankheit besser zu verstehen.

Ursachen der Polyneuropathie – Überblick

- Innere Erkrankungen
  - Stoffwechselstörungen
    - Diabetes mellitus
    - Schilddrüsenunterfunktion
  - tumorbedingt („paraneoplastisch")
  - krankhafte Eiweißablagerungen: Amyloidose, Paraproteinämie
  - Entzündungen/Immunstörungen
    - erregerbedingt: Infektionen durch Borrelien, HIV, Herpesviren; Hepatitis
    - autoimmun: z. B. entzündliche Paraproteinämie, Entzündung der kleinen Gefäße („Vaskulitis"), Sarkoidose, Rheuma
- Hyposensibilisierungsbehandlung bei Allergien
- Impfungen
- Vergiftungen
  - Alkohol
  - Medikamente
  - Haushalts-, Industrie- und Umweltgifte
- Operationen
- Mangelkrankheiten
  - Vitamine
  - Auszehrung, z. B. bei Nahrungsmittelunverträglichkeit
- Genetisch bedingte, erbliche PNP

Verschiedene innere Erkrankungen können eine PNP auslösen.

4

4.3 Die wichtigsten Ursachen der PNP

In der medizinischen Fachliteratur sind Hunderte von Stoffen oder Krankheiten beschrieben, die zur neuropathischen Nervenschädigung führen können. Wir beschränken uns hier auf das Wichtigste.

4.3.1 Zuckerkrankheit (Diabetes mellitus)

Da die Zuckerkrankheit inzwischen die häufigste der bekannten PNP-Ursachen darstellt, wollen wir uns ausführlicher mit ihr beschäftigen.

Statistiken sagen, dass etwa die Hälfte der Typ-2-Diabetiker innerhalb von 10–15 Jahren nach Diagnosestellung eine PNP entwickelt.

Typische Form der diabetischen PNP ist die in ► Kap. 2 beschriebene distale, chronisch progrediente sensomotorische Form. Häufig sind dabei Brennschmerzen der Füße („burning feet"); auch Small-Fiber-Neuropathien (SFN, s. ► Kap. 2) werden beschrieben.

Nicht selten findet man bei Diabetikern eine Beteiligung der Eingeweidenerven.

Die Steuerung der Organfunktionen ist gestört (autonome PNP, s. ► Kap. 2).

■ Diabetes 1 und Diabetes 2

Ursache des Diabetes 1 ist eine Autoimmunstörung.

Aus guten Gründen unterscheidet man zwei Formen der Zuckerkrankheit, den Diabetes 1, auch „juveniler Diabetes" genannt, und den Diabetes 2, den „Alterszucker".

Der Diabetes 1 beginnt meist schlagartig, bisweilen schon in der Kindheit aufgrund einer Entgleisung des Immunsystems („Autoimmunerkrankung").

Er muss von Anfang an mit Insulin behandelt werden und ist nicht zu heilen. Was sich aber durch naturheilkundlich-chinesische Therapien günstig beeinflussen lässt, sind die instabile Stoffwechselsituation und die dadurch begünstigten diabetischen Spätschäden.

Zahlenmäßig überwiegt der Diabetes 2 bei weitem (ca. 95 % aller Zuckerkranken). Er entwickelt sich allmählich, anfangs oft unbemerkt und vorzugsweise im fortgeschrittenen Alter.

Im Vordergrund unserer Darstellung steht der Diabetes 2.

■ Diabetes 2

Der Diabetes mellitus Typ 2 gilt zu Recht als eine moderne Volkskrankheit.

Allein in Deutschland gibt es inzwischen etwa 6–8 Millionen Diabetiker. Das sind knapp 10 % der Bevölkerung. Allerneueste Untersuchungen vermelden, dass in den USA etwa 50 % der Bevölkerung an Diabetes oder an seiner Vorstufe, dem Prädiabetes, leiden. Besonders betroffen sind übrigens die ärmeren Bevölkerungsschichten.

In den anderen Industrieländern dürften die Zahlen ähnlich hoch sein wie bei uns – mit stetig steigender Tendenz. So lag die Diabetikerquote in Deutschland 1960 noch bei 0,6 %, ist also in 50 Jahren auf das bald Zwanzigfache angestiegen!

Ärmere Weltgegenden sind von dieser Entwicklung weniger betroffen. Sie haben mit anderen Krankheiten zu kämpfen.

> Zunahme des Diabetes 2 in den reichen Ländern der Erde.

■ **Diabetes mellitus 2 – eine moderne Seuche**

Was sich in diesen alarmierenden Daten widerspiegelt, ist ohne Zweifel die in den letzten Jahrzehnten ungeheuer gewachsene Rolle, die der persönliche Konsum im Leben der Menschen spielt. Die medizinische Wissenschaft ist einhellig der Meinung, dass Überernährung die Krankheitsentstehung begünstigt. Welche Ernährungsfaktoren dabei eine maßgebliche Rolle spielen, das scheint noch nicht wirklich geklärt zu sein. Als TCM-Ärzte haben wir zu dieser Frage unsere eigenen Vorstellungen (s. ▶ Kap. 11).

■ **Das Wichtigste zum Energie- und Zuckerstoffwechsel**

Der Diabetes mellitus, wörtlich „süßer Durchlauf", bei uns in früheren Zeiten auch „Zuckerharnruhr" genannt, ist eine Erkrankung des Zucker- und Energiestoffwechsels. Das Insulin, ein in den Inselzellen der Bauchspeicheldrüse (daher der Name) gebildetes Stoffwechselhormon, spielt dabei eine Schlüsselrolle.

Wichtigster Energielieferant für den Zellstoffwechsel sind die Kohlenhydrate, also vor allem stärkehaltige Feldfrüchte wie Getreide, Kartoffeln, Hülsenfrüchte und natürlich auch Süßigkeiten, Früchte und Honig.

In den Verdauungsorganen wird die Stärke in ihre Bausteine zerlegt und gelangt überwiegend in Form von Traubenzucker (Glukose) ins Blut. Da der Zellstoffwechsel ununterbrochen Glukose als Betriebsstoff benötigt, der Mensch aber nicht pausenlos essen kann (und auch nicht soll), muss die mit der Nahrung aufgenommene Glukose zwischengespeichert werden. Als Speicherorgane dienen im Wesentlichen Leber, Muskulatur und Fettgewebe.

Die Rolle des „Schleusers" übernimmt das Insulin. Dieses Hormon wird bedarfsgesteuert ausgeschüttet, wenn nach einer Mahlzeit der Blutzuckerspiegel ansteigt. Aufgabe des Insulins ist es, in der Außenmem-bran der Muskel- und Fettzellen befindliche Kanäle zu öffnen, damit der Zucker vom

4

Blut in die Zellen strömen kann. Dort wie auch in der Leber bildet er in Form von tierischer Stärke („Glykogen") den Tagesspeicher, oder er wird umgewandelt in Fett und hilft als Energiepolster in Notzeiten.

■ **Ursache des Diabetes 2**

Beim Diabetes 2 sprechen die Zellen nicht hinreichend auf Insulin an.

Der Typ-2-Diabetes beruht, bei anfänglich noch ausreichender Insulinsekretion, darauf, dass die Zellwände auf Insulin nicht mehr richtig ansprechen. Man spricht von „Insulinresistenz": Der Türöffner Insulin funktioniert nicht, wie er soll. Damit bleiben die Energiezwischenspeicher in den Geweben leer, und der Blutzuckerspiegel steigt in gefährliche Höhen. Das bringt wiederum den Stoffwechsel, den Wasser- und Elektrolythaushalt durcheinander.

Ab einem bestimmten Blutzuckerspiegel („Nierenschwelle") wird Zucker mit dem Urin ausgeschieden. Niere und Blase dienen sozusagen als Notventil. Dies erleichtert zwar einerseits die Frühdiagnose des Diabetes durch den Harnzuckertest, begünstig andererseits aber Infektionen der Harnwege. Bakterien lieben Zucker.

■ **Langfristige „Zuckervergiftung" durch „Glykierung"**

Wenn der Blutzuckerspiegel im Tagesmittel langfristig erhöht ist, kann dies ernsthafte gesundheitliche Folgen haben. Es drohen PNP und andere diabetische Folgekrankheiten. Betroffen sind neben den Nervenfasern u. a. die Augen, das Herz-Kreislauf-System bis in die kleinsten Blutgefäße und die Nieren.

Die Glykierung verwandelt funktionstüchtige Eiweißmoleküle in innere Schadstoffe.

Eine entscheidende Rolle im diabetischen Krankheitsmechanismus spielt offensichtlich die Bildung schädlicher Stoffwechselprodukte. Ursächlich scheint vor allem eine bestimmte chemische Reaktion im Stoffwechsel des Diabetikers zu sein. Sie trägt den Namen „Glykierung" oder „Glykation" und wird gegenwärtig intensiv beforscht (s. ▶ Kap. 12).

Die langfristig wirkende „Zuckervergiftung" kann Entzündungsvorgänge sowie krankhafte Veränderungen an den kleinen und großen Blutgefäßen hervorrufen. Auch die schützende Blut-Nerven-Barriere (▶ Kap. 3) scheint in einem frühen Stadium der diabetischen PNP erheblich gestört zu sein. Sie wird damit zur Eintrittspforte für entzündliche Prozesse und giftige Substanzen, seien es Stoffwechselprodukte oder Schadfaktoren aus der Umwelt.

Ganz allgemein wird der Glykierung eine wichtige Rolle bei der Gewebealterung zugesprochen.

■ **PNP bei „Prädiabetes"**

Bei manchen Patienten mit Prädiabetes findet man schon eine PNP.

Nachdenklich stimmen in dem Zusammenhang Befunde aus jüngster Zeit. Bis zu 11 % aller Diabetiker haben bereits bei Diagnosestellung eine sensible PNP.

Ähnliches gilt für Menschen mit „Prädiabetes". Diese Personen haben normalerweise einen noch intakten Zuckerstoffwechsel. Nur bei extremer Zuckeraufnahme in kurzer Zeit („Glukosebelastungstest") steigt ihr Blutzuckerspiegel über die Norm an. Bei anderen „Prädiabetikern" findet man grenzwertig erhöhte Nüchternzuckerspiegel im Blut. Bei diesen Noch-Gesunden, bei denen lediglich eine erhöhte Wahrscheinlichkeit besteht, dass sie in den nächsten Jahren einen manifesten Diabetes entwickeln, fanden die Wissenschaftler in 10–20 % der Fälle bereits eine PNP. Alarmierende Zahlen!

Die PNP ist schon da, bevor der Diabetes manifest ist, insbesondere wenn Körpergewicht und Bauchumfang deutlich erhöht sind.

Diese Befunde werfen Fragen auf:

— Sind es allein die immer wieder nach üppigen Mahlzeiten ins Ungesunde angestiegenen Zuckerwerte, die die Nervenzerstörung in Gang setzen?
— Sind noch andere Faktoren mit im Spiel?
— Haben vielleicht beide, Diabetes 2 und PNP, zumindest in manchen Fällen eine gemeinsame Ursache?

Diese Fragen sollte die Forschung in den nächsten Jahren klären können.

Gemeinsame Ursachen für PNP und Diabetes?

Hinweise ergeben sich auch im Rahmen unserer chinesisch-naturheilkundlichen Überlegungen (► Kap. 11 und ► Kap. 12).

4.3.2 Alkohol

Alkoholismus ist einer der bekanntesten Faktoren, die das Aufkommen einer PNP fördern. Der genaue Vergiftungsmechanismus ist nicht bekannt. Allerdings hat Alkohol als Lösungsmittel die besondere Fähigkeit, sich sowohl mit Fetten als auch mit wässrigen Medien hervorragend zu mischen. Er ist gleichzeitig „hydrophil" (wasserliebend) und „lipophil" (fettliebend). Darum verteilt er sich gut im Blut sowie in allen wässrigen Räumen des Organismus.

Alkohol durchdringt auch mit großer Leichtigkeit alle durch Fettstrukturen abgedichteten Membranen des Körpers. Dazu gehören auch die Blut-Hirn-, ebenso wie die Blut-Nerven-Schranke. (Diese Verteilungsneigung des Alkohols, die keine Grenzen kennt, hat ihre Entsprechung in der gesellig verbindenden und bisweilen unkontrolliert grenzüberschreitenden Stimmung, in die der Alkoholgenuss viele Menschen versetzt.) Aber: Alkohol ist und bleibt ein Zellgift.

Alkohol durchdringt die Nervenmembran.

4

In welchem Umfang Abbauprodukte des Äthylalkohols wie Azetaldehyd („Ethanal") oder Fuselalkohole, die bei der Vergärung von Früchten entstehen, die Nerven zusätzlich schädigen, ist nicht restlos geklärt. Jedenfalls sollen sie Ursache für den „Kater" danach sein.

Eine weitere wichtige Rolle bei der Entstehung der PNP des Alkoholabhängigen spielt die Mangelernährung. Ein alkoholkranker Mensch deckt seinen Kalorienbedarf zum guten Teil über die alkoholischen Getränke und versäumt es, sich vernünftig zu ernähren. Zu allem Überfluss werden auch noch bestimmte Vitamine bei gleichzeitigem Alkoholkonsum schlechter aufgenommen. Dies gilt vor allem für Vitamin B_1, das Thiamin.

Also auch wieder ein komplexes Bild.

Ab welcher Tagesmenge die Gefahr für die Nerven beginnt, hängt von vielen individuellen Faktoren ab. Empfehlungen zum Alkoholkonsum finden sich im Abschnitt Ernährung (► Kap. 15).

Die Symptome der alkoholischen PNP folgen dem klassischen Muster:

- symmetrisch,
- sensomotorisch,
- distal beginnend.

Aus dem Bericht von Susanne H., Polyneuropathie nach jahrelanger Alkoholabhängigkeit

Die 56-jährige engagierte Kinder-und Jugendtherapeutin hat bewegte Lebensjahre hinter sich. Zurzeit ist sie glücklich, aber kinderlos mit einem sehr verständnisvollen Lehrer verheiratet.

Sie war alkoholabhängig. 15 Jahre lang hatte sie 2–3 Liter Wein am Tag getrunken. Besonders in der Urlaubszeit. Um diesem Elend für immer zu entfliehen, nahm sie vor acht Jahren eine Überdosis starke Schlaftabletten (Barbiturate), wurde zum Glück rechtzeitig entdeckt und lag tagelang im Koma. In dieser dramatischen Phase ihres Lebens hatte sie ein für die Zukunft prägendes Nahtoderlebnis. Seitdem ist sie 100 %ig trocken.

Aber was sich in den letzten Jahren an der Flasche allmählich eingestellt hatte, blieb ihr auch nach dem grausamen Entzug erhalten. Eine quälende Polyneuropathie mit Wattegefühl unter den Fußsohlen, in die Wade einschießenden starken Schmerzen, Manschettengefühl am Unterschenkel, unruhigen Beinen, sobald sie sich hinlegt. Die Überempfindlichkeit der Füße gegen Druck ist so unerträglich, dass sie die Schuhe aufschneidet, damit sie zu ertragen sind. Das Gehen fällt ihr schwer wegen starker Unsicherheit, mit geschlossenen Augen ist es unmöglich.

Seit drei Monaten hat sich eine Taubheit in den Fingerspitzen entwickelt. Daraus resultiert eine Ungeschicklichkeit bei manuellen Verrichtungen. In letzter Zeit machen ihr zusätzlich Nervenschmerzen im Unterkiefer zu schaffen, die durch Nahrungsaufnahme verschlimmert werden.

Unser Aufnahmearzt hat sich auch für die frühe Vorgeschichte interessiert.

In der Kindheit hatte Susanne gehäuft Entzündungen. Betroffen waren Zahnfleisch, Mandeln und Mittelohren. Nach der Operation von Mandeln und Blinddarm litt sie regelmäßig an Blasenentzündungen und Knieschmerzen. Ab dem 30. Lebensjahr folgt eine Serie von Knochenbrüchen der Handgelenke.

In der schlimmen Zeit der Alkoholabhängigkeit wurde eine schwere chronische Speiseröhrenentzündung festgestellt.

Frau H. leidet seit Jahrzehnten an einer hartnäckigen Verstopfung, sie nimmt regelmäßig Dulcolax.

Nach fünfwöchigem stationärem Aufenthalt und einer ambulanten Weiterbehandlung über 10 Monate haben sich, zusammen mit der Blasenempfindlichkeit und diversen anderen Störungen, auch die neuropathischen Beschwerden deutlich gebessert.

4.3.3 Paraproteinämie (falsche Immuneiweiße im Blut)

Unser Immunsystem arbeitet mit ungeheurer Präzision.

Einerseits muss es im Laufe des Lebens Tausende von Erregern oder Antigenen erkennen, um den jeweils passenden Antikörper zu produzieren, andererseits soll es die ebenfalls vieltausend körpereigenen Eiweiße als „Familienmitglieder" wahrnehmen und in Ruhe lassen. Mit dem Älterwerden häufen sich bei manchen Menschen Fehler, und es entstehen dabei funktionsunfähige Immuneiweiße, die Paraproteine. Dabei handelt es sich um schadhafte, von bestimmten Klonen der weißen Blutkörperchen produzierte Gamma-Globuline.

Definition

Gammopathie = Paraproteinämie

Manche Formen der Paraproteine verweisen auf eine bösartige Erkrankung („Plasmozytom" = „multiples Myelom") oder deren Vorstufe. Allgemein spricht man von einer „Gammopathie" (◨ Abb. 4.1), die in regelmäßigen Abständen Kontrolluntersuchungen notwendig macht, um die maligne Entartung (das Bösartig-Werden des Zellklons) rechtzeitig zu entdecken. Das gutartige Stadium der Gammopathie wird neuerdings als „MGUS" bezeichnet („monoklonale Gammopathie unklarer Signifikanz").

Die Gammopathie kann in wenigen Fällen einen bösartigen Verlauf nehmen.

Paraproteine können jahrelang als harmloser „Immunmüll" im Blut zirkulieren. Aus den in der Übersicht genannten Gründen ist es wichtig, diese „blinden Passagiere" diagnostisch im Auge zu behalten:

4

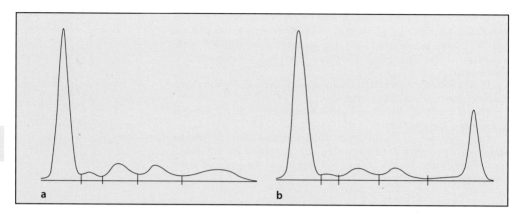

■ **Abb. 4.1**   a, b Zwei Bilder, die mittels Elektrophorese aufgetrennte Bluteiweiße zeigen. **a** gibt die normale Eiweißverteilung wieder. In Abbildung **b** sehen wir einen überhöhten Peak an der Stelle, an der die Gamma-Globuline erscheinen. Dieser Patient leidet an einer Gammopathie (© Dr. Arnold, Würzburg, mit freundlicher Genehmigung)

> **Bedeutung der Paraproteine**
> ▬ Sie können eine Entartung im System der weißen Blutzellen anzeigen.
> ▬ Sie können krankhafte Ablagerungen in verschiedenen Organen wie auch im Nervensystem bilden (s. auch unter Amyloidose; ▶ Kap. 12).
> ▬ Sie können insbesondere Nierenschäden hervorrufen.
> ▬ Sie können entzündliche Prozesse auslösen und dabei sowohl die Blut-Nerven-Barriere durchlöchern als auch die Nervenfasern selbst mitsamt der isolierenden Myelinumhüllung beschädigen.

Eine globale Blutuntersuchung auf Paraproteine gehört zum Standardprogramm bei Verdacht auf Polyneuropathie. Im positiven Fall sind Zusatzuntersuchungen notwendig, um diesen Befund weiter abzuklären.

Wenn eine Zellentartung vorliegt, werden Zytostatika (Krebsmittel) gegeben. Wenn Anzeichen für eine entzündliche Nervenschädigung vorliegen, werden gelegentlich Immunsuppressiva (Immunblocker) verordnet. „Es sollte aber", heißt es mahnend in der Fachliteratur, „der mögliche Nutzen gegen die eventuellen Nebenwirkungen abgewogen werden."

4.3.4 Innere Erkrankungen

In manchen Fällen ist die Polyneuropathie erstes Anzeichen einer ernsten inneren Erkrankung. Dies ist zum Glück eher die

Ausnahme. Der erfahrene Neurologe erkennt rasch, ob es sich im Einzelfall um eine „harmlose" PNP handelt oder ob weiterführende Untersuchungen notwendig sind.

Innere Erkrankungen, die eine PNP hervorrufen können
- Leber-, Nieren- und Lungenerkrankungen, Schilddrüsenerkrankungen, Tumorleiden, Zustand nach Organtransplantation, nach Operationen
- Erregerbedingte Entzündung en wie Borreliose, verschiedene Viruserkrankungen wie Herpes-, Grippevirus-, Hepatitis-C-, HIV-Infektionen
- Autoimmunerkrankungen wie Sarkoidose, Vaskulitis (Entzündung der Blutgefäße), Rheuma

Die PNP ist in seltenen Fällen Folge einer inneren Erkrankung.

Typisch für die PNP bei chronischem Nierenversagen mit beginnender Urämie („Harn im Blut") ist das gleichzeitige Auftreten des Restles-Legs-Syndroms (RLS). Die Dialyse hilft von Fall zu Fall, lässt das RLS in der Regel kurzfristig aber richtig aufleben. Bisweilen verschlimmert sie die PNP und sollte dann in der Durchführung angepasst werden. Nach Nierentransplantation verschwindet das RLS im Gegensatz zur PNP offensichtlich vollständig.

4.3.5 Gifte

In zahlreichen Branchen der Industrie und des Handwerks sind die Beschäftigten regelmäßig chemischen Substanzen ausgesetzt, die das Nervensystem angreifen. Durch neue Produktionsverfahren, Arbeitsschutzmaßnahmen und gesetzliche Regelungen konnten diese Belastungen in den letzten Jahrzehnten bedeutend reduziert werden. Trotzdem besteht nach wie vor ein chemisches Gefährdungspotenzial, das sich z. B. auch in statistischen Angaben zur Häufigkeit von toxisch, d. h. durch Gifte bedingten Erkrankungen der peripheren Nerven niederschlägt. Die in der Literatur angegebene Zahl von 0,9 % aller Polyneuropathien gibt natürlich nur die nachgewiesenen Fälle wieder.

Die Situation ist aber wenig übersichtlich:

Viele Gefahrstoffe haben im Lauf der Jahrzehnte die Fabrikationsstätten verlassen und sich in der Umwelt verteilt. Dort sind sie messtechnisch wesentlich schwieriger zu erfassen als in der Fabrikhalle, zumal sich etliche Substanzen als biologisch schwer abbaubar erwiesen haben und sich in Stäuben, Gewässern, im Erdboden oder in Nahrungsketten anreichern. Das berühmt-berüchtigte Pestizid DDT beispielsweise, dessen

Die Rolle von Umweltgiften bei der PNP-Entstehung ist schwer zu klären.

4

Anwendung bei uns vor über 40 Jahren verboten wurde, ist immer noch allgegenwärtig.

Zu denken gibt das folgende aktuelle Forschungsergebnis. Bei zahlreichen schwangeren US-Amerikanerinnen wurden in den 50-er und 60-er Jahren des letzten Jahrhunderts erhöhte DDT-Werte im Blut gemessen. Töchter dieser Frauen hatten jetzt, im Alter von 50–60 Jahren, ein bis zu vierfach erhöhtes Risiko, an Brustkrebs zu erkranken als die Töchter unbelasteter Frauen! Diese Langzeitschäden betreffen zwar nicht das periphere Nervensystem, zeigen aber beispielhaft, wie viel Zeit vergehen kann, bevor umweltbedingte Krankheiten zu Tage treten.

— Die Wissenschaft hinkt hinterher. Regelmäßig erscheinen neue Forschungsergebnisse, die schädigende Wirkungen von Pestiziden oder Herbiziden auf die menschliche Gesundheit oder auch speziell das Nervensystem nachweisen. So wurde unlängst der Morbus Parkinson als Berufskrankheit bei Winzern anerkannt, die bestimmte Spritzmittel im Weinbau ausgebracht hatten. 2013 wurden die Grenzwerte von zwei Pestiziden aufgrund neuerdings nachgewiesener Nervenschäden deutlich abgesenkt.

— Zunehmend Sorge bereiten Umweltexperten auch die Nanoteilchen, die immer mehr in Alltagsprodukten wie Kosmetika Anwendung finden. Da diese neuen Substanzen Zellmembranen durchdringen können, ist bei möglichen Langzeitschäden auch an die peripheren Nerven zu denken.

— Glyphosphat und andere Bestandteile des Herbizids „Round Up" lassen sich inzwischen weltweit in Lebensmitteln nachweisen. Ob diese Chemikalien nervenschädigend sein können, ist noch nicht geklärt.

— Produktionsbedingt kann die Industrie gegenwärtig offensichtlich auf viele Zusatzstoffe in Konsumgütern nicht verzichten. Manche stehen in Verdacht, Nerven zu schädigen. Der behördliche Verbraucherschutz ist angesichts ständig neuer Produkte, die auf den Markt kommen, heillos überfordert. Niemand weiß genau, um nur ein aktuelles Beispiel zu nennen, in welchem Umfang die zahllosen aus China importierten Plastikwaren mit Weichmachern und Ähnlichem belastet sind.

— Der Mensch ist einer Unzahl chemischer Substanzen in seiner Umwelt ausgesetzt, die einzeln zwar im ungefährlichen Konzentrationsbereich vorliegen mögen, deren Schadwirkung aber aus zwei Gründen ernst zu nehmen ist.

　– Erstens handelt es sich um das Zusammenwirken einer zwei- oder dreistelligen Zahl von potenziellen Schadstoffen und

– zweitens muss mit Langzeiteffekten gerechnet werden, weil diese Stoffe jahrzehntelang, von der Wiege bis zur Bahre, auf den Menschen einwirken.
 Dieser Teil der Umweltproblematik ist bislang praktisch nicht erforscht!

Weil es nun einmal so ist, dass die Umweltforschung angesichts der Innovationsdynamik der chemischen Industrie immer zu spät kommt und zudem unterfinanziert ist, bleibt uns Verbrauchern nur die vorsorgende Risikovermeidung. Wer sein ökologisches Bewusstsein stärken kann, ohne dabei in Öko-Hysterie zu verfallen, ist auf der sicheren Seite. Dazu gehört es auch, sich regelmäßig zu informieren. Bei Produkten, die zum Hausbau, zur Ernährung, in Badezimmer, Werkstatt und Garten gebraucht werden, gibt es stets auch umweltfreundliche Alternativen zu den Massenangeboten.

> Die Langzeitwirkung von Umweltchemikalien ist kaum erforscht.

Substanzen, für die eine nervenschädigende Wirkung nachgewiesen oder wahrscheinlich ist
 Lösungsmittel in Farben, Klebern, Fugendichtmasse
 Schwermetalle wie Blei, Quecksilber, Thallium, Arsen
 Pestizide (Insektengifte) wie DDT, Lindan
 Ausgangsprodukte von Kunststoffen wie Acrylamid
 Weichmacher in Kunststoffen wie Phthalaten
 Holzschutzmittel wie PCP (Pentachlorphenol)
 Frostschutzmittel wie Ethylenglykol
 Polychlorierte Biphenyle (PcB), werden u. a. als Weichmacher, Kondensatoren- und Hydrauliköl vielfältig verwendet. Sie sind seit 2001 weltweit verboten, haben sich aber, da kaum biologisch abbaubar, universell verbreitet.

4.3.6 Medikamente

Auch Medikamente können eine PNP verursachen. Deshalb müssen natürlich alle Mittel, die der Patient regelmäßig einnimmt, dem untersuchenden Arzt bei der Erstuntersuchung auf Polyneuropathie oder RLS mitgeteilt werden. Immerhin nennt die Fachliteratur über 70 risikobehaftete Arzneisubstanzen. Zum Glück ist das Risiko in den meisten Fällen gering. Außerdem bilden sich die Nervenschädigungen häufig nach Absetzen des Medikamentes zurück.

Allerdings ist auch hier die Situation häufig nicht gerade übersichtlich. Viele Menschen im fortgeschrittenen Alter nehmen regelmäßig eine kaum noch zu überblickende Vielzahl an

> Durch Medikamente verursachte PNP meist reversibel.

4

Medikamenten ein. Ungewiss bleibt, ob es dadurch möglicherweise durch Summations- und Langzeiteffekte zu Nervenschäden kommen kann.

Medikamente mit PNP-Risiko

Nachweislich risikobehaftet sind folgende Substanzen oder Medikamentenklassen:

- Statine haben zwar ein nur schwaches Schädigungspotenzial, sollten aber wegen ihrer häufigen Verordnung gegen einen hohen Cholesterinspiegel nicht außer Acht bleiben.
- Levodopa, verordnet bei Morbus Parkinson und dem RLS. Weil das RLS ohnehin nicht selten mit der PNP zusammen auftritt, kann diese Medikamentennebenwirkung leicht übersehen werden.
- Immunsuppressiva, verordnet z. B. bei entzündlichem Rheuma oder multipler Sklerose. Auch hier besteht die Gefahr, die Arzneinebenwirkung zu übersehen, weil beide Erkrankungen mit neuropathieähnlichen Missempfindungen der Gliedmaßen verbunden sein können. Hierher gehören auch die in den letzten Jahren zunehmend bei Autoimmunerkrankungen eingesetzten TNF-Alpha-Blocker (z. B. „Remikade", „Humira" oder „Enbrel").
- Krebsmittel (Zytostatika).
- Ferner sind zu nennen: Antidepressiva und andere Psychopharmaka, Epilepsiemittel, Tabletten gegen Herzrhythmusstörungen, Antibiotika u. v. a.

Krebsmedikamente (Zytostatika) können eine PNP hervorrufen.

Die wichtigsten Medikamente, die in diesem Zusammenhang genannt werden müssen, sind die als Krebsmittel eingesetzten Zytostatika. Auch hier können sich die Schäden nach Beendigung der Therapie zurückbilden. Es gibt aber nicht selten auch den umgekehrten Fall: ein Fortschreiten der Nervenschädigung nach dem Absetzen. In dieser Stoffklasse finden sich auch Medikamente, die nicht nur die lange Nervenfaser, sondern den im Rückenmarkbereich gelegenen Zellkörper mit seinem Zellkern selbst angreifen und zerstören. Damit ist eine Zellregeneration natürlich nicht mehr möglich.

4.3.7 Mangelkrankheiten

Es geht hier vor allem um die Vitamine B_1, B_3, B_6, Vitamin E, Vitamin B_{12}.

> **Ursachen für einen Vitaminmangel**
> Vitaminmangel kann folgende Ursachen haben:
> - Mangelernährung aufgrund von Armut, Magersucht, Alkoholismus oder schwerer Nahrungsmittelunverträglichkeit
> - Magen-Darm-Erkrankungen wie chronischer Durchfall, Darmentzündungen, Magen-Darm-Operationen, Dauereinnahme von Säureblockern gegen Sodbrennen
> - Gestörte Vitaminaufnahme bei Alkoholikern (Vitamin B_1).

❯ Eine ausgewogene Ernährung mit hinreichend frischen Salaten und Gemüse, Hülsenfrüchten, Nüssen, Vollkornprodukten, Obst, maßvoll Fleisch und Milchprodukten garantiert eine ausreichende Vitaminversorgung.

PNP durch Vitaminmangel kommt selten vor.

■ **Vitamin B_1**

Vitamin B_1 (Thiamin) wurde ursprünglich „Aneurin" genannt, weil es bei der Beriberi geholfen hat. Dies ist eine Krankheit, die neben manchen anderen Symptomen auch die einer Polyneuropathie zeigt. Vitamin B_1 ist u. a. in der Außenschicht von Reiskörnern enthalten und geht beim Schälen des Reises verloren. Die Beriberi wurde in Ostasien bei Menschen beobachtet, denen ausschließlich weißer, geschälter Reis als Nahrungsquelle diente. Durch Zufuhr der äußeren Anteile des Reiskornes (Reiskleie) konnte die Krankheit geheilt werden. (Diese Geschichte aus der Gründerzeit der Vitaminforschung wird durch neuere Untersuchungen in Frage gestellt. Danach war der Auslöser der Beriberi nicht Vitamin-B_1-Mangel, sondern durch unsachgemäße Lagerung und Pilzbefall verdorbener Reis. Gegen diese Vergiftungskrankheit konnte das Vitamin helfen.)

Vitamin B_1 ist in Gemüsen und Vollkorngetreide enthalten, am meisten in Weizenkleie, Sonnenblumenkernen und Hefe.

Vitamin-E-Mangel wird vor allem bei Störung der Fettresorption durch Gallen- und Lebererkrankungen oder nach dünndarmchirurgischen Eingrifffen berichtet.

■ **Vitamin B_{12}**

Vitamin B_{12} ist auf komplexe Umwandlungsprozesse in Magen und Darm angewiesen, bevor es vom Körper aufgenommen werden kann. Eine dauerhaft entzündete Magen - oder Darmschleimhaut oder chronische Durchfälle sind hierfür eine schlechte Voraussetzung. Auch wer regelmäßig Säureblocker gegen Sodbrennen einnimmt, kann damit die Aufnahme von Vitamin B_{12} behindern.

4

Bei Patienten mit Vitamin-B_{12}-Mangel können die Arme in ihrer Sensibilität stärker betroffen sein als die Beine. Bei Vitamin-B_{12}- und Vitamin-E-Mangel können auch die Nervenbahnen in Rückenmark und Zentren im Gehirn geschädigt werden. Dies macht sich u. a. in einer Störung der Bewegungssteuerung bemerkbar („Ataxie"). Die Folge sind Unsicherheit und Zittern bei Zielbewegungen sowie ein ungeschmeidiges, abgehacktes Gangbild.

Vitamin-B_{12}-Mangel kann auch zu krankhaften Blutbildveränderungen führen.

Sichert vegane Ernährung eine ausreichende Versorgung mit Vitamin B_{12}? Vitamin B_{12} kommt fast ausschließlich in tierischen Produkten wie Milch, Fleisch und Fisch vor. Besonders reichhaltig sind Leber und andere Innereien. Es wird deshalb immer wieder die Frage gestellt, ob vegetarisch oder vegan lebende Menschen unterversorgt sind und dieses kobalthaltige Vitamin gespritzt oder in Tablettenform zuführen müssen.

Wer sich vegan ernährt, kann sicherheitshalber seinen Vitamin B_{12}-Spiegel kontrollieren lassen.

Die beiden wichtigsten Argumente, mit denen Veganer diesen Bedenken begegnen, lauten:

— Vitamin B_{12} wird neben anderen Vitaminen auch von Darmbakterien produziert. Es scheint, dass eine gesunde Darmflora eventuell vorhandene Versorgungslücken ausgleichen kann.

— Verschiedene pflanzliche Produkte enthalten Vitamin B_{12}, wie z. B. milchsauer vergorenes Gemüse (Sauerkraut) und aus Hefe hergestellte Lebensmittel.

Vitaminversorgung
Warum es nicht leicht gelingt, über das Thema Vitaminversorgung verlässliche Angaben in der Literatur zu finden, erklären wir uns mit einem ganzen Bündel von Gründen:

— Es ist methodisch außerordentlich schwierig, den Tagesbedarf von Vitalstoffen zu ermitteln.

— Der Vitamingehalt von Lebensmitteln schwankt beträchtlich je nach Anbaubedingungen, Lagerung und Herstellungsmethode.

— Wer im Internet nach wissenschaftlichen Belegen für den Vitaminbedarf des Menschen sucht, stößt meist auf Seiten von Firmen, die Vitaminprodukte verkaufen wollen.

— Auch die mir zugänglichen Veröffentlichungen aus der Veganerszene lassen zum Thema Vitamin B_{12} keine klare Linie erkennen.

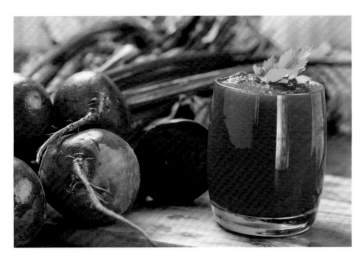

■ Abb. 4.2 Rote Beete enthalten zwar kein Vitamin B$_{12}$, sind aber gesund und fotogen. (© karepa/Fotolia, mit freundlicher Genehmigung)

Unsere Empfehlung lautet:

❯ Wer sich vegan ernährt und sicher gehen will, dass er ausreichend mit Vitamin B$_{12}$ versorgt ist, kann seinen Arzt bitten, entsprechende Blutuntersuchungen durchführen zu lassen.

Eine Tabelle zum Vitamin B$_{12}$-Gehalt in einigen Lebensmitteln findet sich im Abschnitt Empfehlungen zur Ernährung (■ Abb. 4.2, ▶ Kap. 15).

4.4 Die Gene

In der Literatur sind zahlreiche erbliche Formen der Polyneuropathie beschrieben. Allesamt sind sie glücklicherweise ausgesprochen selten. Neuerdings werden sie als **hereditäre (= erbliche) motorisch-sensible Neuropathien**, abgekürzt **HMSN**, bezeichnet. Sie beginnen meist im früheren Lebensalter, manchmal sogar schon in der Kindheit. Ihr langsam fortschreitender Verlauf erfasst überwiegend den motorischen Anteil der Nerven. Gemeinsames Merkmal ist eine distal (rumpffern) beginnende, sich allmählich ausbreitende Schwäche mit begleitendem Muskelschwund (Muskelatrophie).

Ihr häufigster Vertreter ist der „Morbus Charcot-Marie-Tooth", auch „neurale Muskelatrophie" genannt, oder, nach der neueren Nomenklatur, „HMSN I". Diese Krankheit betrifft etwa jeden 10.000. Erdenbürger. Sie macht sich etwa ab dem 20. Lebensjahr in Form von Bewegungsstörungen und

Genetisch bedingte Polyneuropathien, die schon in der Jugend beginnen, sind selten.

4

Abbau der Fuß,- Bein- und Handmuskeln bemerkbar. Hohl-
fuß, Steppergang und Storchenbeine weisen dem erfahrenen
Arzt auf den ersten Blick den Weg zur richtigen Diagnose.

Die therapeutischen Möglichkeiten sind sehr überschaubar, zumal motorische Störungen im Vordergrund stehen. Die
Frage, was ein Betroffener selbst tun kann, der erblich belastet
ist, wird uns in späteren Kapiteln beschäftigen.

4.4.1 „Genetisch bedingt"

Die Familienanamnese gibt
Hinweis auf das persön-
liche Krankheitsrisiko.

Die immer wieder von Ärzten wie Laien geäußerte Meinung,
diese oder jene Krankheit sei „genetisch bedingt", ist in den
meisten Fällen nicht besonders hilfreich (◻ Abb. 4.3). Bei
Lichte betrachtet sind alle Gesundheitsstörungen von Akne
bis Zahnstein genetisch (mit-) bedingt. Wenn beispielsweise
der Arzt wissen will, ob sein Patient zu Fettsucht neigt oder
sein Leben lang eher schlank bleiben wird, dann informiert er
sich über die Vorfahren und die Geschwister: Er erhebt eine
„Familienanamnese". Damit gewinnt er Anhaltspunkte über
die „erbliche Disposition" des Patienten, also die genetisch bedingte Neigung, bestimmte Krankheiten zu entwickeln.

Bei den meisten Krankheiten ist der Einfluss von Umweltfaktoren, Lebensweise und geeigneten Therapien so stark,
dass die Gene kein unausweichliches Schicksal darstellen.
Trotzdem lohnt es sich, die Krankheiten seiner Vorfahren und
Geschwister zu kennen. Wenn bei denen, um im Beispiel zu
bleiben, eine Neigung zu Korpulenz und Übergewicht akten-
kundig ist, werde ich ganz besonders auf meine eigene Ernährungsweise achten. Entsprechendes gilt natürlich auch für
die uns hier beschäftigenden Krankheiten PNP und RLS.

4.4.2 Lässt sich eine genetisch bedingte PNP behandeln?

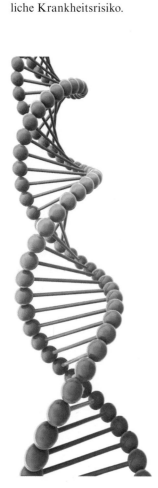

◻ **Abb. 4.3** Die DNS, unsere
Erbsubstanz. (© nechaev-kon/
Getty Images/iStock, mit
freundlicher Genehmigung)

Bei den schweren erblichen Formen der PNP, wie der genannten HMSN I, mit einem Krankheitsbeginn diesseits des
30. Lebensjahres, sind die therapeutischen Einwirkungsmöglichkeiten in der Tat gering. Anders sehen wir die Situation bei
den Formen, die in der zweiten Lebenshälfte beginnen. Hier
muss angenommen werden, dass Umweltfaktoren im weites-
ten Sinne für die Krankheit mitverantwortlich sind oder
waren. Die erbliche Disposition würde dann lediglich darin
bestehen, dass die Sensibilität gegenüber neuropathischen Belastungsfaktoren erhöht ist. Nach unserer Erfahrung sind in
diesem Falle die Einwirkungsmöglichkeiten durch Lebensstil-

änderungen oder geeignete Therapien etwa genau so groß wie bei Patienten mit unauffälliger Familienanamnese.

4.5 „PNP unbekannter Ursache"

4.5.1 Statistiken

Über 60 % der inzwischen bald 3000 PNP-Patienten, die unsere stationäre Abteilung durchlaufen haben, kommen mit der Diagnose „PNP unbekannter Ursache" von der Erstuntersuchung beim Neurologen.

Diese Zahl gibt aus zwei Gründen Anlass zum Nachdenken. Einmal erstaunt der hohe Anteil ursächlich nicht geklärter Erkrankungsfälle, zum anderen irritiert uns die Nichtübereinstimmung dieses Wertes mit den Angaben der Literatur.

Es liegt uns daran, diesen Sachverhalt zu klären. Denn wenn tatsächlich bei etwa zwei Dritteln aller PNP-Patienten keine der in der Fachliteratur beschriebenen Ursachen der Erkrankung zugrunde liegt, dann öffnet sich hier ein riesengroßes Forschungsfeld: Welche Rolle spielen Umweltfaktoren, Lebensstil, Vorerkrankungen … ?

■ Ursachenhäufigkeit

Die folgenden Angaben basieren auf der Statistik der Klinik am Steigerwald und den Aussagen der Literatur.

Zur Frage nach der Häufigkeit der PNP in der Bevölkerung finden wir in der Literatur weit auseinanderliegende Angaben (s. oben). Dies betrifft auch die Zahlen, die für den Anteil der verschiedenen PNP-Ursachen an der Gesamtzahl der Erkrankten genannt werden.

Bei der Mehrzahl der PNP-Patienten kann keine Ursache gefunden werden.

Eines der führenden Fachbücher zur PNP präsentiert tabellarisch statistische Angaben zur Häufigkeit der PNP und ihrer Ursachen. Die Zahlen stammen aus Veröffentlichungen der Jahre 1952 bis 2000.

In ◘ Tab. 4.1 haben wir diese Daten unseren eigenen Zahlen gegenüber gestellt.

> ❯ Unsere Daten und die der Literatur beruhen auf einer unterschiedlichen Patientenauswahl.

Die Zahlen in der vorderen Spalte der ◘ Tab. 4.1 wurden fast alle in stationären neurologischen Einrichtungen dokumentiert. Diese sind üblicherweise entweder mit schweren Formen der PNP oder aber mit Patienten befasst, die von anderen Klinikabteilungen in die Neurologie verlegt wurden. Die

In den publizierten Statistiken ist die „klassische" langsam fortschreitende PNP unterrepräsentiert.

4

◻ **Tab. 4.1**   Häufigkeit der wichtigsten PNP-Ursachen bezogen auf die Gesamtzahl der Erkrankten. Zahlen der Fachliteratur sind denen unserer eigenen Klinik-Statistik gegenübergestellt

PNP-Ursache	Anteil in %, bezogen auf die Gesamtzahl der Erkrankten	
	Angaben verschiedener Literatur-Quellen	280 PNP-Patienten der Klinik am Steigerwald, stationär in den Jahren 2013–2014
Diabetes mellitus	4,3–34,8 [1]	10,3
Alkohol	6,5–30,8	4,6 [2]
Paraproteine	1,1	3,9
Medikamente	0–9,6 [3]	0 [4][5]
Tumormittel, Immunsuppressiva		7,8
Entzündliche Erkrankungen, auch Infektionen und sonstige internistische Erkrankrungen, Impfungen	4,0–14,1	5,7
Industrie-Gifte	0,9	1,1
Tumor-Erkrankungen	0,9–6,2	(21,3) [6]
Erbliche Formen	0–13,7	4,3
Ursache unbekannt	2,6–69,5	63,5

[1]Kleine Zahlen in früheren Veröffentlichungen, da Diabetes mellitus damals noch eine eher seltene Erkrankung war.
[2]Hohe Dunkelziffer, weil der tatsächliche Alkoholkonsum häufig verschwiegen wird.
[3]Inkl. Tumormittel.
[4]Ohne Tumormittel.
[5]Dunkelziffer anzunehmen bei Vielfachmedikationen über Jahre.
[6]Gesamtanteil der bösartigen Erkrankungen in der Vorgeschichte; welcher Anteil als maßgebliche PNP-Ursache zu bewerten ist, bleibt offen. In dieser Zahl sind auch die Fälle enthalten, bei denen Tumormittel als Ursache benannt wurden.

nach unserer Erfahrung häufigen leichten Verläufe sieht allenfalls der niedergelassene Neurologe oder der Hausarzt. Im niedergelassenen Bereich wird in aller Regel keine Statistik geführt.

Es bleibt noch die Frage, ob der Neurologe bei der Erstuntersuchung die Ursachendiagnostik wirklich bis ins Letzte ausgeschöpft hat. Möglicherweise hat er sich in manchen Fällen entschieden, bei eindeutigem Krankheitsbild und fehlenden Therapieoptionen einen Rest von Unklarheit zu belassen.

Auf der anderen Seite entspricht auch die Auswahl der Patienten, die in der Klinik am Steigerwald behandelt werden, nicht dem deutschen Bevölkerungsquerschnitt.

In einer Privatklinik, die je zur Hälfte von Selbstzahlern und privatversicherten Patienten aufgesucht wird, sind sicherlich nicht alle Schichten der Bevölkerung gleichmäßig vertreten. So werden Patienten mit einer echten Alkoholabhängigkeit eher selten aufgenommen, häufig dagegen Menschen, denen wir nach der offiziellen Terminologie einen „schädlichen Gebrauch" von Alkohol attestieren müssen. Auch Industriearbeiter, deren PNP auf eine berufliche Belastung zurückgeführt wird, sind in der Klinik die Ausnahme. Diabetiker mit notorisch schlecht eingestellten Zuckerwerten sehen wir immer wieder. Ihr Anteil dürfte aber bei ärmeren Bevölkerungsschichten höher sein.

Diskrepanz zwischen den Daten der Fachliteratur und unseren Zahlen
- Weder die statistischen Angaben der Literatur noch die Dokumentation der Klinik am Steigerwald bilden die Häufigkeitsverteilung der verschiedenen PNP-Ursachen in der Bevölkerung zutreffend ab.
- In den Statistiken der Fachliteratur überwiegen die internistisch und/oder neurologisch akuten und schweren Fälle.
- Die Klinik am Steigerwald sieht eher die leichteren und chronischen Verläufe.
- Letztere stellen die zahlenmäßig deutlich größere Gruppe in der Bevölkerung dar; diese ist in den veröffentlichten Statistiken unterrepräsentiert.
- Selbst wenn unsere Daten nach dem oben Ausgeführten gewissen Korrekturen unterzogen werden, bleibt ein beunruhigend großer Prozentsatz an ursächlich ungeklärten Erkrankungsfällen.

■ **Was sind die „unbekannten Ursachen"?**
Zur Frage der Verursachung von Polyneuropathien müssen wir hier drei Beobachtungen mitteilen, die unseres Wissens in der medizinischen Literatur bisher nicht dokumentiert wurden:
- Im zeitlichen Abstand von weniger als einem Jahr (in der Regel 1–6 Wochen) nach einer Operation (Gelenkersatz, Leistenbruchoperation usw.) sehen wir gehäuft das Auftreten von neuropathischen Beschwerden. Sie treten entweder als Neuerkrankung oder in der Form von auffälligen Verschlimmerungen einer seit Jahren bestehenden Neuropathie in Erscheinung. Die beschriebene zeitliche Abfolge fanden wir bei 11,3 % der in unserer Tabelle erfassten Patienten (■ Tab. 4.1).

4

— Einen ähnlichen Zusammenhang konstatieren wir auch nach (erfolgreichen!) Desensibilisierungsbehandlungen (auch „Hyposensibilisierung" genannt) bei Pollenallergikern. Typisch ist hier das Auftreten der PNP in der Pollensaison, genaugenommen in derjengen Saison im Verlauf der mehrjährigen Spritzenbehandlung, in der die Heuschnupfensymptome erstmalig ausbleiben. Da hier vor allem jüngere Patienten betroffen sind und da hier wohl meist der entzündliche, demyelinisierende Typ der Erkrankung vorliegt (CIDP, s. ▶ Kap. 6), halten wir diese vereinzelten Beobachtungen für mitteilenswert (s. auch den Fallbericht Viktor I. in ▶ Kap. 20).

Operationen können eine PNP auslösen oder verschlimmern.

— Auffällig ist auch das gehäufte Auftreten von bösartigen Erkrankungen in der weiter zurückliegenden Vorgeschichte. Wir nehmen dies als Hinweis auf eine langfristig wirksame Störung im Bereich von Immunsystem und Stoffwechsel. (Der bei uns festgestellte Anteil von 21,3 % aller stationären Patienten der untersuchten Gruppe schließt allerdings die Patienten [7,8 %] als Untergruppe ein, deren PNP mit hoher Wahrscheinlichkeit durch Tumormedikamente verursacht ist.)

In späteren Kapiteln wollen wir versuchen, Erklärungen für die hier vorliegenden krankheitswirksamen Prozesse zu finden. Dort werden wir auch unser Konzept der PNP als Folge einer inneren Milieustörung erläutern. Dabei verstehen wir unter „Milieu" das Stoffwechselmedium, das der Organismus für Ernährung und Abfallentsorgung der Körpergewebe bereithält.

4.6 Das „überlaufende Fass"

Wir haben den Begriff der „multifaktoriellen Krankheitsentstehung" eingeführt. Er besagt, dass oft mehrere Faktoren beteiligt sind, deren Schädigungspotenziale sich aufsummieren. Ist ein kritischer Wert erreicht, bricht die Krankheit durch.

Viele Krankheiten entstehen durch das Zusammenwirken mehrerer Ursachen.

Dass eine Einzelursache mächtig genug ist, die Krankheit allein hervorzubringen, scheint nicht unbedingt die Regel zu sein. Denn selbst wenn in einem Fall eine solche Einzelursache (sagen wir: eine Borrelieninfektion) dingfest gemacht wurde, bleibt die Frage, warum 100 andere Menschen, die ebenfalls an einer Borrelieninfektion leiden, von der PNP verschont geblieben sind. Es müssen also noch zusätzliche Faktoren dafür sorgen, dass die durch Borrelien ausgelöste Entzündung die Nerven schädigt. Im einfachsten Fall mag dies die genetische Disposition sein.

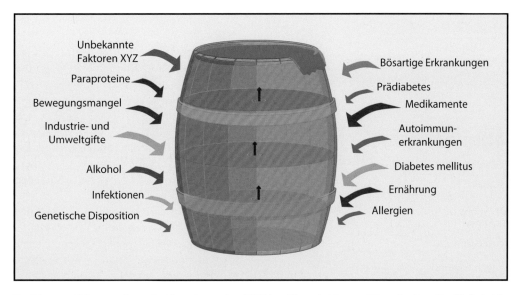

Abb. 4.4   Faktoren, die an der Entstehung einer PNP beteiligt sein können. Wenn das Fass überläuft, bricht die Krankheit aus. (© A. Weyhe, Tübingen, mit freundlicher Genehmigung)

Zur Darstellung der beschriebenen Zusammenhänge hat sich das Modell des überlaufenden Fasses bewährt (■ Abb. 4.4). Es erlaubt einen Blick auf die Ursachenvielfalt in anschaulicher Form.

Ein Teil dieser Ursachen entzieht sich unserem Einfluss. Das gilt nicht nur für unsere genetische Ausstattung; auch die meisten inneren Erkrankungen, die eine PNP zur Folge haben können, müssen im Wesentlichen als schicksalhaft hingenommen werden.

Aber es gibt auch eine gute Nachricht: Wenn die PNP das Ergebnis eines Summationseffektes ist, der den Spiegel im Fass immer weiter steigen lässt, dann sollte es auch möglich sein, diesen Spiegel nach unten abzusenken. Einige der Risikofaktoren lassen sich in der Tat beeinflussen. Sie sind Teil unserer alltäglichen Lebensgewohnheiten und werden ausführlich in Teil II und III dieses Buches besprochen.

Diagnostik der Polyneuropathie

Inhaltsverzeichnis

© Springer-Verlag GmbH Deutschland, ein Teil von Springer Nature 2021
C. Schmincke, *Ratgeber Polyneuropathie und Restless Legs*,
https://doi.org/10.1007/978-3-662-63307-6_5

5.1 Einleitung

Die erste Verdachtsdiagnose stellt immer der Patient selbst oder jemand, der ihn gut kennt, z. B. seine Ehefrau. Sie schickt den Mann zum Arzt. Frauen gehen aus eigenem Antrieb, sagt die Statistik.

Da es sich, zumindest im Anfangsstadium, fast immer um Beschwerden an den Gehwerkzeugen handelt, wird ein Orthopäde aufgesucht. Der macht ein Röntgenbild. 20 Millionen Deutsche haben irgendwann in ihrem Leben Bandscheibenprobleme, und diese können sich bekanntlich auch in den Beinen oder Füßen bemerkbar machen.

Aus gutem Grund empfehlen wir und die Krankenkassen als erste Anlaufstelle den Hausarzt (wenn es ihn denn gibt). Er kennt Sie und vielleicht auch Ihre Familie. Er soll die Weichen der weiteren Diagnostik stellen, damit Sie nicht auf einem falschen Gleis landen.

Wenn der Allgemeinarzt sich für Neurologie interessiert, wird er den ersten Teil der Diagnostik vielleicht selbst durchführen, ansonsten wird Sie eine Überweisung gleich in die Praxis eines Neurologen führen. Wenn die Beschwerden schon seit Monaten bestehen, was meist der Fall sein dürfte, lässt sich auch eine gewisse Wartezeit in Kauf nehmen. Diese kann man nutzen, um sich durch die Lektüre geeigneter Ratgeber auf die Untersuchung vorzubereiten.

5.2 Stufendiagnostik

Bei der Stufendiagnostik folgt der Untersuchungsgang dem Prinzip der Verhältnismäßigkeit.

Seit jeher gilt für diagnostische Maßnahmen das Prinzip der Verhältnismäßigkeit. Es soll nicht bei jedem Patienten immer alles untersucht werden. Üblicherweise orientiert sich der Arzt am Schema der sogenannten Stufendiagnostik:

Am Anfang steht die Anamnese und vielleicht eine orientierende körperliche Untersuchung. Dadurch gewinnt der Arzt einen ersten Eindruck vom Patienten und den gesundheitlichen Problemen, die ihn in die Sprechstunde geführt haben. Was jetzt zunächst folgt, ist die Basisdiagnostik bei Polyneuropathie (PNP) oder Restless-Legs-Syndrom (RLS). Sie soll nur so weit in die Tiefe getrieben werden, wie es in Abwägung aller Umstände sinnvoll erscheint. Gegeneinander abzuwägen sind Aufwand, Patientenbelastung und Risiko der Untersuchung gegen ihren praktischen Nutzen. Dieser bemisst sich an der Beantwortung von vier Fragen (s. Übersicht):

Fragen an den diagnostischen Befund
- Kann man der Krankheit einen Namen geben?
- Lässt sich eine passende Therapie finden?
- Welche Prognose kann man stellen, d. h. mit welchem Verlauf seiner Erkrankung muss der Patient rechnen?
- Können möglicherweise gefährliche Krankheiten oder Belastungsfaktoren ausgeschlossen werden?

■ **Soll die Diagnostik um jeden Preis die Ursache der PNP aufdecken?**

❯ Nicht selten sind der Patient oder sein Arzt der Meinung, es müsse unbedingt eine Ursache gefunden werden, damit die Krankheit behandelt werden kann. Auch hier gilt es, Augenmaß zu bewahren. Ohnehin kann bei vielen Patienten keine Ursache ihrer PNP gefunden werden (▶ Kap. 4). Und selbst wenn man sie findet, sind die Möglichkeiten der Therapie überschaubar. Die Diagnostik sollte deshalb auch bezüglich der Ursachenfrage die Grundsätze der Stufendiagnostik beachten.

Für die rein symptomatische Schmerzbehandlung ist die Ursachenfrage nicht relevant.

5.3 Basisdiagnose bei PNP und RLS – Untersuchungsgang

5.3.1 Anamnese

Die Diagnose beginnt mit der Patientenbefragung, der Anamnese. 90 % aller Informationen, die man für eine Diagnosestellung benötigt, stammen aus der Anamnese (◘ Abb. 5.1).

Die meisten Informationen zur Gewinnung einer Diagnose entnimmt der Arzt dem Anamnesegespräch.

Themen des Anamnesegespräches
- Eine genaue Schilderung der Beschwerden; Klärung der Frage nach dem Wie und Wo und Wann
- Wodurch die Krankheit möglicherweise ausgelöst oder verschlimmert wird (psychische Belastung, Nahrungsmittel, Wetter, Tageszeiten, Infekte)
- Was lindert die Beschwerden (Bewegung oder Ruhe; Wärmen oder Kühlen)
- Wann alles angefangen und wie es sich über Wochen, Monate, Jahre entwickelt hat

5

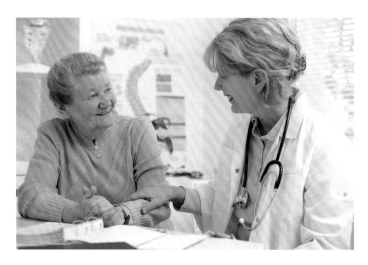

■ **Abb. 5.1**   Die ärztliche Anamnese. (© Alexander Raths/Fotolia, mit freundlicher Genehmigung)

- Wo und wieweit das Alltagsleben behindert ist durch die Erkrankung (Mobilität, Schlaf, Alltagsverrichtungen)
- Ob bisher schon andere Ärzte oder Heilpraktiker konsultiert wurden
- Frühere und gegenwärtige Erkrankungen
- Erkrankungen (insbesondere solche des neurologischen Fachgebietes) der Eltern, Geschwister, Verwandten
- Früher oder gegenwärtig eingenommene Arzneimittel
- Chemische Substanzen, denen Sie in Beruf oder Freizeit ausgesetzt waren oder sind
- Alltagsgewohnheiten, Ernährung, Genussmittel, Schlafen, Schwitzen, Ausscheidung usw. (die sogenannte vegetative Anamnese), bei jungen Frauen auch noch Besonderheiten im Verlauf des weiblichen Zyklus

---

Die Diagnose des RLS beruht in den allermeisten Fällen allein auf einer präzisen Beschwerdeschilderung des Patienten (► Kap. 8).

5.3.2 **Körperliche Untersuchung**

Neurologische Untersuchung mit Stimmgabel, Geräten zur Sensibilitätsprüfung und Reflexhämmerchen.

Nach der allgemein-körperlichen Untersuchung folgt der neurologische Untersuchungsgang, u. a. mit der Stimmgabel, Geräten zur Sensibilitätsprüfung und dem Reflexhämmerchen (■ Abb. 5.2, ■ Abb. 5.3).

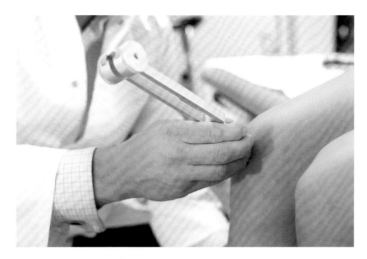

Abb. 5.2 Bei der Untersuchung mit der Stimmgabel geht es um die Testung der Tiefensensibilität. (© Robert Przybysz/stock.adobe.com, mit freundlicher Genehmigung)

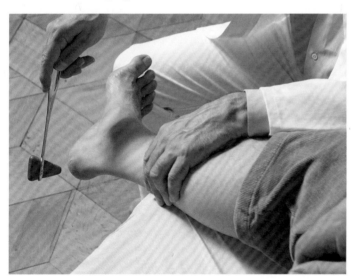

Abb. 5.3 Die Untersuchung des Achillessehnenreflexes gibt u. a. Aufschluss über die Nervenversorgung der Wadenmuskulatur. (© Visionär/Fotolia, mit freundlicher Genehmigung)

Die körperliche Untersuchung beim Neurologen
- Inaugenscheinnahme des Körpers (z. B. Muskelschwund, Fehlstellungen, Hautveränderungen)
- Prüfung der Reflexe mit dem Reflexhämmerchen (z. B. Patellarsehne unter der Kniescheibe, Achillessehne zwischen Ferse und Wadenmuskel, Bizepssehne in der Ellenbeuge)

> — Prüfung der Sensibilität – getestet wird die Fähigkeit, spitze, stumpfe, kalte und warme Reize auf der Haut zu empfinden
> — Prüfung von Beweglichkeit und Kraft der Muskulatur (z. B. Fußheber)
> — Testung der Tiefensensibilität mit der Stimmgabel
> — Untersuchungen zu Bewegungskoordination, Gleichgewicht.

5

5.3.3 Laboruntersuchungen

Das Basisprogramm bei unkomplizierter PNP umfasst Blutbild, Leber- und Nierenwerte, Eisen- und Ferritinspiegel, Entzündungsparameter, Blutzucker und weitere Stoffwechselwerte, Vitamin-B_{12}-Spiegel und einen Test auf Paraproteine. Bei Verdacht auf eine Autoimmunerkrankung kommen verschiedene Autoantikörpertests hinzu, ferner Laborwerte zum Ausschluss einer muskulären Erkrankung, vor allem, wenn Lähmungen im Vordergrund der Erkrankung stehen.

Apparative Untersuchungen: Neurographie, Myographie

Die Neuromyographie ist eine anspruchsvolle apparative Untersuchungsmethode.

Nerven leiten elektrischen Strom in Form von Spannungspulsen. Auch die Erregung eines Muskels ist mit einer messbaren elektrischen Aktivität verbunden. Die Fähigkeit zur Erzeugung und Weiterleitung von Spannungspulsen ist beim geschädigten Nerv beeinträchtigt. Neurographie und Myographie („neuro … " = Nerv, „myo … " = Muskel, „ … graphie" = Schreiben) sind Verfahren, um die nach Beschwerdebild und Untersuchung vermutete Nervenstörung messtechnisch genauer zu charakterisieren. Die Neuromyographie ist eine anspruchsvolle apparative Untersuchungsmethode, die der Neurologe in der Regel einem gut eingearbeiteten Team von Mitarbeitern überlässt.

Untersucht werden verschiedene Nervenbahnen in Armen und Beinen. Dabei werden Nadel- oder Klebeelektroden über dem zu untersuchenden Nerv oder einem Muskel angebracht. Weil die körpereigenen Ströme zu schwach sind für genaue Messungen, wird der Nerv über Reizelektroden durch einen Spannungsstoß elektrisch stimuliert. Messelektroden, die in einem definierten Abstand zu den Reizelektroden über dem gleichen Nerv angebracht sind, registrieren die ankommenden Spannungssignale.

Ausgewertet wird die Zeitverzögerung der von den verschiedenen Reizelektroden ausgehenden Signale über eine Differenzbildung. Registriert wird im Weiteren die Stärke der

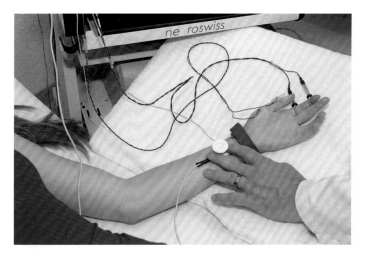

Abb. 5.4   Neurographische Untersuchung am Unterarm. (© Neurologie Oberaargau [▶ http://www.neurologie-oberaargau.ch], Dr. med. Andreas Baumann, mit freundlicher Genehmigung)

ankommenden Signale (■ Abb. 5.4). Damit erhält der Neurologe Aufschluss über Leitgeschwindigkeit und Leitungskapazität der untersuchten Nervenstruktur und kann damit eine Aussage machen, ob eher die isolierende Myelinschicht angegriffen ist (Leitgeschwindigkeit vermindert), oder ob leitende Axone abgebaut sind (Signalstärke abgeschwächt).

Zusammen mit einer Anzahl weiterer Parameter, die neurographisch erfasst werden, lassen sich auf dieser Ebene der Untersuchung u. a. folgende in der Übersicht zusammengefassten Fragen beantworten:

Fragen, die die Neuromyographie beantworten soll
- Liegt eine Polyneuropathie vor?
- Welche Nerven sind betroffen und welche Abschnitte dieser Nerven?
- Wie groß ist das Ausmaß der Schädigung?
- Betrifft der Abbauprozess eher das Axon oder die Myelinscheide?
- Gibt es Hinweise für eine Muskelerkrankung?

■ **Muss die Neurographie sein?**
Die Neurographie kann durch das Einstechen der Elektroden und die leichten Stromstöße durchaus mit unangenehmen und schmerzhaften Empfindungen verbunden sein. Manche Patienten fragen uns deshalb, ob denn eine solche Untersuchung notwendig sei.

Unsere Antwort Wenn sich für einen erfahrenen Neurologen aus Beschwerdeschilderung und der körperlichen Untersuchung eine klare Diagnose ergibt, wenn zudem ein gefährlicher Verlauf und eine behandlungswürdige Grunderkrankung ausgeschlossen sind, kann die Frage nach den therapeutischen Konsequenzen einer Neurographie das Gespräch zwischen Arzt und Patient durchaus beleben.

Der Patient möge aber zweierlei bedenken: Wir heutigen Menschen, Ärzte und Patienten, haben ein merkwürdiges Bedürfnis, das, was nach Beschwerdeschilderung und körperlicher Untersuchung klar zu Tage liegt, durch einen „objektiven Befund", einen Messwert, bestätigt zu sehen. Überdies sind die Gebührenordnungen der Ärzte so beschaffen, dass die Zuwendung, das Gespräch mit den Patienten unzureichend honoriert wird. Gerade der engagierte Arzt ist auf die technischen Leistungen angewiesen, um seinen Einsatz honoriert zu bekommen.

> In der weitaus größten Zahl der Fälle ist die diagnostische Information, die aus diesem Standarduntersuchungsgang gewonnen wird, ausreichend, um Empfehlungen zur Therapie und Prognosen zum weiteren Verlauf der Krankheit abgeben zu können.

Neuromyographie ist sinnvoll zur Sicherung der Diagnose.

5.4 Weiterführende Diagnostik bei PNP

In bestimmten Fällen wird der Neurologe zu einer weiterführenden Diagnostik raten. Diese technischen Untersuchungen haben eine vierfache Aufgabe (s. Übersicht):

Aufgabe der weiterführenden Diagnostik
- Die PNP-Diagnose in unklaren Fällen erhärten und gegen verwandte Erkrankungen abgrenzen
- Eine Beteiligung des vegetativen Systems abklären
- Formen der PNP identifizieren, die möglicherweise zugänglich sind für eine Immuntherapie, eine Vitamingabe oder andere, auf die Ursache zielende Therapien
- Neurologische oder internistische Störungen feststellen, die als Grund- oder Begleiterkrankungen der PNP anzusehen sind

Die wichtigsten Verfahren der weiterführenden Diagnostik bei PNP fasst eine weitere Übersicht zusammen.

> **Die wichtigsten Verfahren der weiterführenden Diagnostik bei PNP**
> - Ausgedehnte Laboruntersuchungen
> - Vegetative Funktionstests (Herzfrequenzvariabilität, Schweißsekretion)
> - Nerven-, Haut- oder Muskelbiopsie, also eine Gewebeentnahme zur mikroskopischen Untersuchung
> - Eine Lumbalpunktion zur Untersuchung des Nervenwassers
> - Eine quantitative sensorische Testung. (s. Small-Fiber-Neuropathie, ▶ Kap. 6)
> - Röntgenuntersuchungen zum Ausschluss eines Kompressionssyndroms (▶ Kap. 6)

5.4.1 Biopsie

Eine mikroskopische Untersuchung von Nerv, Muskelgewebe und Haut kann klären, ob mehr das Axon oder die Markscheide betroffen ist, ob eine muskuläre Erkrankung vorliegt oder ob vielleicht nur die dünnen Nervenfasern geschädigt sind ("Small-Fiber-Neuropathie", ▶ Kap. 6). Im Weiteren lassen sich Entzündungszeichen identifizieren, auch Gefäßveränderungen im Sinne einer Gefäßentzündung und Ablagerungen im Sinne von Amyloid.

> ❯ Konsequenzen im Hinblick auf eine konventionelle antientzündliche Therapie haben nur Befunde von entzündlichen Veränderungen an den Gefäßen oder am Nerv selbst; aber auch hier nur bei ganz bestimmten Erkrankungen.

Wie jeder chirurgische Eingriff ist auch die Nerven- und Hautbiopsie mit zwar nicht sehr großen, aber immerhin vorhandenen Risiken verbunden: Es kann Blutungen geben, die Wunde kann sich infizieren, der ohnehin geschädigte Nerv kann durch diesen Eingriff zusätzlich zu einem chronischen Schmerzherd werden (Letzteres sehen wir regelmäßig). Die Befunde, die dabei erhoben werden, dienen bisweilen nur der Vervollständigung der Patientenakte.

Als kaum belastend wird nach unserer Erfahrung die Hautbiopsie erlebt (s. ▶ Kap. 6).

Weiterführende Diagnostik soll im Patientengespräch begründet werden.

5.4.2 Lumbalpunktion

Auch die Lumbalpunktion gehört in vielen Kliniken einfach zum Routineprogramm einer neurologischen Erstuntersuchung.

5

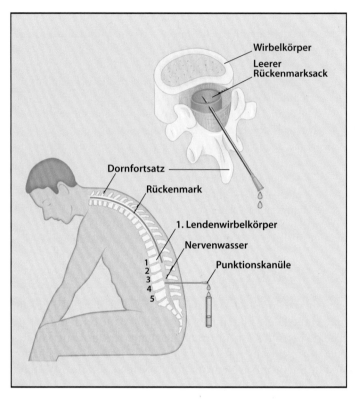

□ **Abb. 5.5**   Die Gewinnung und Untersuchung von Nervenwasser ist zur Abklärung einer Polyneuropathie nur in seltenen Fällen notwendig. (modifiziert nach Bayer Vital GmbH)

Bei der Lumbalpunktion wird über eine lange Kanüle, die im Bereich der Lendenwirbelsäule Richtung Rückenmarkkanal vorgetrieben wird, Nervenwasser entnommen (□ Abb. 5.5). Wichtigste Aufgabe der Nervenwasseruntersuchung ist die Identifizierung von Entzündungszeichen, sei es nach Erregerbefall (Borrelien, verschiedene Viren) oder bei Autoimmunerkrankungen. Unverzichtbar ist dieser diagnostische Eingriff, wenn der Verdacht auf eine multiple Sklerose oder eine andere entzündliche Erkrankung des Zentralnervensystems besteht.

Je nach Erfahrung des Untersuchers sind hier gewisse Risiken in Gestalt von Kopfschmerzen, Nervenverletzung, Blutungen bis hin zu Infektionen nicht auszuschließen.

■ **Zweitmeinung zur Frage, ob eine Lumbalpunktion notwendig ist**

Da die Lumbalpunktion wie auch die Entnahme einer Gewebeprobe durchaus mit Beschwerden und den genannten Risiken verbunden sein können, sollten die Grundsätze der

Stufendiagnostik (▶ Abschn. 5.2) hier besonders beachtet werden.

Das bedeutet, dass der Patient in aller Gelassenheit seine Rechte wahrnehmen und Aufklärung darüber erbitten soll, ob die angeordneten Untersuchungen von Nutzen für die Therapie oder aus anderen Gründen notwendig sind.

❯ Auch wenn es hier nicht um Leben und Tod geht, kann das Einholen einer Zweitmeinung (z. B. beim Hausarzt) eine sinnvolle Entscheidungshilfe sein und ist aus unserer Sicht zu empfehlen.

Sonderformen der Polyneuropathie – Abgrenzungen

Inhaltsverzeichnis

© Springer-Verlag GmbH Deutschland, ein Teil von Springer Nature 2021
C. Schmincke, *Ratgeber Polyneuropathie und Restless Legs*,
https://doi.org/10.1007/978-3-662-63307-6_6

Dieses Kapitel gliedert sich in zwei Abschnitte.

- Der erste gilt drei Formen der Polyneuropathie, die aufgrund einiger Besonderheiten eine eingehende Beschreibung verdient haben.
- Im zweiten Abschnitt befassen wir uns mit Erkrankungen einzelner Nerven oder Nervengruppen. Sie sind überwiegend häufig. Ihre Symptomatik erlaubt in den meisten Fällen eine klare Abgrenzung gegenüber der Polyneuropathie.

6.1   Drei Sonderformen der Polyneuropathie

Wir hatten die Symptomatik der „klassischen", langsam fortschreitenden, distal betonten sensomotorischen PNP ausführlich beschrieben (▶ Kap. 2).

Die drei Formen der PNP, die wir hier vorstellen wollen, unterscheiden sich in verschiedener Hinsicht von diesem klassischen Muster; die ersten beiden durch ihre akuten bis hochakuten Verläufe, die dritte Form durch eine Besonderheit der Diagnostik: Trotz typischer PNP-Symptomatik ergibt die Neurographie normale Werte.

6.1.1   Guillain-Barré-Syndrom (GBS)

❯ Das Guillain-Barré-Syndrom ist eine lebensgefährliche hochakute Form der Polyneuropathie.

■ **Symptome**

Das Guillain-Barré-Syndrom ist eine seltene Form der PNP.

Innerhalb von wenigen Tagen entwickeln sich, meist beginnend an den Beinen, symmetrische schlaffe Lähmungen, die in kurzer Zeit das gesamte Bewegungssystem erfassen und den Patienten ans Bett fesseln. Wenn die Hirnnerven befallen sind, kann es zu Gesichtslähmung, Doppelbildern sowie Schluck- und Kaustörungen kommen. Gefühlsverlust, Missempfindungen und Schmerzen gehen den Lähmungen oft voraus, werden von den Patienten unter dem Eindruck der bedrohlichen Lähmungserscheinungen jedoch als weniger gravierend erlebt. Wenn auch die vegetativen Nerven und der Zwerchfellnerv betroffen sind, muss mit Störungen der Herzfunktion und einer Lähmung der Atmung gerechnet werden.

■ **Diagnostik**

Die Diagnose des GBS ergibt sich aus dem geschilderten Symptombild der Erkrankung sowie der körperlichen und apparativen neurologischen Untersuchung. Zur Absicherung wird eine Nervenwasseruntersuchung durchgeführt, deren Aussagekraft aber im frühen Stadium der Erkrankung zweifelhaft ist.

■ **Ursache**

Ursache des GBS ist eine entzündliche Schädigung der Nerven, die schwerpunktmäßig den Bereich der Nervenwurzeln am Rückenmark und am Gehirn (Hirnnerven!) betrifft. Das GBS ist eine Autoimmunerkrankung (▶ Kap. 7). Der Autoimmunprozess entwickelt sich typischerweise 1–2 Wochen nach einem Virusinfekt, gelegentlich auch nach Impfungen (Grippe, Tollwut, Hepatitis B). Auch Borreliose und Magen-Darm-Infekte findet man in der unmittelbaren Vorgeschichte. HIV-Patienten sind besonders gefährdet.

Akute Vergiftungen und Tumorerkrankungen können ähnliche Symptome hervorrufen wie das GBS.

■ **Behandlung**

Die Behandlung erfolgt auf der Intensivstation. Dort werden Atmung und Kreislauf überwacht, damit der Zeitpunkt für die Verabreichung kreislaufstützender Medikamente nicht versäumt wird. In manchen Fällen muss ein Herzschrittmacher gelegt werden; auch eine maschinelle Beatmung kann vorübergehend notwendig sein. Wichtig sind im Weiteren vorbeugende Maßnahmen, um Thrombosen und Dekubitus zu vermeiden.

Therapeutisch werden parallel zur akutmedizinischen Behandlung Infusionen mit Immunglobulinen gegeben, oder es wird eine Blutwäsche (Plasmapherese) durchgeführt (▶ Kap. 7).

Das Risiko, in der akuten Krankheitsphase zu versterben, wird mit 5–10 % angegeben.

■ **Verlauf**

Auch wenn die Akutphase meist in wenigen Wochen überstanden ist, benötigt der Patient zur vollständigen Wiederherstellung oft Monate und Jahre, in denen er auf regelmäßige Physiotherapie angewiesen ist. Nicht selten bleiben eine ungewöhnlich schnelle Ermüdbarkeit und Symptome einer chronischen sensomotorischen Polyneuropathie als Restsymptome über Jahre bestehen. Ein Autor spricht von einer lebenslangen Behinderung oder psychosozialen Beeinträchtigung bei 30–50 % der Betroffenen.

6.1.2 Chronisch inflammatorische demyelinisierende Polyneuropathie (CIDP)

Die CIDP beruht auf einem Autoimmunprozess.

(Zu deutsch: chronisch verlaufende Polyneuropathie mit entzündlichem Abbau der Myelinscheide der Nervenfaser.)

■ **CIDP und GBS**

Die CIDP kann als eine von Anfang an langsamer verlaufende Form des GBS verstanden werden. Mediziner sprechen von einer subakuten Verlaufsform. Entwickelt sich die Symptomatik des GBS innerhalb von 10–20 Tagen, so benötigt die CIDP ca. 2–5 Monate von den ersten Anzeichen bis zum diagnostisch aussagekräftigen Beschwerdebild mit deutlicher Beeinträchtigung des Patienten.

> **Gemeinsamkeiten vom GBS und der CIDP**
> — Die Nervenwurzeln am Rückenmark sind frühzeitig in den Krankheitsprozess einbezogen.
> — Die Schädigung der Nervenfaser betrifft in erster Linie die Myelinscheide.
> — Die Symptome sind vorwiegend motorisch mit Muskelschwäche und Lähmung.
> — Es handelt sich um einen autoimmun-entzündlichen Schädigungsmechanismus.

■ **Symptome**

Der chronische, bisweilen schubförmige Verlauf hat zur Folge, dass die nicht mehr ausreichend mit Nerven versorgten Muskeln im Verlauf von Monaten abgebaut werden. Die resultierende „Muskelatrophie" (Muskelschwund) tritt besonders deutlich an den Oberschenkeln und anderen rumpfnahen Muskeln in Erscheinung. Zusätzlich sehen wir auch immer wieder einen Muskelschwund an den Händen und Füßen. Demgegenüber treten die sensiblen Symptome eher in den Hintergrund.

■ **Diagnostik**

Die Diagnose ergibt sich im Rahmen des Standarduntersuchungsgangs. Als Hinweis auf das Vorliegen einer CIDP gilt, wenn die Symptomatik rasch zunimmt, frühzeitig Muskelschwächen auftreten und Muskelatrophien sichtbar werden. Eine Nervenbiopsie ist nicht zwingend, wird aber bei unklarer Befundkonstellation empfohlen.

■ **Ursache**

Die für den Abbau der Myelinschicht verantwortlichen Auto-immunprozesse können, wie beim GBS, durch eine Reihe von viralen oder bakteriellen Infektionen ausgelöst werden. Darüber hinaus können auch innere Erkrankungen ursächlich sein, die mit Immunstörungen einhergehen wie: Lymphdrüsenkrebs, HIV, Lupus erythematodes, chronische Darmentzündungen, Paraproteinämie.

■ **Behandlung und Verlauf**

Es besteht ein weites Übergangsfeld zu den Formen der klassischen, langsam fortschreitenden sensomotorischen Polyneuropathie. Eine Abgrenzung der „echten" CIDP ist häufig nicht einfach. Sie gilt aber als wichtig, weil die herkömmlicherweise bei der CIDP verordneten antientzündlichen Mittel wie Kortison, Immunglobuline, Immunsuppressiva aufgrund des hohen Nebenwirkungsrisikos nur gezielt eingesetzt werden sollten.

Auch hier bleibt nach Beendigung der antientzündlichen Therapie häufig ein Restzustand im Sinne einer chronischen sensomotorischen PNP, bisweilen verbunden mit andauernder Müdigkeit (chronisches Fatigue-Syndrom; CFS).

■ **Häufigkeit**

Die Häufigkeit des GBS wird mit 1–2 Fällen, die der CIDP mit 10 Fällen auf 100.000 Einwohner angegeben.

Verglichen mit der für die Polyneuropathie insgesamt angegebenen Häufigkeit von bis zu 8 % der Bevölkerung (also 8000 auf 100.000 Einwohner) sind glücklicherweise deutlich weniger Menschen von diesen schweren Krankheiten betroffen.

6.1.3 **Small-Fiber-Neuropathie(SFN)**

(„Neuropathie der dünnen Fasern")

Diese Untergruppe der Polyneuropathie ist erst seit wenigen Jahren beschrieben. Ihre Sonderrolle rührt daher, dass die apparative Diagnostik, die elektrischen Messungen am Nerv, keinen Befund ergeben und dies bei typischer, manchmal quälender Symptomatik.

Das Bewegungssystem ist nach vorherrschender Meinung nicht betroffen. Es handelt es sich also um eine rein sensible Polyneuropathie.

■ **Symptome**

Hauptsymptome sind ein Brennschmerz, vor allem der Füße, sowie einschießende Schmerzen, Missempfindungen und ein gestörtes Temperaturempfinden (■ Abb. 6.1).

Bei der Small-Fiber-Neuropathie ergibt die Neurographie normale Werte.

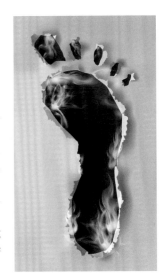

■ **Abb. 6.1** Typisches Symptom einer SFN sind die brennenden Füße. (© IRStone/Fotolia, mit freundlicher Genehmigung)

6

Hautbiopsie zur Diagnose der Small-Fiber-Neuropathie.

■ **Welche Nerven sind betroffen?**

Bei der SFN hat der Abbauprozess ganz überwiegend die feinen Nervenfasern erfasst, die bis in die äußerste Schicht der Haut reichen. Es handelt sich um die C- und die A_δ-Fasern, die zuständig sind für Schmerz- und Temperatur-Empfindung (s. Anatomiekapitel; ▶ Kap. 2). Da diese Nerven sehr dünn sind und teilweise ohne eine Isolierhülle auskommen müssen, sind sie schlechte Stromleiter und lassen sich daher mit den neurographischen Methoden nicht erfassen.

■ **Diagnose**

Zur Diagnostik der SFN werden u. a. zwei Verfahren angeboten:
- Die sogenannte quantitative sensorische Testung:
- Dabei wird die Haut definierten Berührungs- und Temperaturreizen zunehmender Intensität ausgesetzt. Der Patient wird aufgefordert, genau dann ein Signal zu geben, wenn er etwas spürt. Diese Methode dient der Feststellung der Wahrnehmungsschwelle, die bei PNP erhöht ist. Das heißt, der Patient spürt erst später als ein Gesunder, wann die Haut gereizt wird.
- Hautbiopsie:
- In einer Gewebeprobe von 2–3 mm Durchmesser, herausgestanzt aus der Haut des betroffenen Gebietes, werden unter dem Mikroskop die Nervenfäserchen gezählt, die in diese äußere Hautschicht vorgedrungen sind und dort (noch) überlebt haben. Bei der SFN findet man eine deutliche Verminderung dieser Fäserchen im Vergleich zu einem nicht von der Neuropathie betroffenen Hautareal (z. B. am Oberschenkel). Dies entspricht der Regel: Je länger die Wegstrecke, die ein Nerv von der Mutterzelle am Rückenmark bis zum Zielgebiet (z. B. am Fuß) zurücklegen muss, desto größer die Gefahr, dass ihn unterwegs ein Schadensereignis trifft. Sollte allerdings, wider Erwarten, die Nervenfaserdichte am Oberschenkel im gleichen Maße vermindert sein wie am Unterschenkel, spricht man von einer „längenunabhängigen SFN".

■ **Offene Fragen**

Nachdem es sich bei der SFN offenbar nicht um ein Frühstadium der „klassischen" sensomotorischen PNP handelt, sondern um eine ganz eigene Erkrankung, ergeben sich einige Fragen:

Sind neben Diabetes, Prädiabetes usw. weitere Krankheitsursachen der SFN bekannt, die den Rahmen des zu Erwartenden (s. ▶ Kap. 4) sprengen?

Gibt es auffallende Unterschiede in Symptomatik und Verlauf?

Dies insbesondere bei der ungewöhnlichen „längen-unabhängigen SFN"?

Aus der Beantwortung derartiger Fragen könnten neue therapeutische Impulse für das relativ schwer

zugängliche Krankheitsbild der Small Fiber Neuropathie erwachsen.

6.2 Abgrenzungen – ähnliche Symptome, aber keine PNP

Nicht jedes Kribbeln oder Taubheitsgefühl muss auf eine PNP hindeuten.

Manches Symptom erklärt sich von selbst als Folge einer vorübergehenden Nervenkompression. So hat wohl jeder schon die Erfahrung gemacht, dass ihm Beine oder Arme „eingeschlafen" sind, etwa nach zu ausgedehnten Sitzungen auf der Toilette oder wenn nachts im Bett die Arme hinter dem Kopf verschränkt wurden. Es gibt aber auch Nerven-quetschungen, die sich nicht von selbst beheben.

Nicht zu vergessen, woran mancher gleich denkt, wenn er irgendwo Taubheit oder Kribbeln verspürt: die multiple Skle-rose (MS), eine Erkrankung des Zentralnervensystems.

Eine Übersicht über die regional begrenzten Neuropathien (Neuropathien, die nur einen Nerv oder eine definierte Nerven-gruppe betreffen), gibt ◻ Tab. 6.1.

> Nicht jedes Kribbeln oder Taubheitsgefühl ist Zeichen einer Polyneuropathie.

◻ **Tab. 6.1** Regional begrenzte Neuropathien (Neuropathien, die nur einen Nerv oder eine definierte Nervengruppe betreffen)

Neuralgien	Trigeminusneuralgie
	Neuralgie nach Gürtelrose (Zosterneuralgie)
	Interkostalneuralgie
Kompressions- oder Engpasssyndrome	Karpaltunnelsyndrom
	Ulnarisneuropathie
	Peroneuslähmung
	Neuropathie des seitlichen Oberschenkelhautnervs
	Bandscheibenvorfall
	Spinalkanalstenose
Entzündliche Nervenlähmung	Gesichtslähmung (Fazialisparese)
	Mononeuritis, z. B. nach Infekt

6.2.1 Neuropathien einzelner Nerven oder Nervengeflechte

Der Begriff „Neuropathie" bedeutet nichts anderes als „Erkrankung peripherer Nerven".

Aus der großen Zahl der Neuropathien seien hier, in Abgrenzung gegenüber der Polyneuropathie, die wichtigsten Formen vorgestellt.

Gemeinsamkeiten der Neuropathien, die nicht zur PNP gerechnet werden
- Meist asymmetrische Symptomatik
- Nur ein Nerv („Mononeuropathie") oder eine Nervengruppe ist betroffen
- Bei Nervenkompression („eingeklemmter Nerv") kann eine Operation sinnvoll sein
- Die Abgrenzung gegenüber der PNP gelingt meist leicht aufgrund von Symptomatik, körperlicher Untersuchung und Neurographie.

Bewährt hat sich die Einteilung in die beiden großen Gruppen der Neuralgien und der Engpasssyndrome. Die, abgesehen vom Gesichtsnerv, eher seltenen, durch Entzündung einzelner Nerven bedingten Lähmungen, sind als dritte Gruppe zu nennen.
- Bei den Neuralgien stehen Schmerzen und Missempfindungen im Vordergrund.
- Die Störungen der zweiten Gruppe sind durch Einengungen oder Quetschungen von Nerven bedingt. Symptome sind neben Schmerzen und Missempfindungen auch Gefühlsverlust und Lähmungen.
- Plötzlich auftretende Lähmungen im Bereich einzelner Nerven oder Nervengeflechte entwickeln sich bisweilen als Folge von Infekten.

Neuropathie der Beinnerven linksseitig
Der 60-jährige sportliche Lehrer Siegfried C. berichtet, dass er sich vor 7 Jahren im Winterurlaub einen hochfieberhaften grippalen Infekt mit Gliederschmerzen zugezogen hat. Ein sofortiger Therapieversuch mit Sauna und einem Glas Grog hat außer einer zunehmenden Erschöpfung und einer an der Saunabank zugezogenen Prellung des linken Beines nichts bewirkt.

Beim Versuch, am nächsten Morgen aus dem Bett zu kommen, gab das linke Bein keinen Halt mehr beim Stehen, es war fast vollständig gelähmt. Diese Lähmung bildete sich innerhalb von einer Woche weitgehend zurück, sodass er wieder Skifahren konnte. Allerdings hielt diese Besserung nur einige Wochen an, und es kam zu einer erneuten Lähmung des linken Beines. Herr C. begab sich in eine neurologische Universitätsklinik.

Die dort durchgeführte Diagnostik ergab eine Neuropathie der linksseitigen Beinnerven nach Viruserkrankung.

Eine Infusionsbehandlung mit Immunglobulinen führte zu einer raschen Besserung, die allerdings nicht von Dauer war. Im Verlauf von 6 Jahren wurden diese Behandlungen etwa 13-mal wiederholt, jedes Mal mit sofortiger, allerdings nicht anhaltender Besserung. Insgesamt nahmen Kraft und Muskelmasse des linken Beines über die Jahre kontinuierlich ab.

Die Suche nach therapeutischen Alternativen führte Herrn C. in die Klinik am Steigerwald. Bei der Aufnahmeuntersuchung konnten am linken Bein keine Reflexe ausgelöst werden; Oberschenkel- und Wadenmuskulatur waren deutlich verschmälert, die Tastempfindlichkeit der Haut vermindert.

Die in unserer Klinik durchgeführte chinesische Behandlung erbrachte wider Erwarten bisher noch keine wirkliche Besserung. Allerdings konnte Herr C. auf weitere Immunglobulin-Behandlungen verzichten.

6.2.2 Neuralgien

Der Begriff „Neuralgie" („Nervenschmerz") bezeichnet Schmerzen, die vom Patienten meist dem Ausbreitungsgebiet bestimmter Nerven oder Nervengruppen zugeordnet werden. Dabei wird ihre Lokalisation eher als „oberflächlich" und gleichzeitig diffus angegeben. Die Schmerzen können von heftigem, einschießendem Charakter sein, lassen sich manchmal durch mechanische, bisweilen geringfügige Oberflächenreize auslösen und werden in der Regel von Missempfindungen und anderen Sensibilitätsstörungen begleitet. Neben den konventionellen Therapien haben sich bei allen Neuralgieformen Akupunkturbehandlungen und die Gabe von chinesischen Arzneipflanzenrezepturen bewährt.

Neuralgien können unerträgliche Schmerzen verursachen.

Herpes-zoster-Neuralgie

Im Rahmen einer Gürtelrose entwickeln sich nicht selten heftige neuralgische Schmerzen, die ihr Zentrum im vom Bläschenausschlag befallenen Körpersegment haben, aber gern im Bereich der betroffenen Körperseite ausstrahlen. Ursache sind entzündliche Prozesse, die durch die Herpeszoster-Viren ausgelöst werden. Diese Viren sind auch die Urheber von Windpocken. Besonders gefährdet sind Menschen mit Immunschwäche, z. B. unter zytostatischer Behandlung.

Die Krankheit verläuft häufig chronisch, in der Schulmedizin wird mit Schmerzmitteln behandelt.

Gesichtsneuropathien

■ Trigeminusneuralgie, Fazialislähmung

Im Gesichtsbereich wird das Prinzip der gemischten Nerven verlassen. Hier ist jeweils ein Nerv zuständig für Berührungsempfindung und Schmerz (der Trigeminusnerv) und für die Bewegung der Gesichtsmuskeln, die Motorik (der Fazialisnerv).

6

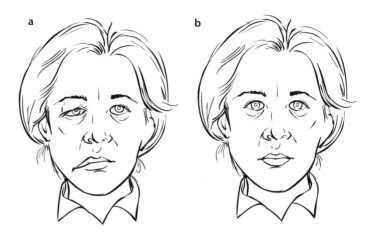

Abb. 6.2   a, b Fazialisparese: Bei der fast immer einseitigen Lähmung des Gesichtsnervs hängt auf der betroffenen Seite alles nach unten. (© corbacserdar/stock.adobe.com, mit freundlicher Genehmigung)

Bedingt möglicherweise durch Erkältungen oder andere entzündliche Prozesse können diese Nerven neuropathisch angegriffen werden. Der Trigeminusnerv reagiert mit häufig dramatischen Schmerzattacken (Trigeminusneuralgie), der Fazialisnerv mit Lähmungen der Gesichtsmuskulatur (Abb. 6.2). Die Symptome betreffen in der Regel nur eine Gesichtshälfte und sind bei der Neuralgie meist beschränkt auf eine der drei Gesichtsetagen (Stirn, Oberkiefer, Unterkiefer).

Eine Berührung der Mundschleimhaut durch Essen oder Zähneputzen kann Schmerzattacken auslösen.

> Auch ein Schlaganfall kann zu einer Gesichtslähmung führen.

6.2.3 Engpässe, Druckschäden, Kompressionssyndrome

Karpaltunnelsyndrom

Es handelt sich um eine häufige Erkrankung. Das Karpaltunnelsyndrom ist eine sogenannte Mononeuropathie („mono" = ein; „poly" = viele). Betroffen ist der Medianusnerv des Armes. Ursache ist eine Schwellung der Bindegewebsmanschette am Handgelenk, die einen Kanal für den Durchtritt von Sehnen und Nerven bildet. Die für den Engpass verantwortliche Bindegewebsschwellung beruht u. a. auf der Einlagerung von unerwünschten Makromolekülen vom Amyloidtyp (s. ▶ Kap. 12).

Typisch sind nächtliche und frühmorgendliche schmerzhafte Missempfindungen von Daumen, Zeige- und Mittelfinger (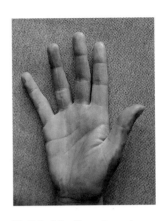 Abb. 6.3). Oft sind die ganze Hand und der ganze Arm schmerzhaft. Die Sensibilität der betroffenen Finger ist eingeschränkt.

Zur Entlastung der Nervenkompression wird die Bindegewebsmanschette am Handgelenk operativ durchtrennt. Der befreite Nerv benötigt manchmal Wochen oder Monate, sich zu erholen.

Ulnarisneuropathie

Der Ellennerv („Ulnarisnerv") verläuft in der knöchernen Rinne am Ellenbogen („Sulcus ulnaris"). Durch häufige Beugebelastung des Unterarms vor allem bei stundenlangem Arbeiten an PC oder Laptop oder im Schlaf kann es zu einer Kompression kommen. Symptome sind: Lähmungen vor allem der Daumenmuskulatur und eine Rückbildung des Daumenballens, ferner Missempfindungen und Taubheitsgefühle des kleinen Fingers sowie im Bereich der Kleinfingerseite des Ringfingers (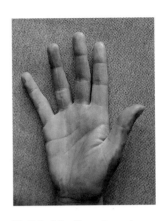 Abb. 6.3).

Abb. 6.3 Karpaltunnelsyndrom an der Hand. Rechte Hand einer Frau. Die sensiblen Versorgungsgebiete der drei Handnerven sind ausgemalt: Medianusnerv: orangefarben, Ulnarisnerv: grün, Radialisnerv: rot

Peroneuslähmung

Neben der Peroneuslähmung als Teil des polyneuropathischen Krankheitsbildes findet sich nicht selten eine druckbedingte Funktionsstörung dieses Nervs. Sie ist in aller Regel reversibel. Hauptsymptome sind eine Zehen- und Fußheberschwäche sowie Missempfindungen am Unterschenkel seitlich-vorne und auf dem Fußrücken.

Der betroffene Schienbein- (Peroneus-) Nerv verläuft oberflächennah hinter dem Wadenbeinköpfchen, das seitlich wenige Zentimeter unterhalb des Kniegelenks zu finden ist. Typische Ursachen sind eine Druckschädigung durch einen zu engen Gips, Lagerungsschäden bei Bettlägerigkeit, häufiges Übereinanderschlagen der Beine insbesondere bei schlanken Personen sowie andauernder Körperhaltung in kniender Position (z. B. Fliesenleger).

Bei Fußheberschwäche auch an Druckbelastung des Schienbeinnervs denken.

Neuropathie des seitlichen Oberschenkelhautnervs

Beim Durchtritt durch das Leistenband kann es durch mechanisch bedingte Druck- und Zugeffekte zu einer Nervenschädigung kommen. Ursachen sind enge Kleidung, Gürtelschnallen, Schwangerschaft, Hängebauch bei Gewichtszunahme, mechanische Irritation bei übertriebener Aktivierung der Oberschenkel- und Bauchmuskeln (Krafttraining, Fehlhaltung im Bereich des Beckens).

6

Die Symptome sind rein sensibel: nadelstichartige Schmerzen, Brennen und Taubheitsgefühl an der vorderen Oberschenkelaußenseite.

Bandscheibenvorfall

Der Bandscheibenvorfall wird heute seltener operiert.

Bandscheibenerkrankungen beruhen auf einer Vorwölbung oder einem Vorfall des gallertigen Bandscheibenkerns, was zur Einklemmung von Nervenstrukturen führen kann (◘ Abb. 3.7). Zumeist betroffen sind die Bandscheiben im Bereich der Lenden- und der Halswirbelsäule. Wenn die Nervenkompression akut zu Lähmungen und Sensibilitätsausfällen führt, muss operiert werden. In allen anderen Fällen wird die Operationsindikation heutzutage sehr zurückhaltend gestellt.

In jedem Fall muss die Diagnose durch eine Kernspinuntersuchung gesichert werden. Bei Bettruhe (Stufenbett), Schmerzbehandlung und vorsichtiger Physiotherapie erholt sich der Patient langsam. Der Körper resorbiert den ausgetretenen Gallertkörper, in der Folge kann sich die Nervenquetschung wieder zurückbilden.

Das mechanische Modell der Bandscheibenerkrankung wird durch neuere Forschungen erweitert. Offensichtlich sind auch entzündliche Prozesse an der Bindegewebsstörung beteiligt.

Nicht selten wurden Bandscheibenvorfälle oder -vorwölbungen auch bei Menschen festgestellt, die keine „Bandscheibensymptome" aufweisen.

Die Symptome des Bandscheibenvorfalls sind neben Nacken- bzw. Lendenschmerzen Taubheitsgefühl, Missempfindungen und Schmerzen je nach betroffener Etage in den Füßen und Beinen oder in den Händen und Armen, fast immer einseitig. Symptomatik, körperliche Untersuchung und Neurographie erlauben eine sichere Unterscheidung von der PNP.

Spinalkanalstenose

Im Spinalkanal verläuft das Rückenmark. Aufgrund von Knochenumbauvorgängen wie bei einer Arthrose kann dieser Kanal im Lendenbereich eng werden. Vorzugsweise betroffen sind ältere Menschen.

Symptome sind: Rückenschmerzen mit Ausstrahlung in die Beine, Missempfindungen und Schwächegefühl der Beine, Verspannungen, seltener Blasen- und Mastdarmstörungen. Belastung durch Gehen und Stehen kann die Beschwerden verschlimmern (ähnlich wie bei der arteriellen Verschlusskrankheit der Beine); Vorbeugen des Oberkörpers hilft bisweilen. Die Beschwerden sind eher symmetrisch.

Bei Spinalkanalstenose ist der Operationserfolg ungewiss.

In den letzten Jahren wird zunehmend versucht, den Spinalkanal auf operativem Wege zu erweitern oder eine Versteifung der instabilen Lendenwirbel vorzunehmen. Der Behandlungserfolg ist Patientenberichten zufolge als unsicher einzuschätzen.

6.2.4 Multiple Sklerose (MS)

Die MS ist eine chronische Autoimmunerkrankung, die schub-förmig oder langsam fortschreitend verlaufen kann. Kleine Entzündungsherde zerstören regional begrenzt die Isolier-schicht der Nervenfasern in Hirn und Rückenmark und sorgen dadurch für Unterbrechungen der elektrischen Leitung. Die MS ist also eine Erkrankung des Zentralnervensystems.

Je nachdem, welche Zentren betroffen sind, können die Symptome äußerst vielfältig sein. Verwechslungsgefahr mit der PNP besteht, weil es gewisse Überlappungen in den Sym-ptomenbildern gibt: Taubheitsgefühle und andere Miss-empfindungen, ferner Bewegungsstörungen und Muskel-schwäche. Allerdings treten die sensiblen Symptome der MS in der Regel nicht symmetrisch auf, typisch für MS sind außer-dem eine bemerkenswerte Schwäche oder Ermüdbarkeit des Patienten und eine Blasenschwäche.

Wenn Ihr Neurologe aufgrund von Anamnese und körper-licher Untersuchung den Eindruck gewinnt, dass möglicher-weise eine MS vorliegt, wird er, um diesen Verdacht auszu-räumen, Kernspinaufnahmen und eine Lumbalpunktion mit Untersuchung des Nervenwassers veranlassen.

Die Multiple Sklerose tritt deutlich seltener auf als die Polyneuropathie. Auf einen MS-Patienten kommen in Deutschland etwa 50 Menschen, bei denen eine PNP besteht.

> Die Multiple Sklerose ist eine Erkrankung des Zentralnervensystems.

6.2.5 Myositis (Muskelentzündung)

Noch seltener als die MS ist eine Gruppe von Erkrankungen, bei der, meist aufgrund von Autoimmunprozessen, die Körper-muskulatur allmählich abgebaut wird.

Die Symptome sind Kraftverlust, Lähmungen, sichtbarer Muskelschwund. Die Abgrenzung gegenüber motorischen Formen der PNP erfordert einen gewissen diagnostischen Auf-wand. Neben der Bestimmung von Enzymen im Blut, die beim Muskelabbau freigesetzt werden, zählen dazu elektrische Mes-sungen am Muskel über Nadelelektroden, ähnlich wie bei der Neurographie, und eine Muskelbiopsie.

Die Behandlung erfolgt wie bei den meisten entzündlichen Formen der PNP mit antientzündlich wirkenden Medikamenten.

Konventionelle Therapie der Polyneuropathie in der Schulmedizin

Inhaltsverzeichnis

© Springer-Verlag GmbH Deutschland, ein Teil von Springer Nature 2021
C. Schmincke, *Ratgeber Polyneuropathie und Restless Legs*,
https://doi.org/10.1007/978-3-662-63307-6_7

7.1 Einleitung

In diesem Kapitel geht es im Wesentlichen um die Medikamente, die Ihnen Ihr Hausarzt oder Neurologe zur Behandlung sowohl der Polyneuropathie (PNP) als auch des Restless-Legs-Syndrom (RLS) verschreibt. Eine Darstellung und kritische Betrachtung von ausschließlich in der Behandlung des RLS verordneten Arzneistoffen finden Sie im RLS-Kapitel (► Kap. 9).

Einige dieser Mittel wollen wir etwas genauer unter die Lupe nehmen, zu den meisten referieren wir hier auch die wichtigsten Nebenwirkungen. Denn gerade die in der Neurologie eingesetzten Substanzen bieten ein so unübersehbares Spektrum unerwünschter Medikamentenwirkungen, dass es sinnvoll ist, zu wissen, worauf man sich als Patient einlässt.

7.1.1 Unerwünschte Medikamentenwirkungen

Die Unterscheidung von Altersbeschwerden und medikamentengemachten Symptomen ist manchmal nicht einfach.

Unsere älteren vielfach-kranken („multimorbiden") PNP-Patienten leiden häufig an einer Vielzahl von Befindlichkeitsstörungen. Da fällt eine Abgrenzung gegenüber den von Medikamenten hervorgerufenen Beschwerden oft nicht leicht.

Besonders auf die Nebenwirkungen, die wie „normale" Altersbeschwerden oder gar wie Symptome der PNP oder des RLS daherkommen, sollte man ein Augenmerk haben – damit es Ihnen nicht so geht wie den Patienten, die jahrelang Tabletten gegen ihre hartnäckigen Kopfschmerzen eingenommen haben, bis ihnen gesagt wurde, dass die Tabletten selbst Ursache der Schmerzen sind.

Die Häufigkeit der in den großen Arzneimittelstudien beobachteten Nebenwirkungen wird standardmäßig in 6 Stufen angegeben (◻ Tab. 7.1). Die unter „gelegentlich" aufgeführten unerwünschten Medikamentenwirkungen haben wir nur dann aufgeführt, wenn sie leicht mit „normalen" Altersbeschwerden verwechselt werden können. Unsere Informationen schöpfen wir aus der wissenschaftlichen Literatur, den Herstellerangaben und Berichten unserer Patienten.

Wir beschränken uns auf die Wiedergabe der unter „Sehr häufig", „Häufig" und „Gelegentlich" aufgelisteten Nebenwirkungen. Über diese sollte der Patient einigermaßen im Bilde sein. Damit kann er auffällige Veränderungen seines Befindens nach Medikamenteneinnahme besser einordnen. Oder er wird diesbezügliche Auskünfte von seinem Arzt einholen.

◼ Tab. 7.1 Häufigkeit von Medikamenten-Nebenwirkungen. Bereichsdefinitionen

Bezeichnung	Häufigkeit des Vorkommens in der untersuchten Bevölkerung
„Sehr häufig"	100 bis 1000 von 1000
„Häufig"	10 bis 100 von 1000
„Gelegentlich"	1 bis 10 von 1000
„Selten"	1 bis 10 von 10.000
„Sehr selten"	Weniger als 1 von 10.000
„Nicht bekannt"	Bisher nicht beobachtet

(Wir Ärzte sollten auch die selteneren Nebenwirkungen kennen, was angesichts der Flut neuer Medikamente und des Umfangs von Beipackzetteln und wissenschaftlichen Produktinformationen eine fast unlösbare Aufgabe darstellt.)

Üblicherweise wird zwischen ursächlicher („kausaler") Therapie und rein symptomatischer Behandlung unterschieden. Diese Einteilung ist jedoch in Wirklichkeit nicht so trennscharf, wie es den Anschein hat, aber sie ist praktisch, sodass wir uns fürs Erste daran halten werden.

> Unterscheidung zwischen ursächlicher und symptomatischer Therapie.

7.2 Ursächliche Therapie der PNP

Die ursächlichen („kausalen") Therapien haben das Ziel, die äußeren oder inneren Faktoren zu kontrollieren, die für die Nervenzerstörung verantwortlich waren und sind.

Ursächliche Therapie der PNP
- Vergiftungsquellen inklusive Alkohol identifizieren und ausschalten
- Falls möglich, verdächtige Medikamente pausieren
- Konsequente Zuckereinstellung bei Diabetikern
- Überprüfung des Dialyseverfahrens bei Dialysepatienten
- Behandlung nervenschädigender entzündlicher Prozesse
- Ernährungs- oder anderweitig bedingte Mangelzustände ausgleichen
- Behandlung bösartiger oder potenziell bösartiger Erkrankungen, die mit der Produktion nervenschädlicher Stoffwechselprodukte verbunden sind
- Lebensstilfaktoren, die als Krankheitsursachen in Verdacht stehen, identifizieren und abstellen.

7.2.1 Diabetes mellitus

Der Diabetes mellitus Typ 2 sollte frühzeitig mit Diät und regelmäßiger Bewegung behandelt werden. (s. unten) Üblicherweise werden, wenn Diät allein nicht reicht, blutzuckersenkende Medikamente verordnet (volkstümlich „Zuckertabletten"). Wenn im Verlauf der Erkrankung die Insulinproduktion des Körpers erschöpft ist, muss Insulin gespritzt werden.

Ernährungsgewohnheiten, körperliche Aktivität, psychische Belastungen, Infekte und andere Alltagsfaktoren beeinflussen den Zuckerstoffwechsel. Seit einigen Jahren sind nützliche kleine Geräte zur Blutzuckerbestimmung auf dem Markt. Sie ermöglichen es dem Patienten, eine Feinjustierung seiner Zuckereinstellung vorzunehmen. Dabei kann er folgende „Stellschrauben" betätigen, um seinen Blutzucker kurzfristig (!) zu regulieren:

- Nahrungsaufnahme, in erster Linie Kohlenhydrate → gleicht Unterzucker aus.
- Körperliche Betätigung → hilft Zucker abzubauen.
- Reichlich trinken → hilft Zucker auszuscheiden.
- Insulin oder Zuckertablette → senkt Blutzuckerspiegel.

Wie der Patient mit diesen und anderen „Stellschrauben" im Alltag umgehen kann und soll, das lernt er in der Diabetikerschulung. Sie wird vom Diabetologen oder dem Hausarzt durchgeführt, sobald die Diagnose „Diabetes mellitus" gestellt ist.

Hinweise zur langfristigen Besserung der diabetischen Stoffwechsellage finden sich in den Abschnitten zur chinesischen Medizin und zur Ernährung.

■ Gibt es Alternativen zur Zuckertablette?

In den meisten Fällen ließe sich die Insulinresistenz der Körperzellen frühzeitig durch Diät und Bewegung rückgängig machen. Nur ist leider auch an dieser Stelle das Vertrauen in die Selbstheilungskräfte des Organismus bei Arzt und Patient häufig unterentwickelt. Es werden Tabletten verschrieben, bevor die Möglichkeiten der Lebensumstellung konsequent ausgelotet und in die Tat umgesetzt wurden. Diese Zuckertabletten haben unter anderem den unguten Nebeneffekt, dass sie über eine Senkung des Blutzuckerspiegels den Appetit steigern. (Denselben Effekt sieht man auch nach Insulingaben.) In der Folge wird es dem Patienten noch schwerer fallen, seine Ernährungsgewohnheiten umzustellen – ein Teufelskreis.

Auch an dieser Stelle soll auf die Gefahr hingewiesen werden, einen „diabetischen Fuß" zu entwickeln. Die neuropathische Unempfindlichkeit der Füße kann die Entstehung von schlecht heilenden Druckgeschwüren begünstigen. In Verbindung mit einer diabetischen Durchblutungsstörung können sich daraus gefährliche tiefe Entzündungen und Eiterungen der Füße entwickeln.

> Auch kleine Fußverletzungen ernst nehmen und behandeln!

> Kontrollieren und pflegen Sie Ihre Füße regelmäßig!

Das Thema Diabetes mellitus wird uns in diesem Ratgeber noch wiederholt beschäftigen.

> Wir empfehlen, den Diabetes 2 solange wie möglich ohne Tabletten allein mit konsequenter Ernährungsumstellung und Bewegung zu behandeln.

7.2.2 Äußere Vergiftungen

Gewerbe- oder Umweltgifte können nur in Ausnahmefällen durch Blutanalysen identifiziert werden, am ehesten noch bei Schwermetallen. Im Verdachtsfall ist zu klären, wie lange und wie intensiv der Betroffene am Arbeitsplatz oder im häuslichen Umfeld bestimmten Giften ausgesetzt war. Gegebenenfalls müssen Luft- oder Staubanalysen im Arbeitsumfeld durchgeführt werden (◻ Abb. 7.1). Wenn eine Belastung wahrscheinlich ist, wird ein Arbeitsplatzwechsel oder eine Umfeldsanierung empfohlen.

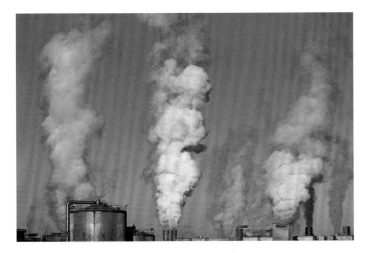

◻ **Abb. 7.1** Ob die private oder die allgemeine Umwelt betroffen ist: Gifte können auch dann die Nerven schädigen, wenn man sie weder sehen noch riechen kann. (© Gina Sanders/Fotolia, mit freundlicher Genehmigung)

Die Hoffnung, dass mit Beendigung der Giftaufnahme zwangsläufig eine Besserung der PNP auftritt, muss leider nur zu oft enttäuscht werden. Wenn zusätzliche Schadensfaktoren vermieden werden, kann damit gerechnet werden, dass die Erkrankung nicht weiter fortschreitet.

Manche Stoffe machen hier allerdings eine Ausnahme von der Regel.

Da sind z. B. die Schwermetalle. Sie werden nach der Aufnahme in bestimmten Körperdepots abgelagert, von wo aus sie dann über die Jahre kontinuierlich ins Blut und damit ins Nervengewebe gelangen können.

Schwermetallentgiftungsbehandlungen sind nicht unproblematisch. Sie bergen in sich die Gefahr, plötzlich eine größere Menge von Blei, Quecksilber o. Ä. aus den Depots freizusetzen und damit den Körper zu überschwemmen. Die dabei gelegentlich vorkommenden Neuvergiftungen haben wir in Einzelfällen auch bei Amalgamsanierungen gesehen.

Auf die mit den Schwermetallen verbundene Umweltproblematik können wir in diesem Ratgeber ebenso wenig eingehen wie auf die Amalgamfrage.

7.2.3 Medikamente

Risikobehaftete Medikamente wird Ihr Arzt zumindest zeitweilig pausieren. Da, wie beschrieben, die medikamenteninduzierte PNP meist reversibel (umkehrbar) ist, kann der Verdacht nach einigen Wochen Einnahmepause entweder erhärtet oder ausgeräumt werden.

Eine Ausnahme bilden die Tumormittel (Zytostatika). Die Krebsbehandlung ist oft genug eine Frage auf Leben und Tod. Deshalb wird der Krebsarzt in der Regel empfehlen, die Medikamente beizubehalten und damit die Polyneuropathie in Kauf zu nehmen. In jedem Fall sollte hier eine Güterabwägung stattfinden, die vielleicht nicht immer zugunsten des Krebsmittels ausgehen muss.

Die gute Nachricht: Auch bei PNP durch Zytostatika ist in vielen Fällen eine spontane Rückbildung möglich.

7.2.4 Dialysepatienten

Das allmähliche Versagen der Nierenfunktion, das die Patienten zur dauernden Dialysebehandlung zwingt, führt offensichtlich auch zu einer Minderausscheidung von Substanzen, die sowohl eine PNP als auch ein RLS verursachen können. In manchen Fällen kann die Dialyse hier eine Entlastung bringen. Dabei spielen die Qualität der Dialysegeräte und das

Dialyseverfahren selbst eine gewisse Rolle. Gegebenenfalls sollte der Polyneuropathie- oder RLS-Patient diese Fragen mit seinem Dialysearzt klären.

Warum ein Dialysepatient, dem eine Ersatzniere eingepflanzt wurde, in den meisten Fällen seine Beinunruhe verliert, seine Polyneuropathie aber behält, ist nicht geklärt.

7.2.5 Entzündungen

Erregerbedingte Neuropathien (z. B. durch Borrelien) werden antibiotisch behandelt. Ob eine Virusneuropathie (z. B. bei Virushepatitis) mit antiviralen Mitteln erfolgreich behandelt werden kann, ist nicht gesichert.

7.2.6 Autoimmunerkrankungen

Im Vordergrund der entzündlichen Neuropathien stehen freilich keine Krankheitserreger, sondern Autoimmunprozesse.

Definition

Autoimmunprozess: Zwei Situationen sind es, in denen der gesunde Organismus sein Entzündungssystem mobilisiert: Wir alle kennen die Auseinandersetzung unserer Abwehr mit eingedrungenen Krankheitserregern. Genau so wichtig sind aber auch die Reinigungs- und Reparaturaufgaben bei Wundheilungsprozessen, die ohne Heilentzündungen nicht ablaufen können. Wenn allerdings die Steuerung der hochaggressiven körpereigenen Entzündungsinstrumente aus dem Ruder läuft, können die Abwehrzellen und Immuneiweiße auch gesundes körpereigenes Gewebe angreifen. Es kommt zu einer Autoimmunerkrankung.

Bei Autoimmunkrankheiten greift das Immunsystem körpereigenes Gewebe an.

Wichtigste Vertreter der Autoimmunneuropathien sind das Guillain-Barré-Syndrom (GBS) und die chronisch inflammatorische myelinisierende Polyneuropathie (CIDP), deren Therapie im Zusammenhang mit der Beschreibung der Krankheitsbilder dargestellt wurde (▶ Kap. 6). Wir wollen hier die Therapieoptionen allgemein kommentieren.

■ **Kortison (meist als Prednison oder Prednisolon)**
Entzündungshemmende Hormone der Nebennierenrinde sind meist die erste Wahl in der Therapie von Autoimmunerkrankungen. Bei entzündlichen Neuropathien ist die Wirksamkeit weniger zuverlässig. Eine generelle Empfehlung wird lediglich für die Behandlung der CIDP ausgesprochen.

7

Immunglobuline werden
nach aufwendigen Ver-
fahren aus Spenderblut
gewonnen.

■ **Immunglobuline**

Immunglobuline werden aus Blutkonserven hergestellt, die
aus einem großen Spenderpool stammen. Durch aufwendige
Reinigungsprozeduren werden daraus Antikörper gegen eine
Vielzahl von Antigenen angereichert. Als Infusion verabreicht,
haben diese gesammelten Antikörper die Aufgabe, an krankhaften Entzündungsprozessen beteiligte Antigene zu neutrali-
sieren. Das hilft im akuten Erkrankungsfall bei der Mehrzahl
der Behandelten.

Probleme sehen wir in der Immunglobulinbehandlung
über Jahre. Nach unseren Beobachtungen lässt die Wirkung
der Immunglobulininfusionen häufig im Verlauf von etwa 2–3
Jahren nach.

Gelegentlich scheint es sogar zu einer Wirkungsumkehr zu
kommen. Die PNP schreitet schneller fort als in der Anfangs-
phase der Behandlung. Die Erklärung ist einfach: Natürlich
enthalten die Immunglobulinzubereitungen eine unüberschau-
bare Anzahl von Fremdeiweißmolekülen, die ihrerseits Entzündungsprozesse hervorrufen können, mit letztlich unkontrollierbaren, dabei auch potenziell nervenschädigenden
Folgen.

In der Langzeittherapie scheint uns der Sinn dieser kost-
spieligen Behandlungsmethode zumindest aus Patienten-
perspektive fragwürdig.

■ **Blutwäsche (Plasmapherese)**

Speziell beim Guillain-Barré-Syndrom und bei schweren Fällen von CIDP sowie verwandten entzündlichen Neuropathien
wird eine Blutwäsche (Plasmapherese) durchgeführt. Sinn des
Verfahrens ist es, die in der Blutlymphe (Plasma) gelösten
nervenschädlichen Eiweiße aus dem Blut zu eliminieren.

Durchführung der Plasmapherese   Bei der Plasmapherese wird
dem Patienten kontinuierlich über eine in der Vene befestigte
Kanüle Blut abgepumpt und über Schläuche dem Plasmaphere-
segerät zugeführt. Dort werden nach Zugabe von gerinnungs-
hemmenden Mitteln Blutzellen und Plasma voneinander getrennt. Für den anschließenden Schritt sind zwei Varianten in
Gebrauch: Entweder wird das Plasma bestimmten Reinigungs-
verfahren unterworfen und dann wiederverwendet, oder das
Plasma wird zur Gänze durch ein aus Blutkonservenplasma und
anderen Bestandteilen gemischtes „Kunstplasma" ersetzt. Das
so oder so gewonnene „Neuplasma" wird anschließend mit den
Blutzellen wieder vereinigt. Jetzt kann es als von schädlichen
Antikörpern halbwegs gereinigtes „Neublut" in den Patienten
zurücktransfundiert werden.

Das Ganze geschieht kontinuierlich. Es werden mehrere Sitzungen durchgeführt. Jedes Mal werden ca. 50 % des Blutes „gereinigt".

Die Plasmapherese wird als risikoarme Methode üblicherweise im Rahmen von Akutbehandlungen eingesetzt, eine Daueranwendung ist bei Neuropathien nicht üblich.

■ **Immunsuppressiva**

Wenn Kortison, Immunglobuline oder Plasmapherese nicht ausreichen, um den entzündlichen Nervenabbau deutlich abzubremsen, werden in der nächsten Therapiestufe Immunsuppressiva verordnet (von suppressiv = unterdrückend).

Zur Behandlung von akuten entzündlichen Neuropathien kommen am häufigsten zum Einsatz:

- Azathioprin – z. B. „Imurek",
- Cyclosporin – z. B. „Sandimmun",
- Cyclophosphamid – z. B. „Endoxan".

Diese drei Medikamente greifen auf unterschiedliche Weise und mit (von oben nach unten gelesen) zunehmender Radikalität in die Struktur der Erbsubstanz DNS ein. Damit blockieren sie Funktion und Vermehrung der weißen Blutkörperchen. Dies wiederum hat zur Folge, dass entzündliche Aktivitäten im Körper, ganz gleich welchen Ursprungs, ausgebremst werden.

Neben der Behandlung von Autoimmunerkrankungen werden diese Mittel eingesetzt nach Organtransplantationen, um die entzündliche Abstoßungsreaktion auf Null zu bringen (vor allem Cyclosporin), und als Zytostatikum zur Krebsbekämpfung (vor allem Cyclophosphamid).

Bei Azathioprin und Cyclosporin baut sich die immunsuppressive Wirkung langsam auf und erreicht erst 6–12 Wochen nach Beginn der Einnahme das gewünschte Niveau.

Die Nebenwirkungen erklären sich überwiegend aus der Hauptwirkung (s. Übersicht).

> Immunsuppressiva bremsen die Aktivität des Immunsystems.

Nebenwirkungen der Immunsuppressiva

- Die Immunabwehr wird blockiert. Das macht den Organismus anfällig gegen äußere Krankheitserreger und erhöht die Gefahr schwerer Infektionen. Zudem steigt auch das Krebsrisiko deutlich an, weil auch die Krebsabwehr auf ein intaktes Immunsystem angewiesen ist.
- Die Zellvergiftung trifft auch andere Organe und Gewebe, vor allem solche mit einer hohen Zellteilungsrate.
- Mögliche Folgen:

> – Magendarmstörungen mit Übelkeit,
> – Erbrechen,
> – Appetitlosigkeit,
> – Haarausfall,
> – Abfall der Zahl der Blutzellen, vor allem der weißen Blutkörperchen,
> – Unfruchtbarkeit,
> – Blasen-/Nierenstörungen.

7

Immunsuppressiva werden bei entzündlicher PNP eher selten gegeben.

Diese Arzneimittelgruppe ist mit dem Risiko schwerwiegender, z. T. irreversibler Nebenwirkungen verbunden. Aus diesem Grunde werden Immunsuppressiva bei Polyneuropathien sehr zurückhaltend eingesetzt.

Können Immunsuppressiva die PNP heilen? Durch die antientzündliche Behandlung wird die entzündliche Aktivität abgebremst, die immunologische Fehlsteuerung selbst wird in der Regel nicht aufgehoben. Auf diese Weise lassen sich akute Krankheitsphasen beherrschen und in eine weniger bedrohliche Verlaufsform überführen. Eine dauerhafte Heilung ist mit der antientzündlichen Behandlung häufig nicht zu erreichen.

Neben der Kontrolle der akuten entzündlichen Nervenzerstörung kann realistisches Therapieziel nur sein, den Autoimmunprozess in einer Weise „einzuschläfern" (die Krankheit in die „Remission" zu führen, wie es fachmedizinisch heißt), damit das Leben weitergehen kann. Indem der Patient seine Alltagstauglichkeit weitgehend zurückgewinnt, hat er die Chance, durch Änderungen seines Lebensstils oder komplementäre Therapien seine Situation zu stabilisieren oder sogar zu verbessern.

7.3 Symptomatische Therapie

Wenn die Ursachen der PNP therapeutisch nicht zugänglich sind oder wenn nach einer „kausalen" Therapie die Beschwerden anhalten, wünscht sich der Patient verständlicherweise dennoch eine Linderung seiner Symptome – natürlich zu einem möglichst erschwinglichen Preis, was die Nebenwirkungen betrifft. Es geht also um die rein symptomatische – die Symptome lindernde, aber nicht die Ursache bekämpfende – Therapie der PNP.

Indikationen für eine symptomatische Therapie der PNP
Eine symptomatische medikamentöse Therapie der Polyneuropathie ist dann angebracht, wenn
- keine Ursache der PNP festgestellt werden konnte,
- die Ursache therapeutisch nicht zugänglich ist,
- nach der ursächlichen Behandlung die Beschwerden
  bleiben.

Wir zitieren aus Neue Leitlinien Neuropathischer Schmerz,
DGN 2020:
  *„Als realistische Therapieziele bei neuropathischen Schmer-
zen sind in der Regel anzustreben":*
- Schmerzreduktion um 30–50 %
- Verbesserung der Schlafqualität
- Verbesserung der Lebensqualität
- Erhaltung der sozialen Aktivität und des sozialen
  Beziehungsgefüges
- Erhaltung der Arbeitsfähigkeit.

*Die Therapieziele müssen mit den Patienten eindeutig erörtert
werden, um zu hoch gesteckte Ziele und damit Enttäuschungen,
die zur Schmerzverstärkung führen können, schon im Vorfeld zu
vermeiden. Mit einer medikamentösen Therapie ist eine 50–
80 %ige Schmerzreduktion möglich, eine Schmerzfreiheit kann
häufig nicht erreicht werden. Bei allen medikamentösen Optio-
nen sprechen ca. 20–40 % der Patienten nur unzureichend auf
die Therapie an (<30 % Schmerzreduktion, sog. Non-
Responder) oder leiden an nicht tolerierbaren Nebenwirkungen.
Die pharmakologische Behandlung der ätiologisch unterschiedlichen neuropathischen Schmerzsyndrome unterscheidet sich
nicht grundsätzlich.*

Die meisten Patienten gehen ganz nüchtern mit dem
Nebenwirkungsrisiko um. Wenn die unerwünschten Wirkungen störender sind als die zu lindernden Beschwerden, werden
die Tabletten wieder abgesetzt.

Während neuropathische Bewegungsstörungen mit
herkömmlichen Medikamenten nicht zu behandeln sind, stehen dem Arzt für die Linderung von Schmerzen und Missempfindungen vier verschiedene Medikamentengruppen zur
Verfügung.

> **Medikamente zur Behandlung des neuropathischen Schmerzes**
> - Epilepsiemittel („Neuroschmerzmittel")
> - Antidepressiva
> - Abkömmlinge des Morphiums („Opioide")
> - Lokal (d. h. am Ort der Störung) anzuwendende Betäubungsmittel („Lokalanästhetika") oder Reizstoffe

Die Schmerzlinderung soll die Nebenwirkungen überwiegen.

Alle diese Mittel haben keinen Einfluss auf den Verlauf der PNP. Sie werden als Langzeitmedikamente verordnet, wenn die Wohltat der Schmerzlinderung die Nebenwirkungen aufwiegt.

❯ Schmerzmedikamente haben keinen Einfluss auf die motorischen Störungen der PNP.

Die einleuchtende Regel, dass diese Mittel abzusetzen sind, wenn ein mehrwöchiger Therapieversuch keine Wirkung zeigt, wird häufig nicht beachtet.

7.3.1 Antiepileptika

Antiepileptika sind Mittel gegen Epilepsie, „Neuroschmerzmittel".

▪ Wie wirken Antiepileptika?

Die Epilepsie beruht auf einer Instabilität bestimmter Zellgruppen im Gehirn („Epilepsiefokus"). Im epileptischen Anfall kommt es zur plötzlichen elektrischen Entladung. Die Symptome können sehr vielfältig sein, abhängig von der Lage des Störungsherdes und abhängig von der Fähigkeit des Nervensystems, derartige Entladungen abzufangen.

Die genannten Medikamente wurden ursprünglich vor allem bei Neuralgien vom Typ des plötzlich einschießenden neuralgischen Gesichtsschmerzes oder auch bei neuralgischen Schmerzen nach Gürtelrose eingesetzt. Aus der Tatsache, dass die Antiepileptika nicht nur elektrische Fehlentladungen des epileptischen Fokus, sondern die elektrische Aktivität des gesamten Nervensystems dämpfen, lassen sich sowohl die Wirkungen als auch die Nebenwirkungen erklären.

Antiepileptika machen praktisch nicht abhängig.

Ein großer Vorteil dieser Stoffgruppe ist ihr im Vergleich geringes Abhängigkeitspotenzial.

Gabapentin (z. B. „Neurontin")

Dosierung je nach ärztlicher Verordnung: 300–3600 mg pro Tag.

Mögliche Nebenwirkungen:
- Sehr häufig:
  - Benommenheit, Schwindelgefühl, fehlende Bewegungskoordination, Müdigkeit,
  - Virusinfektionen, Fieber.
- Häufig:
  - aggressives Verhalten, Verwirrtheit, Stimmungsschwankungen, Depressionen, Angst, Nervosität, Denkstörungen, Krämpfe, ruckartige Bewegungen, Sprachstörungen, Gedächtnisverlust, Zittern, Schlafstörungen, Kopfschmerzen, vermindertes Empfindungsvermögen, Koordinationsstörungen, ungewöhnliche Augenbewegungen,
  - gesteigerte, verminderte oder fehlende Reflexe, verschwommenes Sehen, Doppeltsehen,
  - Schwindel
  - trockene Nase, grippeähnliche Symptome, Infektionen der Atemwege, Halsentzündung, Husten, Lungenentzündung, Harnwegsinfektionen, Ohrentzündungen oder sonstige Infektionen
  - Zahnfleischentzündung, Durchfall, Magenschmerzen, Verdauungsstörungen, Verstopfung, trockener Mund oder Hals, Blähungen, Übelkeit, Erbrechen, Appetitlosigkeit, gesteigerter Appetit, Gewichtszunahme
  - empfindliche Haut, Anschwellen des Gesichts, Blutergüsse, Ausschlag, Juckreiz, Akne
  - hoher Blutdruck, Erröten, Gefäßerweiterungen,
  - Gelenkschmerzen, Muskelschmerzen, Rückenschmerzen, Muskelzucken, Schwellungen an Armen und Beinen, Schwierigkeiten beim Gehen, Schwäche, Schmerzen
  - Erektionsstörungen (Impotenz)
  - Abnahme der weißen Blutzellen.

Pregabalin (z. B. „Lyrica")

Dosierung je nach ärztlicher Verordnung: 75–600 mg pro Tag.

Mögliche Nebenwirkungen:
- Sehr häufig:
  - Benommenheit, Schläfrigkeit,
  - Kopfschmerzen.

7

— Häufig:
  – Euphorie, Verwirrtheit, Desorientierung, Reizbarkeit, nachlassende Aufmerksamkeit, Schwerfälligkeit, Gedächtnisstörung, Zittern, Sprechschwierigkeiten, Missempfindungen wie Kribbeln, Taubheitsgefühl, Lethargie, Schlaflosigkeit, Müdigkeit, Krankheitsgefühl
  – verschwommenes Sehen, Doppeltsehen, Trunkenheitsgefühl, abnormer Gang, Schwindel, Gleichgewichtsstörung, Stürze
  – Mundtrockenheit, Halsschmerzen, Verstopfung, Erbrechen, Blähungen, Durchfall, Übelkeit, aufgeblähter Bauch, gesteigerter Appetit, Gewichtszunahme
  – Anschwellen des Körpers einschließlich der Arme und Beine
  – Muskelkrämpfe, Gelenkschmerzen, Rückenschmerzen, Schmerzen in Armen und Beinen,
  – Abnahme des Geschlechtstriebs, Erektionsstörungen

Carbamazepin (z. B. „Tegretal")

Dosierung je nach ärztlicher Verordnung: 200–1200 mg pro Tag.

Wurde ursprünglich regelmäßig bei Gesichtsneuralgie eingesetzt, spielt aber aktuell in der Behandlung der Polyneuropathie eine eher untergeordnete Rolle.

Mögliche Nebenwirkungen:
— Sehr häufig:
  – dämpfende Wirkung auf das Zentralnervensystem bis hin zur Schläfrigkeit, Gleichgewichtsstörungen
  – vorübergehende Veränderungen des Blutbildes.
— Häufig:
  – allergische Hautreaktionen,
  – Appetitlosigkeit, Mundtrockenheit, Übelkeit, Erbrechen,
  – Störung des Salzhaushaltes mit vermindertem Natriumgehalt des Blutes.
— Gelegentlich:
  – Gewichtszunahme durch Wassereinlagerungen,
  – Kopfschmerzen, Verwirrtheitszustände insbesondere bei älteren Patienten,
  – Bewegungsstörungen mit unwillkürlichen Bewegungen oder Augenbewegungsstörungen,
  – Herzrhythmusstörungen.

7.3.2 **Antidepressiva**

Die große Gruppe der Antidepressiva hilft in der Psychiatrie bei der Behandlung schwerer Depressionen. Ihre häufige Verwendung als „Alltagsdroge" sehen wir kritisch. Auch von ihrem Einsatz in der Schmerzbehandlung bei PNP-Patienten sind wir nicht immer überzeugt.

Antidepressiva werden bei Schmerzerkrankungen häufig verschrieben.

Amytriptilin (z. B. „Saroten")
Dosierung je nach ärztlicher Verordnung.
   Mögliche Nebenwirkungen:
— Sehr häufig:
   – Müdigkeit, Benommenheit, Schwitzen, Kopfschmerzen, Schwindel, Zittern, Gereiztheit, Sprachstörungen,
   – Störungen des Herz-Kreislauf-Systems wie Herzklopfen, niedriger Blutdruck, besonders beim Aufstehen,
   – verstopfte Nase, Mundtrockenheit, Verstopfung, Übelkeit, Gewichtszunahme, Störung der Anpassungsfähigkeit des Auges an nah und fern,
   – Anstieg der Leberwerte.
— Häufig:
   – innere Unruhe, Verwirrtheitszustände, Schlafstörungen, Vergesslichkeit, Missempfindungen,
   – Verminderung der sexuellen Erregbarkeit, Beschwerden beim Wasserlassen,
   – Hautausschlag.

Vor und während der Therapie sollen regelmäßige Laborkontrollen der Leber- und Nierenwerte, der Elektrolyte und des Blutbildes durchgeführt werden.
— Vorsicht bei:
   – Grünem Star, Vergrößerung der Prostata, Epilepsie, Herzmuskelschwäche.
— Gesteigertes Sturzrisiko.

Clomipramin (z. B. „Anafranil")
Dosierung je nach ärztlicher Verordnung
   Mögliche Nebenwirkungen:
— Sehr häufig:
   – Benommenheit, Müdigkeit, Schläfrigkeit, innere Unruhe, Zittern der Hände, Schwindel, Kopfschmerzen, Muskelkrämpfe,

7

– Schwitzen, Störung der Anpassungsfähigkeit des Auges an nah und fern, verschwommenes Sehen,
– niedriger Blutdruck, Blutdruckabfall beim Aufstehen, schneller Puls,
– verstopfte Nase, Mundtrockenheit, Darmträgheit, Übelkeit, Appetitsteigerung, Zunahme des Körpergewichtes,
– Verminderung der sexuellen Erregbarkeit, Harnentleerungsstörungen,
– Anstieg der Leberenzyme.
- Häufig:
    – Verwirrtheitszustände, Desorientiertheit, Sinnestäuschungen, Angstzustände, Erregung, Schlafstörungen, Persönlichkeitsstörungen, Aggressivität, Gedächtnis- und Konzentrationsstörungen, Depersonalisation, Depressionsverstärkung, Albträume, Sprachstörungen,
    – Missempfindungen, Muskelschwäche, Muskelvergrößerung,
    – Herzrhythmusstörungen,
    – Erbrechen, Bauchschmerzen, Durchfall, Appetitlosigkeit, Geschmacksstörungen, Durstgefühl,
    – Ausschläge, Juckreiz, Lichtempfindlichkeit, Ohrgeräusche,
    – Sekretabsonderungen aus der Brustdrüse bei Frauen und Brustdrüsenvergrößerung bei Männern.

Duloxetin (z. B. „Cymbalta")
Dosierung je nach ärztlicher Verordnung.
    Mögliche Nebenwirkungen:
- Sehr häufig:
    – Schlaflosigkeit, Kopfschmerzen, Schläfrigkeit, Müdigkeit, Schwindel,
    – Übelkeit, Mundtrockenheit, Verstopfung.
- Häufig:
    – Angst, Erregung, abnormale Träume, Zittern, Nervosität, Lethargie, Müdigkeit,
    – Missempfindungen, Geschmacksstörungen, unscharfes Sehen, Tinnitus,
    – Herzklopfen,
    – Durchfall, Erbrechen, Magenbeschwerden, Blähungen, verminderter Appetit, Gewichtsabnahme,

- Erröten, vermehrtes Schwitzen, Hautausschlag, Nachtschweiß, Hitzegefühl, Schüttelfrost,
- Muskelsteifigkeit und -krämpfe,
- Impotenz, Libidoverminderung, abnormaler Orgasmus.

Wenn die Einnahme von Duloxetin abrupt beendet wird, kann es zu Absetzsymptomen kommen. Es können Schwindel, übermäßiges Schwitzen, Übelkeit, Erbrechen, Durchfall, Schlafstörungen, Kopfschmerzen, Wahrnehmungsstörungen, Reizbarkeit und Angst auftreten. Daher wird empfohlen, die Behandlung ausschleichend zu beenden.

7.3.3 Opioide

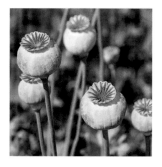

■ **Abb. 7.2** Nicht nur das Heroin, auch die stärksten Schmerzmittel verdanken wir dem Schlafmohn. (© PhotoSG/ Fotolia, mit freundlicher Genehmigung)

■ **Was sind „Opioide"?**

Opium wird aus dem Saft der Samenkapsel des Schlafmohns gewonnen (◘ Abb. 7.2). Schlafmohnzubereitungen gehören seit dem Altertum zum Arzneischatz der Menschheit. Wichtigster Inhaltsstoff des Opiums ist das Morphin. Alle Arzneien und Drogen, seien sie natürlich, synthetisch oder halbsynthetisch (wie z. B. Heroin), deren Wirkspektrum dem des Morphins entspricht, werden unter dem Gattungsnamen „Opioide" zusammengefasst.

Die Leitsubstanz Morphin wie auch alle anderen Opioide entfalten ihre Wirksamkeit über die Bindung an bestimmte Rezeptoren. Diese Rezeptoren finden sich nicht nur in Gehirn und Rückenmark, sondern im gesamten Nervensystem. Sie heißen „Endorphinrezeptoren". Endorphine – von Endo-(M) orphine, also körpereigene morphinartig wirkende Substanzen – sind Hormone oder besser: Transmitter, die zum Belohnungssystem des Organismus gerechnet werden.

Endorphine gehören zum Belohnungssystem des Körpers.

Neben der Linderung von Schmerzen und dem Hervorrufen von euphorischen Zuständen werden den Endorphinen eine ganze Reihe weiterer Wirkungen zugeschrieben. Da es sich bei diesen Transmittern um kleine Eiweißmoleküle handelt, die bei Zufuhr von außen im Körper abgebaut werden, bevor sie die zuständigen Synapsen erreichen können, ist ihre Erforschung schwierig.

Opioide binden an dieselben Rezeptoren wie die körpereigenen Endorphine.

Die Vielfalt der Nebenwirkungen unter Opioidtherapie entspricht der Vielfalt der Endorphinrezeptoren im menschlichen Organismus.

■ **Kombination mit dem Antiopioid Naloxon**

Opioide werden gerne in fester Kombination mit ihrem Gegenspieler Naloxon verabreicht. Naloxon blockiert als „Morphinantagonist" vorübergehend die Rezeptoren, an die Opioide binden. Beim Durchgang der Stoffe durch Magen, Darm, Pfortader und Leber wird das Naloxon zu einem deutlich höheren Anteil abgebaut als das Opioid und kann daher im Nervensystem seine hemmende Wirkung kaum noch entfalten. Wird die Tablette aber missbräuchlich zerkleinert und geschnupft oder aufgelöst und gespritzt, wird die Leber umgangen. Das Naloxon wird nicht gleich abgebaut, der Hemmeffekt kommt voll zum Tragen, und die Droge Opioid wirkt nicht.

Neben dem Schutz vor missbräuchlicher Verwendung dient die Kombination einer weiteren Aufgabe: Naloxon wirkt auch lokal im Darm hemmend und kann die verstopfende Wirkung der Opioide ein wenig abmildern.

■ **Toleranzentwicklung, Suchtpotenzial**

Opioide haben eine starke Tendenz zur Toleranzentwicklung, d. h. die Wirkung lässt mit der Zeit nach, was in der Regel Dosissteigerungen notwendig macht. Beim Absetzen drohen Entzugserscheinungen, die sozusagen das Negativ der zu Beginn der Behandlung erfahrenen Besserung sind. Wer also z. B. Opioide zur Stimmungsverbesserung missbraucht, den lässt der Entzug in ein schwarzes Stimmungsloch abstürzen mit vegetativen Begleitsymptomen wie Schlafstörungen, Schwitzen, Erregung, Herzklopfen. Wenn Opioide gegen die Schmerzen und Missempfindungen der PNP oder gegen das RLS eingenommen werden, beantwortet der Organismus das Absetzen der Mittel mit einem Wiedereinsetzen der ursprünglichen Symptome, nicht selten ausgeprägter als zu Beginn der Behandlung. (s. auch ▶ Kap. 9 über die Therapie des RLS)

Um Entzugsreaktionen zu vermeiden oder abzuschwächen, erfolgt das Absetzten der Opioide schrittweise, ausschleichend.

■ **Missbrauch der Opioide als Rauschdroge**

Alle Opioide tragen ein Missbrauchsrisiko in sich, insbesondere das stark wirkende Oxycodon. Die Medien berichten in regelmäßigen Abständen über die Verbreitung von legal oder illegal erworbenen Opioiden in Drogenszenen hierzulande und in den Vereinigten Staaten von Amerika. Gerade Oxycodon fungiert mancherorts als Einstiegsdroge in die Heroinsucht.

> Als Patient sollte man konsequent darauf achten, dass die verschriebenen Medikamente nicht in falsche Hände gelangen. Bei Patienten mit einer Drogenvorgeschichte ist die Verordnung von Opioiden kontraindiziert.

■ **Nebenwirkungen**

Sämtliche Opioide haben ein ähnliches Wirkungs- und Nebenwirkungsprofil. Im Vordergrund stehen dabei Übelkeit, Erbrechen und Obstipation sowie zentralnervöse Symptome wie Schwindel und Antriebsminderung.

Naturheilkundlich-chinesische Behandlungen, die auf eine intensive Mitwirkung der Darmausscheidung angewiesen sind, werden durch die Einnahme von Opioiden behindert.

> Verstopfung durch Opioide beeinträchtigt naturheilkundliche Therapien.

> Besondere Beachtung verdienen die Nebenwirkungen, die den zu behandelnden Symptomen ähnlich sind: Schmerzen und Missempfindungen.

Wie bei allen im Zentralnervensystem wirkenden Medikamenten kann die Fahrtüchtigkeit beeinträchtigt sein; dies besonders im Zusammenhang mit Alkoholgenuss.

■ **Nebenwirkungen**

Wichtige Nebenwirkungen von häufig verordneten Opioiden sind in den folgenden Übersichten zusammengestellt:

Tramadol (z. B. „Tramal")

Wirkstärke (bezogen auf Morphin = 1,0): 0,1–0,2.

Dosierung je nach ärztlicher Verordnung: 50–400 mg pro Tag.

Normal verschreibungsfähig.

Vorsichtig anzuwenden bei Epilepsie, Nieren- und Leberleiden, Atemschwäche (chronische Ateminsuffizienz).

Nebenwirkungen:

— Sehr häufig:
  – Schwindel,
  – Übelkeit.
— Häufig:
  – Kopfschmerz, Benommenheit,
  – Erbrechen, Verstopfung, Mundtrockenheit,
  – Schwitzen.
— Gelegentlich:
  – Herzklopfen, erhöhter Herzschlag, Schwächeanfälle insbesondere bei aufrechter Körperhaltung und körperlicher Belastung,

7

- Brechreiz, Durchfall, Magenbeschwerden,
- Juckreiz, Ausschlag, rasch auftretende Hautrötung.
- Selten
  - Missempfindungen der Haut (wie z. B. Kribbeln, Prickeln Taubheitsgefühl).

Tilidin + Naloxon (z. B. „Valoron")

Wirkstärke (bezogen auf Morphin = 1,0): 0,1–0,2

Dosierung je nach ärztlicher Verordnung: 50 + 4 mg bis zu 400 + 32 mg pro Tag.

Normal verschreibungsfähig.

Vorsichtig anzuwenden bei Epilepsie, Nieren- und Leberleiden, Atemschwäche (chronische Ateminsuffizienz).

Nebenwirkungen:

- Sehr häufig:
  - Übelkeit und Erbrechen, vor allem zu Beginn der Behandlung.
- Häufig:
  - Schwindel, Benommenheit, Müdigkeit, Kopfschmerzen, Nervosität,
  - Durchfall, Bauchschmerzen,
  - Vermehrtes Schwitzen.

Oxycodon + Naloxon (z. B. „Targin")

Wirkstärke (bezogen auf Morphin = 1,0): 1,5–2,0.

Dosierung je nach ärztlicher Verordnung: 5,0 + 2,5 mg bis 40 + 20 mg pro Tag

Verschreibungsfähig als Betäubungsmittel („BTM") auf BTM-Rezeptformular.

Zulassung für die Behandlung des RLS im Jahre 2014.

Vorsichtig anzuwenden bei Epilepsie, Nieren- und Leberleiden, Atemschwäche (chronische Ateminsuffizienz oder Schlafapnoe), Darmlähmung, Prostatavergrößerung.

Nebenwirkungen:

- Sehr häufig:
  - Kopfschmerzen, Schläfrigkeit, Müdigkeit oder Erschöpfung,
  - Verstopfung, Übelkeit,
  - Schwitzen.

- Häufig:
  - Appetitabnahme bis zum Appetitverlust,
  - Schlaflosigkeit, Depressionen, Schwindelgefühl, Aufmerksamkeitsstörungen, Muskelzittern, Kribbeln in Händen und Füßen, Sehstörungen, Drehschwindel,
  - Hitzewallungen, Blutdruckabfall, Blutdruckanstieg,
  - Bauchschmerzen, Mundtrockenheit, Durst, Erbrechen,
  - Erhöhung der Leberwerte,
  - Juckreiz, Hautreaktionen/Hautausschlag,
  - Brustkorbschmerz,
  - Schüttelfrost,
  - Schmerzen.
- Gelegentlich:
  - Abschwächung des Sexualtriebes, Erektionsstörungen,
  - plötzlich auftretende Schlafattacken,
  - Geschmacksstörungen,
  - Atemnot,
  - Blähungen,
  - Entzugssymptome wie z. B. Übererregbarkeit,
  - Wassereinlagerungen (z. B. in den Händen, Fußgelenken und Beinen),
  - Verletzungen durch Unfälle.

Fentanyl (z. B. „Durogesicpflaster")
Wirkstärke (bezogen auf Morphin = 1,0): 120.

Dosierung je nach ärztlicher Verordnung: als Pflaster mit einer stündlichen Freisetzung von 12–100 Mikrogramm Fentanyl.

Verschreibungsfähig als Betäubungsmittel auf BTM-Rezeptformular.

Fentanyl wird als sehr stark wirkendes synthetisches Opioid vor allem in der Notfallmedizin und der Anästhesie verwendet. Bei chronischen Schmerzen ist die gebräuchliche Darreichungsform das Wirkstoffpflaster.

Vorteile sind: Der Wirkstoff wird kontinuierlich über 24 Stunden freigesetzt, und der frühzeitige Abbau durch die Leber, dem alle über Magen und Darm aufgenommenen Stoffe unterliegen, wird vermieden.

Gewarnt wird vor der gleichzeitigen Einnahme von Antidepressiva, Schlafmitteln, Alkohol, anderen Opioiden.

7

Nebenwirkungen:
- Sehr häufig:
  - Kopfschmerzen, Schläfrigkeit, Müdigkeit oder Erschöpfung, Unruhezustände, Schwindel, Stimmungsschwankungen, Abhängigkeit,
  - Verstopfung, Übelkeit und Erbrechen, Mundtrockenheit,
  - Schwitzen, Juckreiz,
  - verlangsamter Herzschlag, Blasenentleerungsstörungen,
- Häufig:
  - Verwirrtheit, Depressionen, Angststörungen, Halluzinationen, Nervosität,
  - Verdauungsstörungen, Appetitlosigkeit.
- Gelegentlich:
  - Schlaflosigkeit, Zittern, Empfindungsstörungen, Sprachstörungen, Gedächtnisverlust,
  - Atemstörungen, Durchfall, Erektionsstörungen.

◙ **Abb. 7.3** Die Peperoni geben nicht nur dem Chili con carne seine Schärfe, ihr Extrakt kann auch, vorsichtig angewandt, bei schmerzhaften Füßen helfen. (© photo 5000/ Fotolia, mit freundlicher Genehmigung)

Das Capsaicinpflaster ist nicht für die Dauerbehandlung geeignet.

7.3.4 Pflaster zur Lokalbehandlung von neuropathischem Schmerz

Zur lokalen Schmerzbehandlung werden bisweilen Pflaster empfohlen, deren Wirkstoff entweder aus einem lokalen Betäubungsmittel (Lidocain) oder aus einem Reizstoff, meist Capsaicin, gewonnen aus scharfem Paprika (Chilischoten; ◙ Abb. 7.3), besteht.

Die Lidocainpflaster müssen täglich auf dem schmerzhaften Hautareal appliziert werden. Sie verbleiben dort jeweils für 12 Stunden. Nach Entfernung muss jedes Mal eine 12-stündige Erholungspause für die Haut eingelegt werden, bevor neu geklebt wird.

Die Capsaicinpflaster dürfen an den Füßen nur für 30 Minuten, ansonsten für 60 Minuten aufgebracht werden. Ihr Wirkstoff zerstört die freien Nervenendigungen der Schmerzfasern (Schmerzrezeptoren). Nach der Anwendung muss mindestens 90 Tage lang pausiert werden, damit sich die feinen Nervenenden wieder regenerieren können.

Literatur

Neue Leitlinien Neuropathischer Schmerz, DGN 2020 https://www.springermedizin.at/schmerztherapie/neurologie/neue-leitlinien-neuropathischerschmerz/17752196

Syndrom der unruhigen Beine (Restless-Legs-Syndrom) – Symptome, Ursachen, Diagnostik

Inhaltsverzeichnis

© Springer-Verlag GmbH Deutschland, ein Teil von Springer Nature 2021
C. Schmincke, *Ratgeber Polyneuropathie und Restless Legs*,
https://doi.org/10.1007/978-3-662-63307-6_8

Jeder weiß aus eigener Erfahrung, was Schmerzen sind. Auch Taubheitsgefühle und Kribbeln der Gliedmaßen („eingeschlafene" Arme oder Beine) hat wohl jeder Mensch schon im Kindesalter erlebt. Aber ein Spannen, Strampeln und Jucken der Beine, das den nichts ahnenden Menschen abends überfällt und am Einschlafen hindert?

8.1 Symptome des RLS

Eine treffende Darstellung der Symptomatik des Restless-Legs-Syndroms (RLS) finden wir in den Leitlinien der Deutschen Gesellschaft für Neurologie von 2012.

» *„Das RLS ist charakterisiert durch einen erheblichen Bewegungsdrang der Beine, seltener auch der Arme, der ausschließlich in Ruhesituationen auftritt, durch Bewegung gebessert oder beseitigt wird und abends bzw. nachts besonders ausgeprägt ist. Unter Bewegungsdrang wird ein unangenehmes bis qualvolles Unruhe-, Spannungs- oder/und Druckgefühl der Beine verstanden (meist in der Tiefe lokalisiert), das den Betroffenen zur Bewegung nötigt, um Linderung zu erfahren. Ist eine Linderung durch Bewegung nicht möglich, werden Bewegungsdrang und Missempfindungen immer unerträglicher und/oder schmerzhafter, bis die Betroffenen diese nicht aushalten können und sich besonders in länger erzwungenen Ruhesituationen (z. B. bei der Dialyse, im Theater, bei Busreisen etc.) bewegen oder umhergehen müssen. Bei der Mehrzahl der RLS -Patienten ist der Bewegungsdrang der Beine (und ggf. Arme) verbunden mit unterschiedlichen unangenehmen Empfindungen tief im Inneren der Beine; so werden Parästhesien wie Kribbeln, Ziehen, Stechen bis hin zu krampfartigen Beschwerden und Schmerzen geklagt."*

❯ Die Symptomatik ist der entscheidende Schlüssel zur Diagnose des RLS.

Die Symptomatik ist der entscheidende Schlüssel zur Diagnose des RLS.

Wir ergänzen deshalb den Leitlinientext um Erfahrungsberichte von Betroffenen und eine Zusammenstellung von Einzelbeobachtungen, die uns Patienten berichtet haben. Wiederholungen oder Überschneidungen sind hierbei möglich und erwünscht.

Hinweise zum Text

Herr S., 35 Jahre, berichtet von einem Drang, seine Beine zu bewegen, ca. 20 Minuten nach dem Zu-Bett-Gehen. Er müsse sie dann wie einen Schwamm auswringen oder massieren. Wenn er sie dann strecke und dehne oder noch einmal kurz aufstehe und sie durchschüttle, würde der Drang weniger werden und er könne einschlafen.

Er beschreibt, dass die Symptome nach schweren Mahlzeiten am Abend stärker seien, nach mäßigem Alkoholgenuss allerdings nicht auftreten würden.

Frau R., 72 Jahre, beschreibt ein Zucken der Beine, das immer gegen Mitternacht auftrete. Sie müsse dann auf Toilette gehen und Wasser lassen. Wenn sie aufstehe, würde es für kurze Zeit besser werden, doch bald darauf wieder von vorne losgehen. Es steigere sich dann bis hin zu Krämpfen, die wellenförmig von den Hüften durch die Beine abwärts strömten.

Oft würde sie auch aufwachen und fände sich dann in unpässlicher Lage wieder, halb aus dem Bett gefallen, da ihre Beine sich im Schlaf unwillkürlich bewegen würden.

Vor einiger Zeit habe man eine atypische Parkinson-Erkrankung diagnostiziert, und sie würde dagegen tagsüber L-Dopa einnehmen.

Sarah M., Ende 40, eine sportliche schlanke Erscheinung, ist erblich vorbelastet. Mutter, Großmutter und einer der beiden Söhne leiden an RLS. Sie selbst werde seit ihrem 20. Lebensjahr von unruhigen Beinen im Bett geplagt, berichtet sie. In der Kindheit habe sie Migräne gehabt, als Jugendliche sei sie sehr dünn gewesen.

Die Beinunruhe beginne nach dem Zu-Bett-Gehen, manchmal wache sie auch aus dem Tiefschlaf deswegen auf. Dazu kommen dumpfe Schmerzen in den Beinen bei Ruhe.

Verschlimmern würden sich die Beschwerden durch private Belastungen und nach der Einnahme der inzwischen abgesetzten Antidepressiva.

Anfangs habe Magnesium geholfen, seit wenigen Monaten nehme sie Pramipexol.

Nachtrag: Mutter und Sohn wurden bei uns chinesisch behandelt und waren in kurzer Zeit von ihren Beschwerden befreit.

- **Einzelbeobachtungen von Patienten**
- Geklagt wird über Taubheit, Reißen, Bohren, Jucken, Brennen, Hitzegefühl, Kältegefühl in den Beinen, oft an der Grenze zum Schmerz, einhergehend mit einem ausgesprochenen Bewegungsdrang (■ Abb. 8.1).

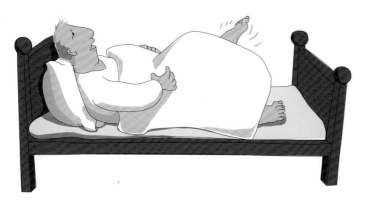

■ **Abb. 8.1**   Die unruhigen Beine überfallen den Menschen meist, wenn er sich zur Ruhe begeben hat. (© A. Weyhe, Tübingen, mit freundlicher Genehmigung)

8

— Die vielfältigen Missempfindungen werden eher in der Tiefe der Muskulatur lokalisiert, „als würden tausende von Ameisen im Inneren der Waden in Richtung Oberschenkel ziehen".

— Die Beschwerden können einseitig, beidseitig oder abwechselnd mal links mal rechts auftreten.

— Die sensiblen Missempfindungen treten wenige Minuten nach Beginn einer Ruhephase (nach dem Hinsetzen oder Hinlegen) auf und bedingen fast gleichzeitig diesen kaum zu unterdrückenden Bewegungsdrang.

— Der Bewegungsdrang oder die Missempfindungen werden teilweise oder völlig behoben durch Bewegung, wie z. B. Umhergehen oder Sich-Strecken, zumindest solange die Bewegung andauert. Alternativ hilft Massieren, Bürsten, heiß-kalt Duschen, heiß Baden.

— Der Bewegungsdrang oder die Missempfindungen sind am Abend oder in der Nacht schlimmer als am Tag oder treten überhaupt nur am Abend oder in der Nacht auf. Morgendliche Ruhephasen, eine lange Predigt im Sonntagsgottesdienst werden meist problemlos überstanden, aber sowie es Nachmittag, Abend und schließlich Nacht wird, werden Ruhephasen zur Belastung, bis hin zur Unmöglichkeit einzuschlafen.

Eigene Erfahrungen mit den unruhigen Beinen
Das RLS-Ereignis überraschte mich vor Jahren auf einem Flug nach Fernost. Der Stress der Urlaubsvorbereitungen war glücklich ausgestanden, das Bordgepäck verstaut, der Anschnallgurt wieder ausgeklinkt. Jetzt sollte man sich fallen lassen und alle Viere von sich strecken können. Nur leider ist die Unterbringung in der Touristenklasse hier über den Wolken nicht eben komfortabel. Der Mensch sitzt also abgehetzt und eingeklemmt zwischen anderen Flugreisenden, denen es auch nicht viel besser geht. Aber es gibt etwas zu essen. Nach all dem Stress hat man ein ordentliches Bordmenü verdient, dazu ein Gläschen Rotwein …

Und dann geht es los: Nach einer trügerischen Verdauungspause wird der nichts ahnende Reisende von einer quälenden unterirdischen Unruhe in den Beinen überfallen; sie wollen laufen, strampeln, sich irgendwie bewegen, dürfen aber nicht. Man reibt, kratzt und klopft, versucht es abwechselnd mit Anspannen und Loslassen und ist die ganze Zeit bemüht, den Sitznachbarn nicht merken zu lassen, welch ein Dämon sich der Beine bemächtigt hat.

Nach vielleicht einer Stunde war die Beinunruhe wieder abgeklungen und hat sich seither nicht mehr gemeldet.

Wenn man den Literaturangaben glauben will, ist das RLS eine ausgesprochen häufige Erkrankung. Es werden Zahlen zwischen 4 % und 10 % der europäischen Bevölkerung angegeben. Etwa zwei Drittel der Betroffenen sind Frauen. Der Beginn der Erkrankung liegt vorwiegend jenseits der Lebensmitte, heißt es, aber auch in jüngeren Jahren; die Symptomatik sei dann eher weniger stark ausgeprägt.

In mehr als 20 % der Fälle besteht gleichzeitig eine Polyneuropathie.

Wenn der Mensch zur Ruhe kommen will, werden die Beine unruhig.

8.2 „Ursachen" – Krankheitsmechanismus – Begleiterkrankungen

Natürlich sind auch hier, wie bei allen Krankheiten, die Gene an der Entstehung nicht ganz unbeteiligt. Die Krankheit kommt „familiär gehäuft" vor, wie es im Fachjargon heißt. Wie bei der Polyneuropathie (PNP) bedeutet die „genetische Disposition" auch hier in aller Regel kein unausweichliches Schicksal.

Der Frage, was ein erblich Belasteter tun kann, damit er nicht dasselbe Schicksal erleidet wie Vater oder Mutter, werden wir uns im praktischen Teil des Buches zuwenden.

Mögliche Ursachen für ein RLS

- Polyneuropathie (Schnittmenge zwischen RLS und PNP ca. 20 %)
- Multiple Sklerose (MS), Rückenmarkerkrankungen
- Parkinson-Erkrankung
- Dialysepflichtige Niereninsuffizienz (20–40 % RLS)
- Eisenmangel, auch wenn keine Blutarmut vorliegt
- Bestimmte Darmerkrankungen (Zöliakie, chronische Entzündungen)
- Rheuma
- Amyloidose (hier ist das RLS häufig Vorbote einer später auftretenden PNP)
- Diabetes mellitus
- Im Weiteren muss an eine Schwangerschaft gedacht werden, die das Auftreten der unruhigen Beine begünstigt.
- Depression, Angsterkrankungen
- Schließlich sind noch Medikamente, insbesondere eine ganze Reihe von Psychopharmaka und Mittel gegen Übelkeit als RLS-Auslöser zu nennen. Der Arzt wird Ihre Medikation anhand öffentlich zugänglicher Medikamentenchecklisten überprüfen (z. B. in den genannten Leitlinien der Deutschen Gesellschaft für Neurologie von 2012 zum RLS).

Eisenmangel findet sich bei chronischen Entzündungen, Tumorerkrankungen, regelmäßigen Blutverlusten und Problemen mit der Eisenaufnahme über Magen und Darm. Häufige Ursache für durch Blutverlust bedingten Eisenmangel ist eine überstarke Regelblutung der Frau.

8.2.1 Der schwierige Umgang mit der Ursachenfrage

Arzt und Patient wollen die Ursache der Krankheit kennen. Der Arzt, damit er ursächlich („kausal") behandeln kann; der Patient, weil er vielleicht seinen Lebensstil gezielt ändern will. Oder er möchte wenigstens einen Schuldigen benennen können: die Gene, Stress, die Umwelt usw.

Die Frage nach der Ursache ist für das RLS deutlich schwieriger zu beantworten als bei der „Schwesterkrankheit", der Polyneuropathie. Bei ihr gelingt es, mit Hilfe mikroskopischer Gewebeuntersuchungen oder elektrischer Messungen die Symptome bestimmten Schäden an den Nervenfasern in Armen und Beinen zuzuordnen.

Zwar findet man auch bei der PNP häufig keinen „Schuldigen" für den Nervenabbau. Aber zum einen gibt die große Anzahl bekannter PNP-Ursachen Hinweise, in welcher Richtung nach möglichen Schadfaktoren zu suchen ist; vor allem aber ist der Krankheitsmechanismus, also der Weg, der vom Schadensfaktor zum Symptom führt, in seinen Grundzügen erforscht.

Entsprechende Kenntnisse sind für das RLS nicht vorhanden.

Von den Zuständen, die ein RLS nach sich ziehen können, wie z. B. Schwangerschaft, Urämie oder Eisenmangel, führt nach gegenwärtigem Kenntnisstand keine gemeinsame Linie zum Symptomenbild des RLS. Auch die unmittelbaren Auslöser eines RLS-„Anfalls" (Abendstunde, Rotwein, Tabak, reichliches Essen, Kaffee, sportliche Überanstrengung, Wärme, eingeklemmtes Sitzen) geben im Rahmen der konventionellen Medizin keine erklärenden Hinweise auf den Krankheitsmechanismus.

■ **Die Ursachenfrage beim RLS ist ungeklärt**

Der Arzt, vom Patienten nach der Ursache seiner Erkrankung befragt, befindet sich also in Erklärungsnot. Da kann es schon mal passieren, dass bei der Auswahl der passenden Erklärungen nicht so genau hingeschaut wird.

Zunächst werden die Gene beschuldigt. Passt immer wieder, hilft aber, solange man Gene nicht reparieren kann, nur in seltenen Fällen wirklich weiter.

Dann ist es ein Dopaminmangel, der das RLS verursachen soll. Sogar die Kassenärztliche Bundesvereinigung schreibt in ihrer aktuellen Patienteninformation zum RLS: *„Diese Mittel sorgen dafür, dass Dopamin, ein Nervenbotenstoff, im Gehirn ersetzt wird."* Muss denn da überhaupt etwas ersetzt werden?

Der Krankheitsmechanismus des RLS, also der Weg, der vom Schadensfaktor zum Symptom führt, ist noch nicht bekannt.

Nach gegenwärtigem Kenntnisstand besteht kein Dopaminmangel bei RLS.

Derartige Begründungen folgen dem schlichten Muster:

Die Parkinson-Erkrankung beruht auf einem Dopaminmangel. Medikamentös verabreichtes Dopamin hilft. Dopamin hilft auch bei RLS. Also beruht das RLS auf einem Dopaminmangel.

Mit gleichem Recht könnte man auch sagen: Das RLS beruht auf einem Endorphinmangel, denn Morphium hilft. Oder Neurodermitis beruht auf einem Kortisonmangel, denn Kortison hilft.

Tatsache ist: Trotz geduldiger Nachforschung konnte bei RLS-Patienten kein Dopaminmangel festgestellt werden.

Allerdings haben Dopamin und andere Substanzen, die die körperlichen Dopaminsysteme direkt oder indirekt stimulieren, bei verschiedenen Krankheiten eine deutliche pharmakologische Wirkung. Warum dies auch beim RLS der Fall ist, darüber kann spekuliert werden (▶ Kap. 13).

Mit der Ursachenfrage werden wir uns in unserem „chinesischen" Teil eingehender befassen.

❯ Einmal ganz abgesehen von der wissenschaftlichen Unhaltbarkeit der Dopaminmangeltheorie ist ganz grundsätzlich nach dem Sinn von Ursachenkonstruktionen in der Medizin zu fragen: Müssen sie denn den Patienten immer nur zum Apotheker schicken? Sollten wir nicht von der Wissenschaft erwarten können, dass sie auch den Anteil der Krankheitsursachen erforscht, der sich durch eine Änderung des Lebensstils beeinflussen lässt?

8.3 Diagnostik

Ein erfahrener Neurologe oder Allgemeinarzt kann sich die Beschwerden vom Patienten so präzise schildern lassen, dass die Diagnose damit feststeht. Apparative Zusatzdiagnostik wie etwa im Schlaflabor oder eine elektrophysiologische Untersuchung der Nervenfunktion und des Gehirns sind in aller Regel zur Sicherung der RLS-Diagnose nicht erforderlich.

Die Diagnose RLS wird also anhand der subjektiven Symptome gestellt (s. Infobox).

Die Diagnose RLS wird anhand der subjektiven Symptome gestellt.

> **Definition**
>
> **Kardinalsymptome des RLS:** In den schon genannten neurologischen Leitlinien sind vier essenzielle Diagnosekriterien definiert:
>
> — Bewegungsdrang der Beine, der folgendermaßen charakterisiert ist:
>   - meist assoziiert mit sensiblen Störungen unterschiedlicher Qualität bis hin zu Schmerzen,
>   - ausschließlich in Ruhe und Entspannung auftretend,
>   - wird durch Bewegung gebessert oder verschlimmert sich wenigstens nicht.
> — Eine Tag-Nacht-Rhythmik mit Überwiegen der Symptome am Abend und in der Nacht ist Teil der Erkrankung.

8

8.3.1 L-Dopa-Test

Da manche, vor allem ältere Patienten, bisweilen Probleme damit haben, ihre Symptome präzise zu schildern, wird gern der „L-Dopa-Test " herangezogen, um die Diagnose zu sichern. Dazu wird eine einmalige diagnostische Gabe von Levodopa (= L-Dopa) (100 mg) verabreicht. Bessern sich die Symptome, wird dies als nahezu beweisend für das Vorliegen eines RLS interpretiert. Allerdings, so wird auch gesagt, schließt ein negatives Ergebnis des L-Dopa-Tests das Vorliegen eines RLS nicht hundertprozentig aus.

8.3.2 Weitere Untersuchungen

Natürlich sind zusätzlich flankierende diagnostische Maßnahmen notwendig, um eine der möglicherweise bestehenden Begleit- oder Grunderkrankungen zu identifizieren, die zur Entwicklung eines RLS führen können.

In jedem Fall gehört zur Basislaboruntersuchung bei der Erstdiagnose eines RLS die Bestimmung des Eisenspiegels bzw. des Eisenspeichers Ferritin im Blut. Gleichzeitig wird man auch den Vitaminstatus und die Nierenfunktion laborchemisch überprüfen und, wenn naheliegend, einen Schwangerschaftstest durchführen.

Literatur

Leitlinien DGN - Restless-Legs-Syndrom (RLS) und Periodic Limb Movement Disorder (PLMD) (2012) https://dgn.org/leitlinien/ll-06-2012-restless-legs-syndrom-rls-und-periodic-limb-movement-disorder-plmd/

Kassenärztliche Bundesvereinigung. Gesundheitsinfos. Restless-Legs-Syndrom (unruhige Beine). Patienteninformation zum RLS (2020) http://www.kbv.de/html/3671.php

Konventionelle Therapie des Restless-Legs-Syndroms

Inhaltsverzeichnis

© Springer-Verlag GmbH Deutschland, ein Teil von Springer Nature 2021
C. Schmincke, *Ratgeber Polyneuropathie und Restless Legs*,
https://doi.org/10.1007/978-3-662-63307-6_9

9.1 Ursächliche Therapie

Die „ursächliche Therapie" des RLS (im Rahmen der konventionellen Medizin) besteht in der Behandlung der Grunderkrankung – wenn eine solche festgestellt wurde und wenn diese therapeutisch beeinflussbar ist.

9.1.1 Eisenmangel

RLS bei Eisenmangel.

Wenn ein Eisenmangel vorliegt, ist Ursachenforschung unumgänglich. Etwaige Blutungsquellen, Entzündungen, Tumorerkrankungen, Magen-Darm-Störungen verlangen gegebenenfalls ihre eigenen Behandlungen.

Abhängig von der Ursache des Eisenmangels wird man mal drastisch (bei Blutverlust), mal eher vorsichtig (bei chronischen Entzündungen) versuchen, den abgesunkenen Eisenspiegel im Blut medikamentös aufzufüllen. Da es in der Tat eine medikamentöse Überzufuhr von Eisen geben kann und dadurch unter anderem die Leber belastet wird, ist es sinnvoll, zumindest bei geringfügigem bis mäßigem Eisenmangel, sich an die Lebensmittel zu halten, die besonders eisenhaltig sind (s. ◘ Tab. 15.2 in ▶ Abschn. 15.8). Wenn diese Zufuhr nicht zum Ziel führt, gibt es beim Apotheker oder in der Drogerie entsprechende pflanzliche Produkte, die in der Regel gut verträglich sind. Wenn auch das nicht ausreichend ist, wird der Arzt Eisentabletten verordnen oder zur Not Eiseninfusionen verabreichen, deren Wirkung jedoch rasch nachlässt.

Wer Eisentabletten einnimmt, sollte in der Küche frischen Lebensmitteln den Vorzug geben. Die Eisenaufnahme wird durch Vitamin-C-haltige Frischkost gefördert, durch Milch und Eier dagegen eher behindert.

9.1.2 Nierenkrankheiten

Patienten mit dialysepflichtiger Niereninsuffizienz profitieren manchmal von einer Umstellung der Dialysemethode und sollten diesbezüglich mit ihrem Dialysearzt sprechen (◘ Abb. 9.1).

Nach Nierentransplantation verschwindet in der Regel das RLS, während die gleichzeitig bestehende PNP kaum gebessert wird.

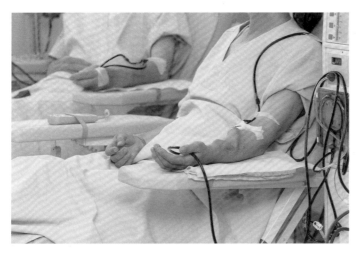

◘ Abb. 9.1 Eine dialysepflichtige Niereninsuffizienz führt häufig zum RLS. (© picsfive/Fotolia, mit freundlicher Genehmigung)

9.2 Symptomatische Therapie

In den meisten Fällen erschöpfen sich die konventionellen Möglichkeiten für Arzt und Patient in einer rein symptomatischen medikamentösen Behandlung. Auch hier wird man eine Güterabwägung vornehmen. Die Linderung der Symptome sollte nicht durch die Nebenwirkungen und die zu erwartenden Langzeitfolgen der Therapie in Frage gestellt werden.

Eine Heilung der Erkrankung oder auch nur Verlangsamung ihres Fortschreitens ist von diesen Medikamenten nicht zu erwarten.

> Das RLS ist mit einer schulmedizinischen Behandlung nicht zu heilen.

❯ Das RLS gilt, soweit keine behandelbare Grunderkrankung ursächlich ist, im Rahmen der konventionellen Medizin als unheilbar.

9.2.1 Konventionelle medikamentöse Therapie

Das RLS wird erstrangig mit Medikamenten behandelt, die üblicherweise bei der Parkinson-Krankheit verordnet werden. Sie sind dort gänzlich unverzichtbar. Parkinson-Mittel sind Substanzen, die dem zentralen Nervensystem Dopamin oder dopaminartig wirkende Stoffe („Dopamin-Agonisten") zuführen. Das mit dem Adrenalin verwandte Dopamin ist ein wichtiger Neurotransmitter.

Wenn diese Therapielinie nicht ausreicht oder im Laufe der Behandlung ausgereizt ist, werden zusätzlich Opioide (Abkömmlinge vom Morphium), Antidepressiva und schließlich Epilepsiemittel (Antikonvulsiva, Antiepileptika) gegeben.

> Auf Dopamin-Rezeptoren wirkende Substanzen sind Hauptmittel gegen das RLS.

Die letztgenannten drei Arzneimittelklassen wurden im Kapitel PNP-Therapie (▶ Kap. 7) besprochen.

Die Parkinson-Mittel wirken zumindest in den ersten Monaten einigermaßen zuverlässig, ihre Einnahme ist aber mit einer Anzahl von Problemen verbunden, die es wert sind, etwas genauer beleuchtet zu werden.

Wir wollen uns bei der Darstellung der „Risiken und Nebenwirkungen" auf die drei Substanzen beschränken, die unsere Patienten am häufigsten in die Klinik mitbringen.

Dopamin (z. B. Restex)

> **Definition**
>
> **Dopamin als Arzneimittel:** Dopamin kann, im Gegensatz zu seiner Vorstufe, dem Levodopa, die Blut-Hirn- und die Blut-Nerven-Schranke nicht durchdringen. Levodopa wird im Nervensystem in Dopamin umgewandelt, es würde allerdings nach der Einnahme durch ein Enzym in Darm und Blutkreislauf abgebaut werden, bevor es das Nervensystem erreicht. Daher wird es immer mit Hemmstoffen dieses Enzyms (Benserazid oder Carbidopa) kombiniert gegeben.

Wenn wir im Folgenden von Levodopa oder Dopamin als Arzneimittel sprechen, meinen wir stets die Kombination von Levodopa mit dem Enzymhemmstoff.

- **Dopamin-Agonisten**
  - Pramipexol (z. B. Sifrol),
  - Rotigotin (z. B. Neupro-Pflaster).

Zu nennen ist noch Ropinirol (z. B. Adartrel).

Ältere Dopamin-Agonisten, die sich vom Mutterkornalkaloid Ergotamin ableiten, sind weitgehend durch nebenwirkungsärmere Präparate ersetzt worden.

- **Zum Vergleich: Die Parkinson-Krankheit**

Der Morbus Parkinson ist eine chronische neurologische Erkrankung mit den drei Hauptsymptomen Zittern, Steifwerden der Muskeln und Bewegungshemmung.

Der Morbus Parkinson beruht auf einem Dopamin-Mangel im Gehirn.

Die Parkinson-Erkrankung beruht auf dem Untergang von Dopamin produzierenden Hirnzellen und der daraus resultierenden Dopamin-Verarmung in einem für die Bewegungssteuerung zentralen Hirnzentrum.

Vor etwa 50 Jahren wurden Verfahren entwickelt, Dopamin für Hirnzellen medikamentös verfügbar zu machen. Dies war seinerzeit ein bedeutender Fortschritt in der Therapie des Morbus Parkinson.

Beim RLS konnten dem Morbus Parkinson entsprechende Veränderungen im Gehirn nicht festgestellt werden. Umso erstaunlicher war die Entdeckung, dass die Parkinson-Medikamente, meist niedriger dosiert, beim RLS helfen können.

Alle Präparate aus der Dopamin-Reihe müssen vorsichtig, mit über Wochen langsam ansteigender Dosis („einschleichend") verordnet werden. Auch das Absetzen muss stufenweise („ausschleichend") erfolgen.

■ **Gefahren der Dopamin-Therapie**

An dieser Stelle ist es sinnvoll, etwas tiefer in die Materie einzudringen, um die unerwünschten Wirkungen von Dopamin und Dopamin-Agonisten genauer unter die Lupe nehmen zu können.

Der mit dem Adrenalin eng verwandte Stoff Dopamin spielt im Organismus überwiegend die Rolle eines Neurotransmitters. Transmitter sind Substanzen, die der Kommunikation zwischen Nervenzellen dienen, indem sie die Signalübertragung an den Synapsen, den Kontaktstellen zwischen den Nervenzellen, ermöglichen.

Dopamin-Rezeptoren existieren im gesamten Nervensystem, also nicht nur in Hirn und Rückenmark, sondern z. B. auch in den Eingeweidenerven. Die medikamentöse Zufuhr von Levodopa oder Dopamin-Agonisten erreicht also nicht nur die für die Bewegungssteuerung zuständigen Hirnzentren, sondern trifft „schrotschussartig" Dopamin-Rezeptoren im ganzen Nervensystem.

Aus diesem Umstand erklärt sich das vielfältige Nebenwirkungsspektrum der Dopamin-Therapie.

Unerwünschte Wirkungen einer Dopamin-Therapie
- Nebenwirkungen im engeren Sinne. Sie treten unmittelbar in den ersten Tagen oder Wochen nach Einnahmebeginn auf.
- Nachlassende oder schwankende Stabilität der Arzneimittelwirkung in der Dauermedikation.
- Risiken der Langzeiteinnahme.

Nebenwirkungen ausgewählter dopaminerger Arzneimittel

Levodopa (+ Benserazid z. B. „Restex")
Zugelassen für die Behandlung des Morbus Parkinson 1973 („Madopar"), des RLS im Jahr 2000.

Die Vorstufe Levodopa wird, wie oben beschrieben, im Nervensystem in Dopamin umgewandelt.

9

Empfohlene Dosierung: 100–300 mg Levodopa (3 Tabletten) pro 24 Stunden.

(Maximaldosierung bei Morbus Parkinson: 800–1000 mg Levodopa).

Einschleichend dosieren, ausschleichend absetzen!

Eiweißreiche Mahlzeiten können die Aufnahme von Levodopa behindern.

Nebenwirkungen (Auszug):

- Sehr häufig:
  - Appetitlosigkeit, Übelkeit, Erbrechen, Durchfall,
  - Veränderung von Blutlaborwerten.
- Häufig:
  - Ängstlichkeit, Halluzinationen, Änderungen des Geschmacksempfindens,
  - Herzrhythmusstörungen, niedriger Blutdruck, vor allem beim Aufrichten aus der Liege- oder Sitzposition.
- Gelegentlich:
  - Geschmacksverlust,
  - Spielsucht, Libidosteigerung, Hypersexualität, Kaufsucht, Fressattacken und zwanghafte Essstörungen.

Pramipexol (z. B. „Sifrol")

Zugelassen für die Behandlung des Morbus Parkinson 1999, des RLS 2006.

Dosierung 0,088–0,54 mg (3 Tabletten zu 0,18 mg) pro 24 Stunden. Neuerdings wird höher dosiert bis zu 5 Tabletten (0,9 mg) pro Tag.

Nebenwirkungen (Auszug):

- Sehr häufig:
  - Übelkeit, Erbrechen, Durchfall.
- Häufig:
  - Veränderungen des Schlafverhaltens wie Schlaflosigkeit oder Schläfrigkeit und Müdigkeit, abnorme Träume,
  - Kopfschmerzen,
  - Verstopfung,
  - Schwindel, Erbrechen.
- Gelegentlich oder vereinzelt:
  - Niedriger Blutdruck, Herzinsuffizienz mit Kurzatmigkeit und Wassereinlagerungen, Ohnmächten,
  - allergische Reaktionen, Sehstörungen, Schluckauf,
  - Lungenentzündung

- abnorme, unkontrollierte Bewegungen der Gliedmaßen, erhöhter Bewegungsdrang und Unfähigkeit,
  sich ruhig zu verhalten
- Ruhelosigkeit, Wahnvorstellungen, Gedächtnisstörung, Halluzinationen, Realitätsverlust, Verwirrtheit,
- übermäßige Schläfrigkeit während des Tages und
  plötzliches Einschlafen,
- Gewichtszunahme oder Gewichtsabnahme bei vermindertem Appetit,
- Unfähigkeit, der Versuchung zu widerstehen, bestimmte Dinge zu tun, die dem Patienten selbst oder
  anderen Personen schaden könnten, z. B.: Spielsucht,
  übertriebenes sexuelles Interesse und Verhalten, unkontrollierbares zwanghaftes Einkaufen oder Geldausgeben, Essattacken.

Rotigotin (z. B. „Neupro-Pflaster")
Zugelassen für die Behandlung des Morbus Parkinson 2006,
des RLS 2008.

Dosierung: 1–8 mg pro 24 Stunden.

(Maximaldosierung bei Morbus Parkinson: 16 mg pro 24
Stunden.)

Nebenwirkungen (Auszug):
- Sehr häufig:
  - Schläfrigkeit, Benommenheit, Übelkeit, Erbrechen,
  - Reaktionen an der Pflasterklebestelle.
- Häufig:
  - Bewegungsstörungen, Bewegungsautomatismen,
    Zappeligkeit, Fallneigung,
  - Wahrnehmungsstörungen der Augen und Ohren,
    Halluzinationen, Illusionen, Verwirrtheitszustände,
    ungewöhnliche Träume, Schlaflosigkeit,
  - Blutdruckabfall mit Schwindel oder Kopfschmerz bei
    Körperlageveränderung,
  - Erbrechen, Durchfall, Verstopfung, Verdauungs-
    störungen, Mundtrockenheit, erhöhte Leberenzym-
    werte, Gewichtsverlust, Schluckauf,
  - Ausschlag, Hautrötung, Juckreiz, übermäßiges
    Schwitzen,
  - Wasseransammlungen in Armen und Beinen,
    Schwächezustände.

9

- Gelegentlich oder vereinzelt:
  - niedriger Blutdruck, Herzinsuffizienz mit Kurzatmigkeit und Wassereinlagerungen, Ohnmächten,
  - allergische Reaktionen, Sehstörungen, Schluckauf,
  - Lungenentzündung
  - abnorme, unkontrollierte Bewegungen der Gliedmaßen, erhöhter Bewegungsdrang und Unfähigkeit, sich ruhig zu verhalten,
  - Ruhelosigkeit, Wahnvorstellungen, Gedächtnisstörung, Halluzinationen, Realitätsverlust, Verwirrtheit,
  - übermäßige Schläfrigkeit während des Tages und plötzliches Einschlafen,
  - Gewichtszunahme oder Gewichtsabnahme bei vermindertem Appetit,
  - Unfähigkeit, der Versuchung zu widerstehen, bestimmte Dinge zu tun, die dem Patienten selbst oder anderen Personen schaden könnten, z. B.: Spielsucht, übertriebenes sexuelles Interesse und Verhalten, unkontrollierbares zwanghaftes Einkaufen oder Geldausgeben, Essattacken.

■ **Nachlassende oder schwankende Wirkung in der Dauermedikation**

Neben den „einfachen" Nebenwirkungen beobachtet man nach Einnahme von Dopamin oder Dopamin-Agonisten noch eine weitere Spielart von unerwünschten Effekten, die eng mit der erwünschten Hauptwirkung zusammenhängt.

Um diese verständlich zu machen, können wir nicht darauf verzichten, bestimmte Eigengesetzlichkeiten zu erläutern, denen die Behandlung mit Levodopa und Dopamin-Agonisten unterliegt.

Es geht hier nebenbei um ein zentrales Problem moderner Arzneitherapie: die körperliche Medikamentenabhängigkeit. Ihre Entstehung lässt sich auch Laien unschwer vermitteln. Wir benötigen dazu die Begriffe Toleranz, Rebound und Augmentation.

■ **Toleranz, Rebound**

Dopamin und Dopamin-Agonisten haben eine starke Neigung zur Toleranzentwicklung.

Bei vielen Medikamenten, so z. B. auch bei Schlafmitteln oder Opioiden, beobachtet man ein Nachlassen der Wirkung im Verlauf von Monaten oder Jahren, was immer wieder Dosiserhöhungen notwendig macht. Man nennt dies „Toleranzentwicklung". Sie zeigt sich besonders deutlich bei der Behandlung mit Dopamin und Dopamin-Agonisten.

Physiologischerweise wird der Neurotransmitter Dopamin in den zuständigen Zellen des Nervensystems, also vor Ort, bedarfsgerecht aus Aminosäuren synthetisiert. Bei medikamentöser Zufuhr dieser Substanzen von außen steuert der Organismus dagegen. Er muss sich an die neue Situation eines künstlich erhöhten Dopamin-Spiegels anpassen und regelt deshalb Empfindlichkeit und Eigenaktivität seiner Dopamin-Systeme herunter. Der Fachterminus dafür heißt „Down-Regulation".

Für diesen Anpassungsprozess stehen dem Organismus zahlreiche Mechanismen zur Verfügung. Die einfachsten sind eine Verminderung der auf Dopamin ansprechenden Rezeptoren, eine Drosselung der Eigensynthese oder eine Steigerung der Abbaurate von Dopamin.

Die Konsequenzen sind zweifacher Art:

— **Toleranz**:
Es werden immer höhere Wirkstoffkonzentrationen nötig, um die reaktionsträger, „tolerant" gewordenen Dopamin-Systeme anzuregen. Damit steigt das Risiko für vielfältige Nebenwirkungen. Irgendwann reichen auch höhere Dosierungen nicht mehr aus, um die gewünschte Wirkung zu erzielen (◨ Abb. 9.2). Der Arzt wird also die Wirkstoffklasse der Dopamin-Stimulanzien verlassen und auf andere Substanzen (s. oben) wechseln oder verschiedene Stoffklassen miteinander kombinieren.

— **Rebound** (Entzugsreaktion):
Ein plötzliches Absetzen des Medikamentes überfordert den Organismus. Das inzwischen an hohe Dopamin-Spiegel angepasste Nervensystem ist so „abgestumpft", dass jetzt auch das körpereigene Dopamin für die Normalversorgung nicht mehr ausreicht.

> Beim Rebound verkehrt sich die positive Anfangswirkung ins Negative.

Die Folgen sind ein Wiedereinsetzen der RLS-Symptome, häufig schlimmer, als sie vor Beginn der Behandlung bestanden haben. Diese Entzugsreaktionen werden üblicherweise als „Rebound" bezeichnet (englisch „rebound" = Rückschlag). Man spricht in diesem Zusammenhang auch von „Wirkungsumkehr".

Bei Patienten mit Hochdosistherapie wie beim Morbus Parkinson kann ein plötzlicher Abbruch der Dopamin-Versorgung zu lebensgefährlichen allgemeinen Entzugssymptomen führen. Die Rebound-Reaktion ist der Grund, warum beim Absetzen der Medikation die Mitteldosis schrittweise, über Wochen „ausschleichend" gegen Null gebracht werden soll.

Die Einbahnstraße Wer den Entzug vermeidet, gerät schnell in die Abhängigkeit.

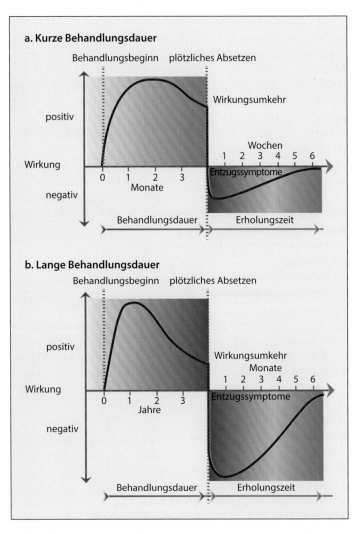

❏ **Abb. 9.2** a, b Toleranz-Entwicklung und Entzugsreaktion (Rebound, „Wirkungsumkehr") von Medikamenten, insbesondere von Levodopa und Dopamin-Agonisten a) bei mäßig langer Anwendung von Dopamin (-Agonisten). Die Toleranz-Entwicklung ist noch nicht bis zum Wirk-Verlust des Medikamentes fortgeschritten.b) bei längerer Anwendung von Dopamin (-Agonisten). Weitgehender Wirkverlust des Medikamentes auf Grund der längeren Behandlungsdauer. Starkes Rebound beim Absetzen, lange Erholungszeit

Wenn der Patient sein Dopamin oder Pramipexol usw. absetzt, melden sich die unruhigen Beine zuverlässig mit Macht zurück. Daraus wird dann der Schluss gezogen: Ohne geht es eben doch nicht. – Falsch! Denn was der Patient jetzt erlebt, ist im Wesentlichen das Rebound, er ist im Entzug.

Streng genommen müsste man erst die Entzugsphase abwarten, um festzustellen, ob ein Patient ohne Dopamin-Präparate zurechtkommt. Und diese Entzugsphase, in der die Dopamin-Systeme ihre Toleranzmechanismen Stück für Stück wieder abbauen, benötigt Wochen bis Monate. So lange kann es dauern, bis der Organismus wieder genau so sensibel auf körpereigenes und zugeführtes Dopamin reagiert wie vor Beginn der Behandlung. Weil das so ist und weil Arzt und Patient in der Regel keine Möglichkeiten sehen, diese Entzugsphase unbeschädigt zu überstehen, wird weiter verordnet. Dopamin – eine Einbahnstraßenmedikation (■ Abb. 9.3)!

In Kenntnis dieser Zusammenhänge warnen verantwortungsbewusste Ärzte davor, ein leichtes oder nur gelegentlich auftretendes RLS zu früh medikamentös zu behandeln. Wer kann es denn gutheißen, wenn aus einer halbwegs zu ertragenden Befindensstörung ein dauerhaft medikamentenpflichtiges Leiden wird?

Augmentation – Die Beschwerden kommen wieder, verändert

Begriffsbestimmung Augmentation = lat. „Vergrößerung".

Wir zitieren aus den oben bereits genannten Leitlinien der Deutschen Gesellschaft für Neurologie (2012):

„ *Augmentation bezeichnet einen früheren Beginn der Symptomatik im 24-Stunden-Verlauf, ein schnelleres Einsetzen der Beschwerden, wenn sich die Patienten in Ruhe befinden und/oder ein Ausdehnen der Beschwerden auf andere Körperbereiche unter stabiler Therapie. Eine Wiederzunahme der Intensität der Beschwerden gilt als weiteres Symptom der Augmentation .*"

Die Augmentation, auch als „Time Shifting" bezeichnet, ist eine gefürchtete Komplikation der RLS-Behandlung mit Dopamin und seinen Agonisten.

❯❯ Augmentation folgt aus Toleranz + Rebound.

Das Augmentationsphänomen lässt sich zwanglos über die beschriebenen Mechanismen der Toleranzentwicklung und des Rebound erklären.

Nach der üblichen abendlichen Tabletteneinnahme fällt der Wirkstoffspiegel im Blut über Nacht und am folgenden Tage kontinuierlich ab. Für die inzwischen tolerant gewordenen, „down"-geregelten Nervenstrukturen wirkt dies wie ein Medikamentenentzug. Die unruhigen Beine melden sich am Abend Stunden früher als vor Beginn der Therapie oder treten sogar schon morgens auf. Irgendwann werden bei manchen Patienten auch die Arme und der ganze Körper von der Unruhe des RLS erfasst.

Die Furcht vor der Entzugsreaktion führt zur Dauereinnahme.

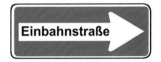

■ **Abb. 9.3** Einbahnstraßen, die in eine Sackgasse münden, sollte man meiden. (© euthymia/Fotolia, mit freundlicher Genehmigung)

Augmentation Folge der Toleranzentwicklung.

Die Augmentation ist so sehr mit der Wirkstruktur der Dopamin-Stimulanzien verbunden, dass es schwer ist, dagegen anzugehen.

Üblich ist der Übergang auf Präparate mit verlangsamter Wirkstofffreisetzung (Retardtabletten, Wirkstoffapplikation über Pflaster). Dies führt freilich meist zu einer Beschleunigung der Toleranzentwicklung, was nach den oben dargestellten Zusammenhängen naheliegt.

Was bleibt, sind folgende Maßnahmen:

- vorsichtige Dosisreduktion,
- Wirkstoffwechsel,
- Übergehen auf eine andere Substanzklasse (s. oben).

> Die medikamentöse Behandlung des RLS erinnert an die Situation des brodelnden Dampfkessels. Je entschiedener der Mensch sich müht, den Deckel von außen niederzuhalten, umso mehr steigt der Druck im Inneren. Hilfreich wäre es, wenn es gelänge, nachhaltig wirksame therapeutische „Entlastungsventile" zu finden oder den „Brenner unter dem Kessel" herunterzuregeln (▶ Kap. 13).

Frank W., 45-jähriger Polizeibeamter

Frank W. berichtet:

„Seit dem zwanzigsten Lebensjahr bin ich immer wieder von einem Kribbeln der Knie wach geworden.

Jahrelang wurden Bandscheibenprobleme als Ursache vermutet.

Als Schlafstörungen und Beinunruhe von Jahr zu Jahr schlimmer wurden, konnte in einer Spezialklinik endlich die Diagnose RLS gestellt werden. Die anfangs verordneten Medikamente Restex und Sifrol verloren relativ rasch ihre Wirkung.

Zusätzlich war ich in meinem Beruf einer schweren traumatisierenden Situation ausgesetzt, mit der ich sehr zu kämpfen hatte. Das hat dem Schlaf auch nicht gut getan. Ich musste deshalb eine Zeit lang Antidepressiva einnehmen. Seit zweieinhalb Jahren klebe ich Rotigotin-Pflaster, die anfangs gut geholfen haben. Inzwischen bin ich bei der Maximaldosierung von 8 mg pro 24 Stunden angekommen. Das hilft zwar auch nicht mehr hundertprozentig, aber wenn ich mit der Dosis runtergehe, wird es ganz unerträglich. Ich musste deswegen immer wieder versuchen, weniger Pflaster zu kleben, weil sich seit einigen Monaten sehr quälende Nebenwirkungen eingestellt haben.

Mein Sexualtrieb ist auf eine katastrophale Weise explodiert und lässt mich und meine Frau keine Nacht in Ruhe. Meine Frau denkt schon an Scheidung."

Der Bericht von Frank W. zeigt die drei unerwünschten Wirkungen unter Therapie mit Dopamin-Agonisten:

- Toleranzentwicklung,
- Rebound bei Dosisreduktion und
- die Überstimulierung des Sexualverlangens.

Nachtrag

Nach mehrmonatiger, anfangs stationärer, anschließend ambulanter Behandlung mit der Methode der chinesischen Arzneitherapie ist Herr W. jetzt seit zwei Jahren beschwerdefrei und benötigt keinerlei Medikamente mehr.

■ **Risiken der Langzeittherapie – Spätschäden**

Möglicherweise liegt in Umbauvorgängen, wie beschrieben bei der Toleranzentwicklung, eine der Ursachen für die Spätschäden unter der Therapie.

Bei Parkinson-Patienten beobachtet man in einem hohen Prozentsatz nach Jahren und Jahrzehnten Bewegungsstörungen („Dyskinesien"), die zum Teil irreversibel sind. Dabei handelt es sich um ausgesprochen störende unwillkürliche Muskelkontraktionen. Sie können in Form von einschießenden Bewegungsimpulsen, unkontrollierbaren Verwindungen der Gliedmaßen oder plötzlichem Hinfallen und Ähnlichem bestehen.

Nun sind beim Morbus Parkinson, anders als beim RLS, wichtige Bewegungszentren im Gehirn von der Krankheit betroffen, außerdem werden deutlich höhere Dosierungen der genannten Substanzgruppe gegeben. Deshalb sind die Risiken, die auf den RLS-Patienten in der Langzeittherapie zukommen, deutlich geringer – aber nicht ganz zu vernachlässigen.

Immerhin schaut man beim Morbus Parkinson auf über 50-jährige Behandlungserfahrungen mit Dopamin (Levodopa) zurück, während seit der Zulassung von Levodopa für die Behandlung des RLS als Voraussetzung der Breitenanwendung gerade einmal 15 Jahre vergangen sind.

Entsprechend sollten auch Aussagen zu den modernen Dopamin-Agonisten mit Vorsicht aufgenommen werden. Ihnen wird ein im Vergleich zum Dopamin geringeres Risiko bezüglich Augmentation, Rebound und Spätschäden attestiert. Diese Stoffe sind zur Behandlung des RLS noch kürzer in Gebrauch (Pramipexol seit 2006, Rotigotin seit 2008). Die nächsten Jahre müssen zeigen, ob sich diese positive Einschätzung aufrechterhalten lässt.

Langzeitrisiken unter Levodopa bei RLS sind geringer als beim Morbus Parkinson.

Die Langzeitproblematik in der Praxis So quälend die Symptome des RLS sein können – gravierender sind für viele Betroffene die Auswirkungen der Beinunruhe auf den Schlaf-Wach-Rhythmus. Schlafmangel ist der Hauptgrund, warum die Betroffenen zum Arzt gehen. Wer den ganzen Tag arbeiten muss, ist auf einen erholsamen Nachtschlaf angewiesen.

Dies ist für den Arzt eine Situation, in der ihm nichts anderes übrig bleibt, als einigermaßen rasch wirkende Medikamente zu verordnen. Dies umso eher, weil nicht-medikamentöse Methoden der Behandlung des RLS oder auch Umstellungen der Lebensführung bisher nicht hinreichend erforscht sind. Denn für die Finanzierung einer Forschung, die nicht der Entwicklung von Medikamenten dient, lassen sich kaum Sponsoren finden. Auch der Arzt bekommt letztlich nur *die* Zeit von der Kasse bezahlt, die er für ein kurzes Gespräch und das Ausstellen eines Rezeptes benötigt.

Die Sachzwänge der alltäglichen medizinischen Praxis.

Unter soviel Sachzwängen wird leicht die Langzeitproblematik verdrängt, die bekanntermaßen mit der andauernden medikamentösen Stimulierung der körpereigenen Dopamin-Systeme verbunden ist.

Wie sich das RLS aus einem anderen Blickwinkel begreifen und behandeln lässt, das zeigen wir in unserem naturheilkundlich-chinesischen Kapitel (► Kap. 13).

Magnesium

Immer wieder hören wir von Patienten, dass Magnesium ihnen eine Zeit lang gegen die RLS-Beschwerden geholfen hat.

Magnesium kann RLS-Beschwerden lindern.

Diese Wirkung lässt sich leicht erklären. Magnesium ist ein Gegenspieler von Kalzium. Kalziumionen haben u. a. eine wichtige Aufgabe bei der neuromuskulären Kopplung, also der Umwandlung von Nervenimpulsen in Muskelkontraktionen. Wird diese Kopplung durch Magnesium abgeschwächt, dann sinkt die Spannung in den Muskeln. Das kann sich positiv auf die Beinunruhe auswirken und hilft auch bei Muskelkrämpfen. Letzteres ist der Hauptgrund, warum so viele Menschen zu Magnesiumpräparaten greifen.

Eine gute Dauerlösung ist dies nicht, die Ursachen bleiben letztlich unbeeinflusst. Ob man immer wieder die Funktion der wichtigen Kalziumionen durch Magnesiumeinnahme behindern soll, ist die Frage.

Unter dem Strich bleibt: Sowohl beim RLS als auch bei Muskelkrämpfen ist Magnesium als Symptomkiller sicher den härteren Medikamenten, die wir oben vorgestellt haben, vorzuziehen.

❯ Von der langfristigen Einnahme höherer Magnesiumdosierungen raten wir ab.

Das Argument, die Symptome würden durch einen Magnesiummangel hervorgerufen, der ausgeglichen werden müsse, ist (fast) immer unbegründet.

Literatur

Leitlinien DGN - Restless-Legs-Syndrom (RLS) und Periodic Limb Movement Disorder (PLMD) (2012) https://dgn.org/leitlinien/ll-06-2012-restless-legs-syndrom-rls-und-periodic-limb-movement-disorder-plmd/

Der komplementäre Ansatz der Traditionellen Chinesischen Medizin: unruhige und schmerzhafte Beine

Inhaltsverzeichnis

Traditionelle Chinesische Medizin (TCM) als Ergänzung zur Schulmedizin

Inhaltsverzeichnis

© Springer-Verlag GmbH Deutschland, ein Teil von Springer Nature 2021
C. Schmincke, *Ratgeber Polyneuropathie und Restless Legs*,
https://doi.org/10.1007/978-3-662-63307-6_10

10.1 Einleitung

Es sind nicht immer weltanschauliche Gründe, die einen Menschen veranlassen, Hilfe außerhalb der etablierten, der „Schulmedizin" zu suchen.

Bisweilen ist einem Krankheitsbild mit herkömmlichen Methoden einfach nicht beizukommen, oder Patient und Arzt scheuen die Risiken und Nebenwirkungen einer konventionellen Therapie.

Auf der Suche nach alternativen neuen (oder alten) Behandlungswegen für die Polyneuropathie (PNP) und das Restless-Legs-Syndrom (RLS) lässt sich, wenn erfolgreich, das Gefundene meist einer der beiden Gruppen zuordnen:

— Einzelmittel, Anwendungen oder Apparate, die zumindest kurzfristig eine Linderung der Beschwerden versprechen,

— Behandlungskonzepte, die das herkömmliche Verständnis der Krankheit erweitern und sozusagen unter neuen Voraussetzungen Behandlungsmöglichkeiten bieten, die sich am Ziel der nachhaltigen Besserung der Erkrankung orientieren.

In diese zweite Gruppe gehört die Traditionelle Chinesische Medizin (TCM), die wir im Folgenden kurz porträtieren wollen.

10

„Die fünf Säulen der TCM"

— **1 – Akupunktur und Moxibustion** (Punkterwärmung durch Abbrennen von Moxakraut): Bringt, wie es heißt, die stockende Bewegung von „Qi" (Energie) und „Xue" (Blut) wieder in Gang. Hilft nicht nur bei Schmerzen, sondern auch z. B. im Asthmaanfall oder bei Heuschnupfen. Positive Effekte bei PNP sind durch Studien belegt. Grundlage ist die Lehre von den Energiebahnen („Meridianen") (◘ Abb. 10.1, ◘ Abb. 10.2).

— **2 – Tuina-Massage**: Manuelle Arbeit, die sich an den Meridianen orientiert. Zielt auf Durchlässigkeit und Normalisierung der Vitalspannung in gestörten Regionen.

— **3 – Qigong**: Eine Art meditative Gymnastik. Übungsweg, um Dinge ins Fließen und in die Balance zu bringen.

— **4 – Diätetik**: In einer reichhaltigen Literatur sind die gängigen Lebensmittel in ihren Wirkungen auf den Organismus beschrieben. Sie lassen sich nach dem Vorbild von Arzneien zur Vorbeugung und Behandlung bestimmter Krankheiten einsetzen.

— **5 – Phytotherapie**: Die chinesische Arzneitherapie (Phytotherapie, Behandlung mit Rezepturen aus chinesischen Arzneipflanzen) ist in jeder Beziehung die bedeutendste dieser Methoden. Speziell sie erlaubt es, auch schwere chronische Krankheiten mit guter Aussicht auf Erfolg zu behandeln.

Seit Ende des Zweiten Weltkrieges und verstärkt seit der Öffnung Chinas zum Westen um 1970 beginnen einige Methoden der traditionellen Medizin Chinas bei uns Fuß zu fassen. Die wichtigsten Therapieverfahren sind in der Übersicht zusammengefasst (◘ Abb. 10.1, ◘ Abb. 10.2).

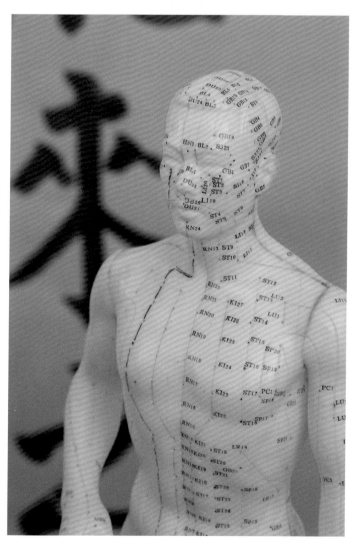

◘ **Abb. 10.1** Akupunkturpuppe. Das Meridiansystem der Akupunktur verweist auf das andersartige Menschenbild des Fernen Ostens

10

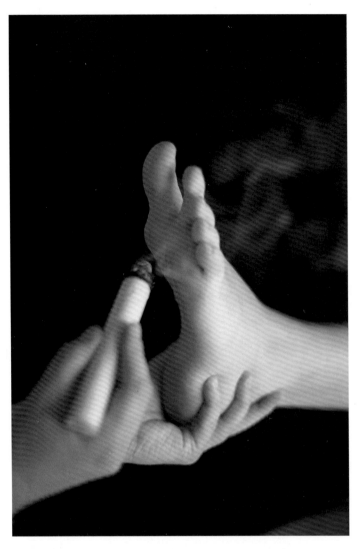

◨ **Abb. 10.2** Moxa. Bei „Kältekrankheiten" und manchen Formen der Erschöpfung ist die Moxa-Behandlung der Akupunktur überlegen

10.2 Die TCM als Komplementärmedizin

Die chinesische Medizin sieht seit jeher hinter dem erkrankten Organ und dem einzelnen Symptom eine Balancestörung des Ganzen.

Dagegen hat die westliche Medizin vor etwa 250 Jahren einen anderen Weg eingeschlagen. Ihr Fokus richtet sich vornehmlich auf das erkrankte Organ, auf die aktuelle Symptomatik und evtl. bestehende aktuelle Gefahrenpotenziale. Ihre großen Stärken sind daher:

- rasche Symptombeseitigung,
- Lebensrettung,
- Ersatz untergegangener Organe oder Organfunktionen durch mechanische (wie Herzklappen) oder chemische (wie Insulin) „Prothesen".

Allerdings gerät in der nach Fachgebieten streng geordneten Welt der modernen Medizin der hohe Vernetzungsgrad aller Teile des Organismus leicht aus dem Blick.

Dadurch haben es organübergreifende Entwicklungen als Grundlage chronischer Krankheiten schwer, Eingang in das Denken und die Lehrbücher der Schulmedizin zu finden.

Der chinesische Arzt wird versuchen, die Symptomsprache des Organismus in einer Weise auszulegen, dass Störungen der gesamtkörperlichen (und seelischen) Balance erkennbar werden. Zusätzlich wird er Entwicklungslinien herausarbeiten, die von Belastungen der Vergangenheit zum gegenwärtigen Krankheitszustand geführt haben.

Die TCM beachtet den hohen Vernetzungsgrad aller Teile des Organismus.

Der Blick der Diagnostik in die Tiefe der Krankheitsvorgeschichte und in die Breite der körperlichen wie seelischen Reaktionen und Befindlichkeiten des Menschen ist eine Besonderheit der chinesischen Medizin. Sie gilt als eine der Voraussetzungen dafür, dass die chinesische Medizin mit ihren Behandlungsverfahren die herkömmliche Medizin ergänzen kann. Damit wird sie zu Recht als „Komplementärmedizin" bezeichnet.

> **Definition**
>
> **Komplementärmedizin**
> International hat sich für „Komplementärmedizin" inzwischen der Begriff „CAM" (= Complementary and Alternative Medicine) durchgesetzt. Die alternative Sicht- und Behandlungsweise der CAM kann und soll die konventionelle Medizin da ergänzen, wo diese an die Grenze ihrer Möglichkeiten kommt (lat. „complementum" = Ergänzung).

Der komplementäre Ansatz der chinesischen Medizin bewährt sich besonders in der Behandlung von chronischen Krankheiten. Vorrangiges Ziel ist dabei weniger die schnelle Symptombeseitigung als vielmehr die nachhaltige, stabile Besserung, im Idealfall Heilung.

In der Auseinandersetzung des Organismus mit dem chronischen Krankheitsprozess können allerdings Krisen auftreten wie Schmerzspitzen, Blutungen, Panikzustände oder Infekte. Auch in derartigen Akutsituationen kann die TCM oft genug helfen, was nebenbei die Möglichkeit bietet, Akutmittel der Schulmedizin einzusparen.

Die TCM behandelt auch Akutsymptome wie Schmerzen, Blutungen, Erregungszustände.

> Die meisten Formen der PNP wie auch das RLS sind einer chinesischen Therapie gut zugänglich.

Mit einigen Hinweisen zur Vorgehensweise der chinesischen Diagnostik und zur Arzneipflanzentherapie wollen wir einen Blick in die „Werkstatt" der TCM werfen.

10.3 Diagnostik in der TCM

Die chinesische Diagnostik wird gern als „sechste Säule der TCM" bezeichnet.

Alle Therapieverfahren, ganz besonders aber die Arzneitherapie, haben eine „chinesische" Diagnose zur Voraussetzung. Die westliche Diagnose gibt wesentliche Informationen, reicht aber als Behandlungsgrundlage allein nicht aus. Eine chinesische Diagnose kann nur stellen, wer sich intensiv mit Begrifflichkeit und Naturlehre des alten China befasst hat (s. Übersicht, auch ◘ Abb. 10.3).

10

Chinesische Diagnostik

— Die diagnostische Arbeit braucht Zeit. Weil alles mit allem zusammenhängt, kann jedes Detail Aufschluss geben über den vorliegenden Krankheitsmechanismus im chinesischen Sinne und damit über die adäquate Therapie.

— Die genau erfragte Vorgeschichte der Beschwerden kann auslösende oder verschlimmernde Faktoren dingfest machen, im Falle der Polyneuropathie auch solche, die bisher nicht bekannt waren.

— Auch Angaben aus dem „Nahbereich" des Menschen wie Ausscheidungen, Temperaturempfinden, seelische Befindlichkeiten, Fitness, Ernährungsvorlieben können Hinweise auf gestörte innere Prozesse geben.

— Dabei spielt das subjektive Krankheitserleben des Patienten eine wichtige Rolle. Ob z. B. ein Schmerz als dumpf oder als hell-einschießend empfunden wird, hat einen Informationswert für die chinesische Diagnose und damit für die Auswahl der passenden Arzneipflanzen.

— Die übliche körperliche Untersuchung wird ergänzt durch die chinesische Form der Pulsanalyse und eine genaue Betrachtung der Zunge (Puls- und Zungendiagnose; ◘ Abb. 10.3).

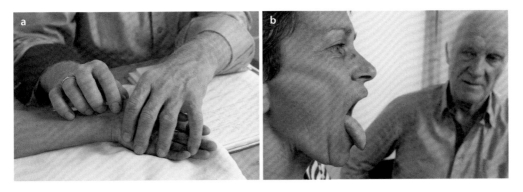

Abb. 10.3 a, b Chinesische Pulstastung und Betrachtung der Zunge haben diagnostisch einen hohen Stellenwert

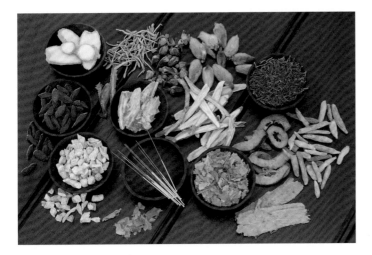

Abb. 10.4 Arzneitherapie. Wichtigster Zweig der chinesischen Medizin ist die Behandlung mit Arzneipflanzen

10.4 Arzneitherapie der TCM

Die Arzneitherapie („Phytotherapie") besteht in der Verordnung von Rezepturen aus Einzelmitteln überwiegend pflanzlichen (□ Abb. 10.4), seltener mineralischen oder tierischen Ursprungs. Teile von Tieren, die vom Aussterben bedroht sind, werden in der seriösen TCM nicht verwendet.

Die häufigste Zubereitungsform der chinesischen Arzneien ist die Abkochung, „Dekokt" in der Apothekersprache. Die chinesischen Arzneibücher beschreiben einige Tausend Einzelmittel. Diese zum Teil recht umfangreichen pharmakologischen Darstellungen verwenden freilich Begriffe und Anschauungen der traditionellen chinesischen Krankheitslehre, die einem Schulmediziner nicht geläufig sind. Ein Arzt, der chinesische Arzneirezepturen verordnen will, muss deshalb eine Art „Zweitstudium" absolvieren.

Dies ist einer der Gründe, warum die Methode nicht zur Selbstbehandlung geeignet ist: Es braucht ein großes Wissen und viel Erfahrung, um die jeweils passenden Arzneipflanzen zu verordnen. Der andere Grund ist die starke Wirkung der Pflanzen, die in den Händen eines Ungeübten durchaus auch Schaden anrichten können.

10.4.1   Behandlungsverlauf

Der Behandlungsverlauf gestaltet sich folgendermaßen:

Arzneirezepturen werden regelmäßig an den Behandlungsverlauf angepasst.

Der Patient nimmt die für ihn nach Diagnosestellung individuell komponierte und durch Abkochung aufgeschlossene Pflanzenrezeptur ein und berichtet seinem Arzt in den folgenden Tagen, welche Effekte er aufgrund der Einnahme an sich beobachtet hat. Dieses Feedback ermöglicht es dem Arzt, die Rezeptur für den nächsten Einnahmezyklus, falls überhaupt nötig, so zu modifizieren, wie es die „Symptomantwort" des Patienten erfordert. Es finden also unter der Behandlung immer wieder Anpassungen der Arznei an die Reaktionen des Patienten statt.

Von Sitzung zu Sitzung wächst dabei eine Art „Arbeitsbündnis" zwischen Patient und Arzt, man könnte ergänzen: unter Beteiligung der Arzneipflanzen.

> Ziel ist es immer, Prozesse anzuregen und zu steuern, die den Patienten aus der Krankheitsentwicklung herausführen.

10.4.2   Qualität der aus China importierten Arzneipflanzen

Sicherste Bezugsquelle für chinesische Arzneimittel ist die Apotheke. Der Großhändler lässt seine Importware durch anerkannte Institute engmaschig auf unerlaubte Beimengungen überprüfen und zertifizieren. Der Apotheker bezieht nur zertifizierte Ware. Die deutschen Pharmazieräte kontrollieren die Apotheken, die Importeure und sogar die Lieferanten in China. Wer also sein chinesisches Arzneirezept über eine Apotheke bezieht, kann sich darauf verlassen, Qualität zu erhalten.

Chinesische Arzneipflanzen werden auch in Bayern angebaut.

Seit etwa 15 Jahren werden mit Entwicklungshilfe durch die Bayrische Landesanstalt für Landwirtschaft (BFL) ausgewählte chinesische Arzneipflanzen in Bayern kultiviert. Inzwischen haben es etwa 12 Heilpflanzen auf mittelfränkische

Äcker geschafft. Ihre Qualität steht der in China gehandelten nicht nach. Die Analyseergebnisse sind hervorragend; viele Apotheken führen bereits chinesische Heilpflanzen aus bayrischem Anbau.

10.5 Die Theorie hinter der Behandlung

Zwischen den Methoden und Heilmitteln auf der einen und der konkreten Behandlung auf der anderen Seite steht die Frage nach dem Behandlungskonzept. *Was* soll eigentlich behandelt werden? Die Vorgehensweise der chinesischen Medizin besteht nicht darin, ein Kraut z. B. gegen Schmerzen, eines gegen Entzündung und wieder ein anderes gegen Muskelschwäche usw. zu verabreichen. Ernsthafte chinesische Arzneitherapie hat zur Voraussetzung, dass der Arzt eine Vorstellung von den krankhaften Prozessen hinter den Beschwerden hat. Es sollen nicht einfach Symptome behandelt werden, sondern die Ursachen. Aber wo liegen die Ursachen der Krankheiten? Chinesisch gesprochen geht es um die „Wurzeln der Krankheit".

Die chinesische Tradition hat eine ganze Reihe von Krankheitsmodellen hervorgebracht, die bestimmte „Krankheitswurzeln" zu bestimmten Arzneirezepturen in Beziehung setzen.

Keine Therapie ohne Krankheitsmodell.

10.5.1 Die Bedeutung von Krankheitsmodellen

Auch die Schulmedizin arbeitet mit Krankheitsmodellen.

Ein Beispiel: Seit etwa 150 Jahren gilt im Westen das Erregermodell der Krankheitsentstehung. Es besagt, dass viele Krankheiten durch mikroskopisch kleine Lebewesen oder „Halblebewesen" wie Viren hervorgerufen werden. Dieses Modell hat unserer Medizin große Fortschritte beschert, das Verständnis der Infektionskrankheiten gefördert, den Umgang mit Epidemien erleichtert, die Entwicklung der Antibiotika möglich gemacht usw.

In bestimmten Situationen versagt dieses Modell allerdings. So gibt es keine befriedigende Antwort auf die Frage, warum der eine Mensch beim Erregerkontakt krank wird, der andere aber nicht. Auch zum Verständnis von Autoimmunerkrankungen oder Allergien hilft das Erregermodell nicht wirklich weiter. Diese Erklärungslücken kann z. B. die TCM ausfüllen.

Einige Krankheitsmodelle der TCM lassen sich gut in unser westliches Weltbild einpassen. Da sie Grundlage unserer Therapie sind, werden wir sie im Folgenden ausführlicher darstellen.

Die chinesische Sicht der Dinge

Inhaltsverzeichnis

© Springer-Verlag GmbH Deutschland, ein Teil von Springer Nature 2021
C. Schmincke, *Ratgeber Polyneuropathie und Restless Legs*,
https://doi.org/10.1007/978-3-662-63307-6_11

Überlegungen zum Entstehungsmechanismus von PNP und RLS als Voraussetzung einer chinesischen Behandlung.

Die folgende Darstellung ist Grundlage unserer Behandlung der Polyneuropathie (PNP) und des Restless-Leges-Syndroms (RLS) mit chinesischen Heilpflanzen.

11.1 Chinesische Arzneipflanzen als Instrumente der Therapie

TCM ist keine Esoterik.

Die chinesische Arzneitherapie gleicht einem großen Instrumentenkasten. Die Wirkung der einzelnen Instrumente (= Arzneipflanzen und ihre Kombinationen) ist in den chinesischen Handbüchern präzise beschrieben. Das in einem Zeitraum von 30 Jahren gesammelte Erfahrungsmaterial der DECA-Arbeitsgruppe hat diese Wirkbeschreibungen bestätigt, modifiziert und im Hinblick auf moderne Krankheitsbilder weiterentwickelt. Wir können deshalb aus der Wirksamkeit bestimmter Arzneimittelkombinationen Rückschlüsse auf Krankheitsmechanismen ziehen, die der PNP und dem RLS zugrunde liegen.

Das bedeutet:

> Die chinesischen Arzneipflanzen können helfen, die beiden genannten Krankheiten besser zu verstehen.

11 TCM ist keine Esoterik.

Die chinesische Art, den menschlichen Organismus und seine Krankheiten zu beschreiben, wirkt auf Europäer zunächst fremdartig; sie sollte aber nicht mit Esoterik verwechselt werden. Es geht um ganz konkrete Dinge. Dies wird immer wieder durch Fallbeispiele veranschaulicht.

Wem es gelingt, sich auf diese Sichtweise einzulassen, der wird Erkenntnisse gewinnen, die auch bei der Gestaltung der persönlichen Lebensführung von Nutzen sein können.

Hilfe kommt von unerwarteter Seite: Einige Ergebnisse der neueren medizinischen Grundlagenforschung scheinen unsere chinesischen Krankheitsmodelle zu unterstützen.

11.2 Das „Tan"-Modell der chinesischen Medizin

Von den zahlreichen Schulen und Richtungen der TCM, die den Westen erreicht haben, hat sich ein Konzept bei der Behandlung der PNP und des RLS in der Praxis am meisten bewährt. Es geht um das innere stoffliche Milieu des Organismus, chinesisch „Xue" (meist übersetzt mit „das Blut, die

Säfte"). Im Vordergrund steht eine Säftestörung, die in der TCM den Namen „Tan" trägt.

Definition

Tan

Das chinesische „Tan" wird gemeinhin mit „Schleim" übersetzt. Speziell bei der PNP geht es um den „versteckten" Schleim, englisch „hidden phlegm". In diesem Sinne ist „Tan" eine Art Sammelbegriff. Er umfasst alle unerwünschten Substanzen, die sich auf Dauer den natürlichen Klärungs- und Ausscheidungsfunktionen entzogen haben und eine Neigung zur Deponiebildung besitzen.

„Tan", der im Inneren versteckte Schleim.

Um den Begriff des „Tan" einigermaßen verständlich zu machen, müssen wir weiter ausholen. Dazu scheint es uns sinnvoll, einige wenige Grundbegriffe der chinesischen Medizin einzuführen.

Sechs Grundbegriffe der chinesischen Medizin
- Yin
- Yang
- Qi – die aktiven Kräfte
- Xue – das Blut, die Säfte
- Die „Mitte" – Funktionskreis „Milzmagen"
- Tan – der (innere) Schleim

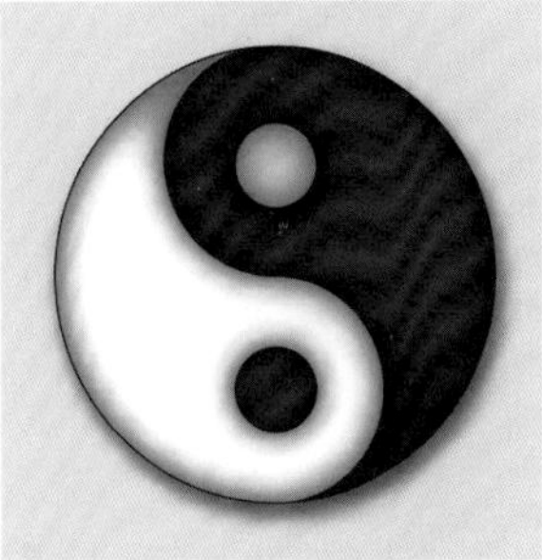

11.3 Yin-Yang

Yin-Yang verkörpert das Urprinzip der chinesischen Medizin und Lebensphilosophie (◘ Abb. 11.1). Eine Erklärung dieser elementaren und für das westliche Denken fremdartigen Begriffe würde Bände füllen.

Yang bedeutet ursprünglich die sonnenbeschienene Seite eines Berges oder eines Flussufers, Yin die Seite, die im Schatten liegt. In der chinesischen Philosophie steht Yin für das Prinzip der schöpferischen Ruhe, ihr Gegenpol ist Yang, das Prinzip der schöpferischen Aktivität. Beide gehören zusammen, bedingen sich gegenseitig, wie Tag und Nacht, Schlafen und Wachen. Die Spannung zwischen Yin und Yang, die immerfort nach Auflösung drängt und dadurch Neues hervorbringt, ist nach altchinesischer Auffassung das Grundprinzip der Wirklichkeit.

◘ **Abb. 11.1** Yin und Yang, verbunden und doch getrennt – die Essenz der chinesischen Philosophie

Yin-Yang, das schöpferische Prinzip der chinesischen Naturlehre.

11.3.1 Wandel des physikalischen Weltbildes im Westen

Im Abendland hat sich seit der Neuzeit die Überzeugung durchgesetzt, dass der letzte Grund der realen Welt stofflicher Natur ist: Die Welt ist aus Molekülen, Atomen, Elementarteilchen aufgebaut. Dieser scheinbar verlässliche Ankerplatz für unser Naturverständnis ist seit etwa 100 Jahren unsicher geworden. Unter den Entdeckungen der modernen Physik hat sich die Vorstellung von der Festigkeit der Materie aufgelöst. Was bleibt, sind Felder, Wellen, Kräfte, mathematische Wahrscheinlichkeiten – nichts, was man anfassen kann.

Yin-Yang, Grundlage der Computerlogik.

Der Philosoph Leibniz hat früh den hohen Rang der chinesischen Geisteskultur erkannt. Er schuf auf der Basis des Yin-Yang die binäre Zahlentheorie, die sich zu einer Grundlage der Computerlogik entwickelt hat.

> Die Unentrinnbarkeit des polaren Prinzips von Yin und Yang kann man sich an einem einfachen Beispiel klar machen: Wenn Sie einem Außerirdischen oder einem Kind erklären sollen, was Bewegung ist, kommen Sie ohne den Kontrastbegriff Ruhe nicht aus – und umgekehrt. Beide gehören untrennbar zusammen. Was für die Logik gilt, bewährt sich auch in der Alltagspraxis. Eine gute Balance zwischen Bewegung und Ruhe, zwischen Aktivität und Regeneration ist die Grundlage jeder gesunden Lebensweise.

In den Sprichwörtern „Aus der Ruhe kommt die Kraft" und „Nach getaner Arbeit ist gut Ruhen" zeigt sich, wie Yang aus Yin und Yin aus Yang hervorgeht. Yin und Yang sind somit nicht nur einfache logische Polaritäten, sondern sich gegenseitig hervorbringende Seinszustände.

11.4 Qi und Xue

■ Qi

„Qi" (sprich: „Tschi"), der Vertreter des Yang im Organismus, wird meist mit „Energie" übersetzt, was leicht zu Missverständnissen führt, weil der Begriff „Energie" heutzutage vorwiegend physikalisch-technische Assoziationen weckt. Wir übersetzen gern mit „Fluss" oder „Fließen" und denken dabei an das englische „flow" (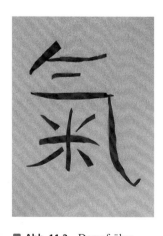 Abb. 11.2). Im „Flow" befindet sich ein Mensch, wenn ihm alles gut von der Hand geht. Er ist aktiv und kreativ ganz bei der Sache; seine geistigen und körperlichen Kräfte entfalten sich ohne Stockung. Sein Qi ist jetzt in einer guten Verfassung. Dies zeigt sich etwa in einer

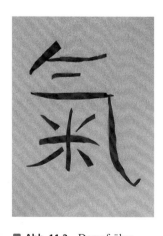

■ **Abb. 11.2** Dampf über einem Reiskochtopf ist die ursprüngliche Bedeutung des Zeichens für Qi. (© Fotoschlick/Fotolia, mit freundlicher Genehmigung)

11

geschmeidigen, situationsgerechten Beweglichkeit und einer vollen Entfaltung der Sensibilität.

Der Qi-Fluss durch die Meridiane wird durch Akupunktur, Tuina-Behandlung und Qigong-Übungen reguliert.

Definition

Störungen des Qi

Stockungen, Blockaden, Schwäche, übertriebene Mobilisierung (Überspannung, Hektik), Verteilungsstörungen, z. B. zwischen oben und unten (willensbestimmte Überaktivität des Geistes bei gleichzeitig schwindender Vitalität der Gehwerkzeuge).

■ **Xue**

Der Begriff „Xue" (sprich: „Schjöe") wird üblicherweise mit „das Blut, die Säfte" übersetzt. Xue ist sozusagen der „schwerflüssige", der Yin-Partner des Qi bei seiner Bewegung durch den Organismus. Xue ist Sammelbecken aller ernährenden, aber auch verschlackenden Prozesse. Die Muskulatur z. B. wie auch die anderen Gewebe des Bewegungsapparates sind in ihren mechanischen Eigenschaften einerseits abhängig von der Qualität und der Zirkulationsfreude des Xue, andererseits natürlich auch von der trainierenden Inanspruchnahme durch Bewegungsimpulse des Qi.

Xue wird durch Qi-Prozesse der Verdauung und Klärung gebildet, umgekehrt stärkt die Nährkraft des Xue das Qi.

Definition

Störungen des Xue

Schlechte Qualität („Feuchtigkeit, Schleim"), bestimmte Hitzeformen, Schwäche, Stauungen, ungeregeltes Zellwachstum, Blutungen, Entzweiung von seinem Partner – Qi. Frauenkrankheiten sind häufig Erkrankungen des Xue. Auch „Tan" gehört in den Bereich des Xue.

11.4.1 Qi und Xue im Wechsel von Tag und Nacht

Die Begriffe Qi und Xue verkörpern das Yang und das Yin des Organismus.

So ist z. B. die Nachtruhe die Yin-Phase, in der das körperlich-seelische Geschehen von Prozessen im Bereich des Blutes und der Körpersubstanzen (Xue) dominiert wird; die vielfältigen Aufgaben des Tages fordern und fördern die aktiven Kräfte (Qi).

Das Qi dominiert den Tag, das Xue die Nacht.

Behinderungen der Reinigungs- und Aufbaufunktionen, die mit Blut und Lymphe im Zusammenhang stehen, zeigen sich etwa in einer Störung des Schlafes und einem schlechten Morgenzustand; läuft dagegen die Mobilisierung, Demobilisierung und Anpassung der aktiven Kräfte (Qi) unrund, äußert sich dies in Beschwerden, die im Tagesverlauf und gegen Abend zunehmen.

11.4.2 Wechselbeziehung zwischen Qi und Xue

Qi-Xue-Interaktionen wie auch das wechselweise Übergehen des einen in das andere (schön dargestellt im Yin-Yang-Emblem; ◘ Abb. 11.1) spielen bei ungezählten Vorgängen im Organismus eine Schlüsselrolle. Wenn diese Interaktion gestört ist, spricht man von „Qi-Xue-Disharmonie".

Auch das Thema Bewegung bietet Beispiele für das Auseinanderdriften von Qi und Xue:

Das RLS lässt sich als Disharmonie von Qi und Xue deuten.

11

— Langes Sitzen. Das Xue wird träge und schwer. Der Dynamik des Qi gelingt es nicht, an diese träge Materie anzudocken, um sie in Bewegung zu bringen. Die Atmung erreicht nicht den Beckenraum. Die Zirkulation gerät ins Stocken. Das Xue „versumpft".

— Gefahren des Leistungssports. Übersteigerter Leistungswille erreicht nur das Qi. Die Blutzirkulation bleibt auf die Leistungsmuskulatur beschränkt. Die Atmung dockt nicht im Beckenraum an. Das Qi dreht hohl. Wie Vollgas im Leerlauf. Die Bewegungen verlieren Geschmeidigkeit, Schönheit und Ökonomie. Vorzeitige Abnutzung droht.

— Dramatische Folgen hat die Disharmonie von Qi und Xue beim Herzinfarkt unter körperlicher oder seelischer Anstrengung: Qi-Impulse zwingen den Herzmuskel zu einer verstärkten Kontraktionsarbeit, die eine gesteigerte Blutzufuhr erfordert. Da die Herzkranzgefäße verschlossen sind, kann das Xue dieser Versorgungsaufforderung durch das Qi nicht nachkommen. Der vom Xue abgekoppelte Muskel „läuft heiß und verbrennt".

— Ein weiteres Beispiel für das krankhafte Misslingen dieser Wechselbeziehung beschreiben wir im Zusammenhang mit dem RLS weiter unten in diesem Kapitel.

Die langsamen Bewegungen des Qigong harmonisieren Qi und Xue.

Ein Weg, die Kommunikation zwischen einem zu heftigen Qi und einem zu „schwerflüssigen" Xue zu fördern, ist das Qigong.

11.5 Die Mitte

Die chinesische Medizin beschreibt 5 Funktionskreise, deren geordnetes Zusammenwirken für den Erhalt der Lebensfunktion sorgt. Jeder dieser Funktionskreise ist einem der 5 Elemente der chinesischen Naturlehre, auch „Wandlungsphasen" genannt, zugeordnet.

Einer dieser Funktionskreise heißt „Die Mitte". Sie gehört zur Wandlungsphase „Erde".

11.5.1 Der chinesische Organbegriff

An dieser Stelle hat die westliche Medizin vielleicht die größten Schwierigkeiten, den chinesischen Weg zu akzeptieren. Wir sprachen davon, dass die Anatomie, bei uns seit Beginn der Neuzeit *die* medizinische Leitwissenschaft, in der TCM eine eher untergeordnete Rolle spielt. Die Chinesen haben an ihrer Stelle Formulierungen für Elementarfunktionen des Lebewesens geprägt, die von so großer allgemeiner Bedeutung sind, dass sie Körperliches und Seelisches gleichrangig zum Inhalt haben (also eine Art „psychosomatische Anatomie").

Diesen Elementarfunktionen haben die Chinesen Organnamen wie Leber, Niere usw. gegeben, was leicht zu Verwechslungen mit unserem westlichen Organbegriff führen kann. Einem Vorschlag von M. Porkert folgend hat sich deswegen zur Bezeichnung der chinesischen „Organe" der Begriff „Funktionskreis" durchgesetzt.

11.5.2 Die Fünf Organe = „Funktionskreise" der TCM

Man muss keine anatomischen Kenntnisse haben, um die Grundprinzipien der chinesischen Medizin zu begreifen. Es reicht, sich die Frage zu stellen, welche Eigenschaften oder Funktionen ein Lebewesen zum Lebewesen machen. Die Antwort kann uns zu den fünf Funktionskreisen der TCM führen (◧ Abb. 11.3).

Ein Lebewesen, dessen Innenleben wir nicht kennen, muss zunächst zwei Bedingungen erfüllen. Es muss sich abgrenzen, abschließen gegenüber seiner Umgebung, damit es seine eigene Innenwelt aufbauen und behaupten kann. Gleichzeitig muss es aber auch einen regen Austausch mit dieser Umwelt betreiben, weil sie sein Überlebensmilieu darstellt.

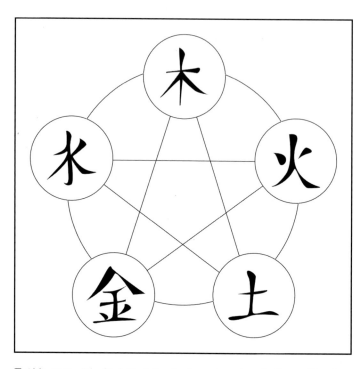

▣ Abb. 11.3 Die fünf Funktionskreise entsprechen in ihrem Charakter jeweils einer Wandlungsphase. (Oben beginnend, im Uhrzeigersinn: Holz – Feuer – Erde – Metall – Wasser) (© Amiris/Fotolia, mit freundlicher Genehmigung)

11

— Dieser Austausch hat zunächst etwas mit Ernährung zu tun, also: Appetit entwickeln, auswählen, aufnehmen, verdauen, verteilen, ausscheiden. Die TCM nennt diese Funktion „die Mitte" oder „Milzmagen".
— Das Lebewesen soll seine Welt erkunden und erobern können. Dazu braucht es Initiative, Bewegungsdrang und Bewegungsorgane. Diese Funktion nennt die TCM „Leber".
— Ohne Kommunikation kein Leben. Kommunikation heißt Geben und Nehmen. Der Rhythmus, in dem sich die Spannung von Yin und Yang immer wieder aufbaut und zum Ausgleich kommt, stellt sich im Atmen ein. Das Schwingungs- und Kommunikationsorgan der TCM heißt „Lunge".
— Leben, das sich erhalten will, muss über den Augenblick hinaus vorsorgen. Ein Teil des Tagesertrages der Lebenstätigkeit wird nicht verausgabt, sondern gespeichert: Reserven für den Winter, Erlerntes, im Gedächtnis gespeicherte Fertigkeiten für künftige Herausforderungen oder, die edelste Form der „Speicherung", Keimzellen für die Erzeugung von Nachkommen. Diese Funktion heißt „Niere".

— Die fünfte, letzte Funktion hat mit der Koordination des Ganzen zu tun. Damit im Zusammenspiel der genannten Grundfunktionen Innenwelt und Außenwelt des Individuums zu *einer* Welt verschmelzen können, ist eine integrierende Instanz notwendig. Sie wird „Herz" genannt. Das Herz, heißt es weiter bei den Klassikern, ist „Sitz des Verstandes und Herberge der Gefühle".

11.5.3 „Die Mitte", zentrales Verdauungsorgan

Der Funktionskreis „Milzmagen", auch „die Mitte" genannt, ist das zentrale Verdauungsorgan. Es ist zuständig für die Aufnahme, Verarbeitung und bedarfsgerechte Verteilung von allem, was der Organismus für Wachstum und Vitalität benötigt, also Speisen, Genussmittel, aber auch Informationen (◨ Abb. 11.4).

❯ Ein Beispiel für die psychosomatische Betrachtungsweise der chinesischen Medizin ist die Funktionsbeschreibung der Mitte. Diese ist nicht nur für die Aufnahme und Verarbeitung von materiellen Dingen, sondern auch für geistige Inhalte zuständig. Das Sprichwort „Voller Bauch studiert nicht gern" oder die Redensart „Diese Nachricht muss ich erst mal verdauen" zeigen, dass unsere Umgangssprache aus der gleichen Erfahrungswelt schöpft wie die chinesische Medizin.

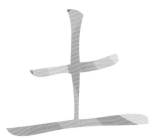

◨ **Abb. 11.4** Zeichen für den Funktionskreis Milz, der dem Element Erde zugeordnet ist. (© Amiris/Fotolia, mit freundlicher Genehmigung)

Zwei Filter sollen meinen Organismus davor bewahren, Dinge aufzunehmen und zu behalten, die nicht zu mir passen.

▪ Ja oder Nein sagen; die Eingangstür öffnen und schließen können

Die Aufnahme wird durch Appetit, Geschmacksorgane und das Sättigungsgefühl (im Idealfall) so geregelt, dass der Mensch nicht *mehr* zu sich nimmt, als er braucht, und dass er sich mit nichts einlässt, was von Zunge, Nase und Geschmacksurteil abgelehnt wird. Dazu gehören nicht nur materielle Stoffe, sondern z. B. auch Fernsehsendungen, die aufgrund medialer Verführungstechniken Filterfunktionen außer Kraft setzen. Vielleicht weist das bekannte schale Gefühl nach deren Abschalten darauf hin, dass die Mitte im Leerlauf gearbeitet hat.

Eine gesunde Mitte hat die Fähigkeit, Nein zu sagen. (Dieser „Eingangsfilter" der Mitte kann übrigens erheblich gestört werden, z. B. durch Alkohol, was sich an den Ergebnissen abendlicher Knabberorgien ebenso ablesen lässt wie an den gelegentlich lebenslangen Folgen von Partybekanntschaften.)

Die Mitte filtert, sie lässt nicht alles herein.

Zweite Aufgabe der Mitte ist die „Trennung von Trübem und Klarem".

■ **Zu Hause aufräumen, ausmisten, Ordnung schaffen**

Die zweite Filterstation ist mit all dem befasst, was schon aufgenommen wurde und ins Innere des Menschen gelangt ist. Aufgabe dieses zentralen Filters ist, wie es in der chinesischen Medizinliteratur heißt, die „Trennung von Trübem und Klarem". Das „Klare" umfasst alle die Stoffe, Informationen und Anregungen, die ein Mensch für Erhaltung, Wachstum und Vitalität benötigt.

Das „Trübe" wird über die Nieren, den Darm und andere Schleimhautorgane ausgeschieden. Auf der geistigen Ebene entspricht diesem Ausscheidungsvorgang das Vergessen. Nicht alle Eindrücke des Tages haben Platz im Langzeitgedächtnis. Zum „Trüben" gehören natürlich auch alle ausscheidungspflichtigen Substanzen, die im Rahmen innerer Abbau- oder sonstiger Stoffwechselprozesse anfallen.

Diese äußerst anspruchsvolle Sortierarbeit der Mitte, die neben der Reinigung und Regeneration auch der Strukturbildung dient, findet besonders intensiv bei Nacht statt. Auch das Langzeitgedächtnis, Basis unserer individuellen mentalen Struktur, wird überwiegend in der Tiefschlafphase auf- und ausgebaut, wie neuere Forschungen gezeigt haben.

Die Tätigkeit der Mitte, sagen alte Texte, ist auf eine ruhige und entspannte Verfassung angewiesen. Hektik, Unrast, Stress können die Klärungsfunktion der Mitte stark beeinträchtigen.

11   Unrast stört die Tätigkeit der Mitte.

Das außerordentlich vielfältige Spektrum von Mitte-Störungen kann sich einerseits in unmittelbar wahrnehmbaren Beschwerden der Verdauungsfunktion kundtun, sodann im Appetitverhalten und schließlich in den Langzeitfolgen einer notorisch überforderten und unzureichenden Klärungsleistung.

Diese letztgenannte Problemzone der Mitte-Funktion soll uns im Rahmen der Polyneuropathieproblematik ausschließlich beschäftigen.

11.5.4   „Tan", der (versteckte) Schleim

Wir Menschen neigen dazu, mehr aufzunehmen, als wir „klären" können. Dies ist ein Problemthema vor allem in den reichen, mit Gütern und medialen Informationen übersättigten Gesellschaften.

Klären heißt, wir erinnern uns, dass der Mensch all das von den aufgenommenen Dingen behält und in sich einbaut, was der Organismus für seine Erhaltung und Entwicklung braucht. Alles andere wird aussortiert, als „Müll" deklariert und ausgeschieden.

Es besteht also ein Missverhältnis zwischen der Klärungskraft der Mitte und den zu bewältigenden stofflichen Aufgaben.

Warum die Mitte bei uns so oft überfordert ist

- Das Konsumangebot der Wohlstandsgesellschaft, der Warendruck auf allen Ebenen, der alle guten Vorsätze des Einzelnen, Nein zu sagen, schwach werden lässt.
- Störungen der inneren Balance des Menschen, Krankheiten, Medikamente, Operationen, nicht erfolgreich ausgeleitete Entzündungsprozesse, ungelöste innere Konflikte verursachen zunehmende Altlasten, mit deren Klärung die Mitte nicht hinterherkommt.
- Für die Arbeit der Mitte förderliche ruhig-besinnliche Situationen haben keinen Platz in unseren Terminplänen: Müßiggang, Tagträumen, das entspannte Gespräch im vertrauten Kreis oder mit dem Partner, Momente der kreativen Langeweile, der geruhsame Spaziergang, das „Chillen", „herumkruschteln", wie die Schwaben sagen, das behutsame Ingangkommen am Morgen.

11.5.5 Die Notlösung: Anlage von Deponien

Wenn die Klärungsfunktion der Mitte überlastet ist, entsteht Müdigkeit. Nichts geht mehr, der Arbeitsspeicher ist überfüllt, alle Wege sind verstopft. In dieser Situation hat die Mitte eine Notlösung parat: Das, was momentan nicht geklärt werden kann, wird aus dem Weg geschafft und zwischengelagert. Wir kennen dieses Prinzip aus dem Haushalt. Dort finden sich in allerlei sichtbaren oder unsichtbaren Winkeln Ansammlungen von Dingen, über die das Urteil noch nicht gesprochen ist: Gehören sie weggeworfen oder an ihren Platz gestellt?

Nicht anders geht es in unserem Inneren zu. Der ausscheidungspflichtige Anteil dieser Zwischenlager wird als „versteckter Schleim" bezeichnet. Als Lagerstätten bieten sich, solange es noch nicht zur Anlage von ortsfesten Deponien kommt, die weiten Säfteräume (Xue) an. Damit sind gemeint: Blut, Lymphe und Interzellularsubstanzen, also das Gel-artige Medium, das die Räume zwischen den Zellen ausfüllt, die sogenannte Interzellularmatrix.

In dieser „Warteschleife" harren also die aus dem Verkehr gezogenen Substanzen aus, bis in Phasen der Ruhe und des Fastens die aufgeschobenen Sortierarbeiten (hoffentlich) nachgeholt werden. Was dann nach gelungener Klärungs-

Tan kann beides sein: Ungeregelt abgelagerter Müll oder ortsfeste Deponie.

arbeit über die Schleimhäute ausgeschieden wird, läuft auch unter dem Begriff „Tan" = „Schleim".

(Die ortsfesten, organisierten Deponien in Form von Knoten, Ablagerungen [z. B. als Arterienverkalkung], Schwellungen [z. B. Karpaltunnelsyndrom, Zellulite] können zur Erklärung der PNP außer Betracht bleiben.)

11.5.6   „Tan" im Haushalt

Die chinesische Auffassung der Entsprechung von Makrokosmos und Mikrokosmos, von Außenwelt und Innenwelt, legt es nahe, auch beim Thema Tan Parallelen zwischen innen und außen zu finden. Das „Aufräumen" im Organismus steht offensichtlich unter ähnlichen Sachzwängen wie das Ordnung-Halten daheim. Auch hier ist die Arbeit der Mitte permanent gefordert. So ist der Mensch beim Aufräumen ständig mit der Frage konfrontiert: Wirft man dies jetzt weg oder hebt man es erst einmal auf und wenn ja, dann wohin damit? Löst man diesen Konflikt nicht gleich, sondern verschiebt die Lösung auf den nächsten Tag, so entstehen Orte, an denen sich gerade nicht in Gebrauch befindliche Gegenstände ansammeln.

Es fängt harmlos an, indem man ein paar Kugelschreiber nicht aufräumt und in die Ecke aufs Schränkchen legt. Dann kommt noch irgendein Gutschein hinzu, den man vielleicht doch noch vor dem 31. nutzen könnte. Schließlich ist da noch ein Feuerzeug, die zerbrochene Tasse, die man morgen zusammenkleben will, vielleicht auch noch ein Schokoladentäfelchen, das man als ernährungsbewusster Mensch jetzt nicht essen sollte usw. usw. Wer kennt das nicht?

Gibt es erst einmal eine Ecke mit derlei „Ungeklärtem", dann entwickelt dieser Ort einen eigentümlichen Sog. All das Bastelzeug, die kleinen Erinnerungen, die Schlüsselanhänger und Glücksbringer, die man gerade geschenkt bekommen hat und nicht wegschmeißen will, landen dort („vielleicht wird sich ja die kleine Nichte über ein solches Geschenk freuen"). Und wenn Besuch kommt, verschwindet alles schnell in irgendeiner Schublade.

11.5.7   Tan und Fasten

Tan steht also für die stofflichen Altlasten, die sich im Inneren des Organismus im Laufe eines Lebens ansammeln, wenn die beiden Aufgaben der Mitte, Nein zu sagen, d. h. maßvoll zu konsumieren und aufzuräumen, dauerhaft überfordert sind. Wenn dies einmal erkannt ist, erhebt sich gleich die Frage: Was kann der Mensch tun, um seine Altlasten loszuwerden?

11

Fastenkuren bieten sich an. Sie reichen aber möglicherweise nicht aus, um dem Tan-Problem dauerhaft zu Leibe zu rücken. Man denke nur an den bekannten Jojo-Effekt. Außerdem geht es ja nur am Rande um so etwas wie Gewichtsabnahme. Intelligenten Fastenbehandlungen wie etwa der Mayr-Kur ist dies bewusst.

Trotzdem sehen wir auch hier die Tendenz, dass die „Mitte" nach der Kur wieder in das alte Fahrwasser gerät. Binnen Jahresfrist hat sich das gewohnte Körpergewicht wieder eingestellt. Schuld daran ist eine Eigendynamik des Tan, die den Menschen in einer paradoxen Situation eingeklemmt hält: „Tan zieht Tan an", heißt es bei den chinesischen Klassikern.

> Tan zieht Tan an.

■ **Tan blockiert die innere Versorgung und führt in einen Teufelskreis**

Je mächtiger die Altlasten sind, umso ungezügelter entwickelt sich der Appetit. Der in der Interzellularmatrix auf seine Verwertung oder Entsorgung wartende stoffliche Überschuss behindert die Verteilung und Nutzung der aufgenommenen Vitalstoffe. Der Mensch isst genug, aber die Gewebe hungern. Das innere Versorgungsdefizit treibt den Menschen zum permanenten Konsumieren. Er muss diese bedrohliche Leere füllen, den festgefahrenen Stoffwechsel durch ständig neue Konsumkicks von außen in Bewegung bringen – und fördert dadurch ein Anwachsen von Tan.

Also eine Pattsituation, ein Teufelskreis (■ Abb. 11.5). Die vielen Abbildungen von fettleibigen Menschen, die uns die Medien in den letzten Jahren präsentieren, zeigen, was dieser Teufelskreis aus dem Bild von uns Menschen gemacht hat.

Die chinesische Arzneitherapie ist spezialisiert auf die Bearbeitung von derartigen Teufelskreisen. Eine Chance für alle, die unter der ständigen Erfahrung verzweifeln, dass der Wille nicht ausreicht und alle guten Vorsätze zum maßvollen Essen im Misserfolg enden.

> Gegen Teufelskreise haben es gute Vorsätze schwer.

■ **Nahrungsergänzungsmittel und „Unterzucker"**

Innere Mangelversorgung ist der Grund, warum viele Menschen zu Nahrungsergänzungsmitteln greifen. Ein erhöhter Vitalstoffdruck soll die innere Schleimbarriere überwinden. Das hilft tatsächlich – kurzfristig, wird aber mit einem weiteren Anwachsen der Tan-Barriere erkauft.

Heißhunger bei Wohlgenährten ist inzwischen eine Volkskrankheit. Auch der häufig zu hörende Spruch „Ich muss gleich etwas essen, ich habe Unterzucker" zeigt, dass hier die innere Versorgung nicht ausreichend funktioniert. (Unterzucker, Hypoglykämie, findet man abgesehen von *sehr* seltenen Stoffwechselkrankheiten nur bei Diabetikern, die mit Insulin oder „Zuckertabletten" behandelt werden.)

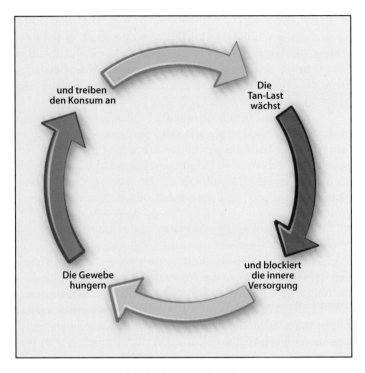

und treiben
den Konsum an

Die
Tan-Last
wächst

Die Gewebe
hungern

und blockiert
die innere
Versorgung

◘ Abb. 11.5   Der Teufelskreis (© C. Schmincke)

11

11.5.8 Tan und Polyneuropathie

Tan hat die Tendenz, in die unteren Körperpartien abzusinken, sich dort aufsteigend anzusammeln und ein gewebeschädigendes Potenzial zu entfalten. Dies vor allem dann, wenn die spontane Bewegungsfreude nachlässt, der Mensch träge wird und zu viel im Sessel oder vor dem Bildschirm sitzt.

Dieselbe aufsteigende Bewegung der Symptome von den Füßen zu den Knien und darüber hinaus beobachten wir im Fortschreiten der PNP. Auch die Besserung unter chinesischer Arzneitherapie zeigt, wenn diese denn „greift", eine Symptombewegung in umgekehrter Richtung, von den Knien abwärts zu den Füßen.

Trägheit begünstigt die Entwicklung einer PNP.

Auch hier ist, wie beim Ernährungsthema, ein Teufelskreis wirksam: Trägheit begünstigt die Entwicklung einer PNP, und wem die Füße taub werden, der verliert die Lust am Wandern.

11.5.9 Die zwei Wege der Nervenschädigung durch Tan

Die Nervenfaser verhungert oder erstickt.

Die Schadwirkung von Tan beruht möglicherweise auf einem doppelten Mechanismus:

— Zunächst stellt Tan einfach eine Diffusionsbarriere dar (wie bei der Herleitung der Insulinresistenz beschrieben). Es kommt zur Behinderung des Stoffaustausches zwischen Blut und Nervenfaser durch Ansammlung oder Ablagerung von pathologischen (Eiweiß- [?]) Molekülen. (Die Nervenfaser „verhungert" mangels Vitalstoffzufuhr, oder sie „erstickt" im Stoffwechselabfall.)

— Darüber hinaus kann Tan offensichtlich ein destruktives Potenzial entfalten, möglicherweise durch Entfesselung von Entzündungsvorgängen in diesem durch Zelluntergänge angeheizten Milieu.

Beide Mechanismen – Transportblockade und Entzündung – finden wir beispielsweise sowohl bei der diabetischen Neuropathie als auch bei Paraproteinämie und Amyloidose.

11.5.10 Die chemische Natur von Tan

Zur Frage nach dem biochemischen Substrat dessen, was die Chinesen als „Tan" bezeichnen, liefert die medizinische Forschung neuerdings eine Fülle von Anhaltspunkten.

Sie stützen unsere Annahme, dass es sich hier um schädliche Körpereiweiße oder Eiweißfragmente handelt – in Frage kommen zirkulierender „Immunabfall" aus Alltagsentzündungen oder Gewebemauserungen, aber auch körpereigene Proteinmoleküle, die durch Giftbindung oder Glykierung ihre „Unschuld" verloren haben, und natürlich Paraproteine. Zu denken ist z. B. auch an gewebliche Abbauprodukte, die in großem Umfang unter der zytostatischen Behandlung anfallen.

Auch die Wundheilung nach Operationen ist mit Gewebeabbau und Heilentzündungen verbunden, bei der allerlei Abfallprodukte anfallen, die das innere Milieu belasten können.

❯ Unser Modell zur Entstehung der PNP über eine Tanbedingte Milieustörung passt in unseren Augen gut für die oben beschriebenen häufigsten Formen der PNP. Sie erklärt *nicht* die direkte Nervenvergiftung etwa durch Industriegifte und erklärt nur teilweise die entzündliche PNP.

11.6 Behandlung mit chinesischen Arzneipflanzen

Die chinesische Arzneibehandlung der PNP und des RLS erfolgt, wie oben beschrieben, auf der Basis einer individuellen chinesischen Diagnose.

Hier können nur einige Grundzüge des therapeutischen Vorgehens skizziert werden.

Die chinesische Medizin spricht von „Mobilisierung, Umwandlung und Ausscheidung von Tan".

Das Ausleiten von „Tan" spielt in der chinesischen Medizin seit jeher eine wichtige Rolle. Um die Wirkung und Funktion von Pflanzen zu beschreiben, die unbrauchbare Substanzen aus dem Körper ausscheiden sollen, bedient sich die chinesische medizinische Literatur einer großen Vielfalt von Begriffen:

- Feuchtigkeit ausleiten,
- Schleim umwandeln,
- bewegen,
- drainieren,
- klären,
- trocknen,
- aufbrechen,
- mobilisieren,
- abführen,
- entgiften,
- kühlend ausleiten,
- bewegend ausleiten,
- wärmend umwandeln usw.

Allein diese Vielfalt zeigt, wie ernst man die verschiedenen Vorgänge, die an der Entgiftung beteilig sind, nimmt.

11

11.6.1   Wie die Arzneipflanzen im Körper wirken

Unter den Arzneipflanzen besitzen einige die Fähigkeit, stoffliche Deponien im Körper anzugreifen, aufzulösen und in die Zirkulation zu überführen. Andere Pflanzen wiederum fördern die Ausscheidung von zirkulierenden „Abfallsubstanzen" über den Darm, die Nieren oder andere Schleimhautorgane. Stellt der Arzt jetzt eine Rezeptur klug zusammen, dann lässt sich mit Hilfe verschiedener Pflanzen der komplexe physiologische Vorgang so steuern, dass alte Deponiestoffe ausgeschieden werden (❏ Abb. 11.6).

Während der stationären Therapie lassen sich diese Vorgänge anhand von Tag zu Tag auftauchender Beschwerden beobachten.

Alte Symptome melden sich unter der Therapie.

Das Überführen des „Tan" in die Zirkulation wird oft begleitet von Müdigkeit, Leistungs- und Stimmungsschwankungen sowie Kopfschmerzen. Die Traumaktivität ist gesteigert. In dieser Phase tauchen nicht selten Symptome von vergangenen chronischen Erkrankungen wieder auf. Dies liegt

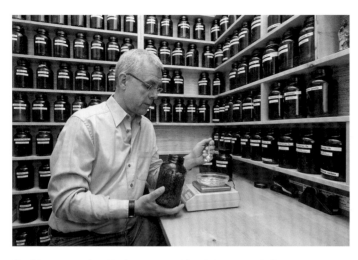

▶ Abb. 11.6 Beim Abwiegen einer chinesischen Arzneipflanzenrezeptur

daran, dass die innere Krise in jener Zeit durch Einlagerung in eine Deponie „bewältigt" wurde. Damals muss es also für den Organismus aus bestimmten Gründen sinnvoller gewesen sein, die Krankheit durch Deponiebildung und nicht durch Ausscheidung zu lösen. Wird nun durch die Therapie dieses Ablagern verhindert und rückgängig gemacht, können die alten Symptome wieder auftreten.

Wenn eine Ausleitung über Darm, Nieren oder andere Schleimhäute in ausreichendem Maße stattfindet, dann bessern sich allmählich die Symptome. Der Mensch fühlt sich frischer und leistungsfähiger. Diese Entwicklung wird in der Regel von auffälligen Veränderungen der Beschaffenheit von Stuhl, Urin und Schweiß, bisweilen auch von Schleimauswurf begleitet.

Für den Arzt ergeben sich therapeutische Herausforderungen daraus, dass die Entstehungsgeschichte und der ursprüngliche „Sinn" der Deponiebildung individuell sehr unterschiedlich sein können. Entsprechend unterschiedlich sind die Reaktionen der Patienten auf die Basisrezepturen. Die Kunst der Arzneitherapie besteht daher darin, diese Rezepturen im Verlauf des therapeutischen Prozesses stets individuell anzupassen und zu modifizieren, sodass die Reaktionsfähigkeit des Patienten weder über- noch unterfordert wird.

> Basisrezepturen individuell anpassen.

11.7 Polyneuropathie und Entzündung

Neben dem „Tan"-Mechanismus sind noch weitere Störungsmuster Gegenstand der Behandlung. Spannungszustände, „innere Kälte", stagnierende Blutversorgung über die kleinen Gefäße, Erschöpfung und vieles andere mehr verlangen von Fall zu Fall nach jeweils eigenen Pflanzenrezepturen.

Besonders bei entzündlichen Formen der PNP achten wir darauf, ob Atemwegsinfekte mit Husten, Schnupfen, Halsweh, aber auch andere Entzündungen im Körper in der Vorgeschichte einen Erkrankungsschub der PNP ausgelöst haben. Derartige Beobachtungen sind für uns Anlass, mit besonderen Arzneirezepturen steuernd auf das Immunsystem einzuwirken. Ziel dabei ist nicht die Unterdrückung der Entzündung, sondern „Umlenkung" des Entzündungsfokus Richtung Nasenschleimhaut. Dieser Therapieschritt ist Teil der Langzeitbehandlung. Er verlangt viel Geduld auf beiden Seiten, bei Patient und Arzt (s. auch ▸ Kap. 20).

Behandlungsverlauf Waltraud K.

Die Diagnose „V. a. beginnende CIDP" wurde Waltraud K., 57 Jahre, in einer norddeutschen Universitätsklinik gestellt. Sie berichtet, dass die Beschwerden erstmals vor acht Jahren aufgetreten seien. Vorausgegangen war ein exzessives Tanzen mit Stampfen auf den Boden. In den folgenden Jahren seien die Beschwerden eher erträglich gewesen, eine erneute Verschlimmerung sei im Anschluss an eine Wanderung vor einem Jahr aufgetreten.

Bei der Aufnahme wurden folgende Symptome angegeben:

- Missempfindungen, Schmerzen der Füße und Unterschenkel, rechts deutlich mehr als links, mit beginnendem Nachlassen der Empfindungsfähigkeit; der rechte Fuß fühlt sich wie eingeschnürt an; die Füße sind bisweilen kochend heiß; es bestehen Taubheitsgefühle der Fußsohlen, Durchblutungsstörungen und leichte Verletzlichkeit der Haut, Berührungsempfindlichkeit, Muskelkatergefühl in Gesäß, Beinen, Unterarmen, Krämpfe in den kleinen und großen Muskeln; kribbelnde, heiße Hände.
- Der Gang ist unsicher; das Gaspedal im Auto wird nicht richtig gespürt; Gehen ist nur 10 bis 20 Minuten möglich; Gehen auf unebenem Untergrund, Kopfsteinpflaster ist sehr beschwerlich.

Außer der PNP bestanden noch nächtliche Hitzezustände, ein schwerer Bluthochdruck, Ein- und Durchschlafstörungen, Süßhunger und eine Verstopfung.

Vorgeschichte

Die Patientin leidet immer wieder unter Erkältungen im Herbst und Winter mit Halsschmerzen, Schnupfen, Husten und Fieber für eine Woche. Ferner werden wiederholte Blasenentzündungen angegeben. Der Bluthochdruck sei erstmals nach der Geburt des Sohnes aufgetreten, es sei wiederholt zu Blutdruckkrisen gekommen.

Die Medikation bei Aufnahme bestand aus antiepileptischen Schmerzmitteln, einem Antidepressivum, einem Schlafmittel der Valiumgruppe und Blutdruckmitteln.

Behandlung

Unter der stationären Therapie kam es zu einer psychischen Krise mit Herzrasen und Panikgefühlen. Eine regelmäßige Stuhlausscheidung konnte in Gang gebracht werden. Bis zur Entlassung zeigte sich eine deutliche Besserung der polyneuropathischen Beschwerden. Die nächtlichen Hitzezustände und Panikattacken waren reduziert, Blutdruck normal, Psyche stabil. Psychopharmaka und Schlafmittel konnten abgesetzt werden, desgleichen das antiepileptische Schmerzmittel.

Verlauf

Die Patientin blieb nach der stationären Entlassung noch weitere fünf Jahre sporadisch in ambulanter TCM-Behandlung.

10 Monate nach Beginn der stationären Behandlung meldete die Patientin eine deutlich gebesserte Gangsicherheit im Anschluss an einen überstandenen sehr produktiven Infekt der Bronchial- und Nasenschleimhaut. Erst jetzt habe sie gemerkt, nachdem sie über das Kopfsteinpflaster des Marktplatzes gelaufen sei, dass sie um diesen Ort seit Jahren immer einen großen Bogen gemacht hätte.

Im ambulanten Langzeitverlauf besserten sich die Symptome jedes Mal, wenn sie einen Infekt, unterstützt durch chinesische Arzneirezepturen, produktiv bewältigt hatte.

Die letzten telefonischen Meldungen der Patientin vier und fünf Jahre nach dem stationären Aufenthalt lauteten jeweils: „PNP sehr gut!"

Dass sich Schlaf, Stuhlausscheidung und psychische Stabilität auch gebessert haben, muss nicht extra erwähnt werden.

11.8 Der Stellenwert der Akupunktur in der PNP-Behandlung

Die Wirksamkeit der Akupunktur bei der PNP (◨ Abb. 11.7) ist auch durch wissenschaftliche Studien belegt. In der Tat kann durch regelmäßige Akupunktursitzungen bei vielen Patienten das neuropathische Schmerzniveau spürbar abgesenkt werden. In welchem Umfang Langzeitverlauf und Bewegungsstörung positiv beeinflusst werden können, entzieht sich unserer Kenntnis, weil wir die Akupunktur stets in Kombination einsetzen.

❯ Führende Methode ist die Arzneitherapie.

Akupunktur, Körpertherapien, Behandlungspflege und Diät haben eine ergänzende, wenn auch unverzichtbare Funktion in unserem therapeutischen Konzept.

Führende Methode der PNP-Therapie ist die Arzneitherapie.

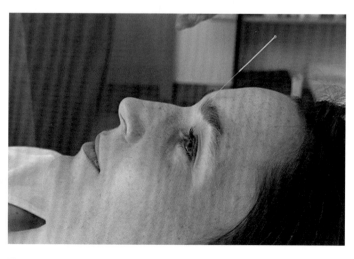

◨ **Abb. 11.7** Akupunkturbehandlung

Forschungen zum Thema „Tan"

Inhaltsverzeichnis

© Springer-Verlag GmbH Deutschland, ein Teil von Springer Nature 2021
C. Schmincke, *Ratgeber Polyneuropathie und Restless Legs*,
https://doi.org/10.1007/978-3-662-63307-6_12

12.1 Die „innere Verschlackung"

Der in der Naturheilkunde so zentrale Begriff der inneren Verschlackung, der manche Gemeinsamkeiten mit dem chinesischen Begriff des „Tan" hat, wurde lange Zeit von der Schulmedizin abgelehnt. So stellte die Deutsche Gesellschaft für Ernährung (DGE) noch vor wenigen Jahren fest:

» „In einem gesunden menschlichen Körper gibt es keine Ansammlung von Schlacken und Ablagerung von Stoffwechselprodukten. Nicht verwertbare Stoffe werden über den Darm und die Nieren ausgeschieden".

Diese Ablehnung hat sicherlich auch damit zu tun, dass es dem traditionellen Schlackenbegriff an einer halbwegs präzisen Definition mangelt.

Systeme mit hohem Stoffumsatz haben Abfallprobleme.

Dafür scheint die Zeit heute reifer denn je zu sein. Vielleicht hat unsere zunehmende Sensibilisierung für die Umwelt- und Müllproblematik den Blick für die Themen Abfall und Altlasten geschärft. Heute können wir deutlicher wahrnehmen, dass Systeme mit einem derart hohen Stoffumsatz, wie lebendige Organismen ihn besitzen, nicht nur Probleme der *Versorgung* bewältigen müssen, sondern ebenso auch solche der *Entsorgung*.

Hier ist die Forschung gefordert – aber sie wird es nicht leicht haben:

Die einzige von der konventionellen Medizin bisher als Schlackenstoff anerkannte Substanz ist die Harnsäure, Urheber der Gicht. Die Bestimmung der Harnsäure im Blut ist eine Routineuntersuchung, ihre Ablagerungen in den Gelenken sind mikroskopisch leicht nachzuweisen. Dagegen handelt es sich bei den Substanzen, die für die „Tan"-Problematik verantwortlich sind, wohl überwiegend um hochkomplexe Eiweiß-Zucker-Moleküle. Diese sind in ihrer Vielfalt mit konventionellen Methoden blutanalytisch kaum zu identifizieren. Auch die Darstellung von schlackenbedingten Verdichtungen der Interzellularmatrix übersteigt wohl die herkömmlichen Möglichkeiten der Mikropathologie.

Umso erfreulicher sind die von der Diabetes- und Alzheimer-Forschung ausgehenden Impulse, die helfen können, den Schlackenbegriff zu präzisieren. Damit könnte er eines Tages vielleicht den Rang zurückgewinnen, den er Jahrhunderte lang im medizinischen Denken besessen hat.

Im Folgenden referieren wir die Ergebnisse älterer und neuerer Forschungen, die dazu beitragen können, die „Tan"-Problematik von westlicher Seite zu klären.

12.2 · Eiweißmast – die Eiweißspeicherkrankheit nach Prof. Wendt

187

12

12.2 Eiweißmast – die Eiweißspeicherkrankheit nach Prof. Wendt

Prof. Lothar Wendt und seine Schule haben gezeigt, dass ein übermäßiger Konsum von tierischem Eiweiß (Fleisch, Fisch, Milch, Quark, Käse, Eier) zu einer Verstopfung der inneren Transportwege zwischen Blut und Organzelle führen kann.

Unser Organismus ist auf Überleben in Hungerzeiten angelegt. So wie die Energieträger Fett und Kohlenhydrate (Zucker und Stärke) im Fettkörper und verschiedenen Organen gespeichert werden, verfügt der Körper auch über die Möglichkeit, Eiweiß zu speichern. Vor allem tierische Eiweiße, deren Verzehr den Tagesbedarf überschreitet, werden, nachdem sie im Dünndarm in ihre Bausteine zerlegt und zu körpereigenen Eiweißen wiederaufgebaut wurden (in Leber und Bindegewebszellen), in den freien Räumen der interzellulären Matrix gespeichert. Für Notzeiten.

Zusätzlich ist zu bedenken: Die Überführung von Eiweißen und ihren Bausteinen in den Energiestoffwechsel erfordert komplexere biochemische Prozesse als bei Kohlenhydraten und Fetten. Überschüssig aufgenommenes Eiweiß lässt sich schlecht „verbrennen".

> Nach Prof. Wendt führt übermäßiger Genuss von tierischem Eiweiß zu Verdichtungen in den Zwischenzellräumen.

Da die Zellen unserer inneren Organe, wie auch die Nerven, niemals direkt an Blutkapillaren angeschlossen sind, müssen alle Vitalstoffe (z. B. Glukose) wie auch Stoffwechselabbauprodukte durch das Zwischenmedium, die interzelluläre Matrix, und die Basalmembran transportiert werden. (Bei Nervenzellen ist die Situation etwas komplizierter, wie in ▶ Kap. 3 dargestellt.) Eine speicherbedingte Überladung dieser Matrix oder eine Verdickung der Basalmembranen stellt ein Transporthindernis zwischen Blut und Organ dar und gefährdet die Ver- und Entsorgung der Körperzellen. Dies begünstigt nach Prof. Wendt die Entstehung von Krankheiten wie Diabetes mellitus Typ 2, Bluthochdruck, Arteriosklerose und anderen.

Das Konzept von Wendt ist leider von der Hochschulmedizin ignoriert worden. Und dies, obwohl Prof. Wendt elektronenmikroskopische Belege für seine Theorie präsentiert hat, obwohl auch die entsprechenden Therapien in Form von Eiweißfasten oder Aderlässen immer wieder ihre Wirksamkeit bei den genannten Krankheiten erwiesen haben.

Die Thesen von Wendt werden durch eine neue umfang-reiche Ernährungsstudie gestützt. Ihre Ergebnisse legen den Schluss nahe, dass der Genuss von tierischem Eiweiß tatsächlich die Insulinresistenz und damit die Stoffwechsellage beim Diabetes verschlechtert.

12.2.1   Glykierung – der giftige Zucker

Auch ein häufig überhöhter Blutzuckerspiegel kann stoffliche Langzeitfolgen haben, die gut in das Tan-Konzept passen und die Theorie von Wendt um ein wichtiges Element erweitern.

Neuere Forschungen haben gezeigt, dass hohe Blutzucker-spiegel, wie sie vor allem (aber nicht nur) bei Diabetikern auf-treten, zu Folge-reaktionen führen können, die als Glykierung oder Glykation bezeichnet werden. Unter Glykierung versteht man die unkontrollierte, nicht enzymatisch bewirkte An-heftung von Zuckermolekülen an körpereigene Eiweiße. Diese fest gebundenen Zuckermoleküle verändern die Eiweiß-moleküle in einer Weise, dass sie ihre biologische Funktion verlieren und sich in der Folge als unerwünschte Schlacken-stoffe in den Zwischenzellräumen ansammeln.

Überdies können sie ein gewebeschädigendes oder entzünd-liches Potenzial entwickeln, wobei auch die Membranbarriere der Nervenfasern gegenüber dem allgemeinen extrazellulären Raum (die Nerv-Blut-Schranke) angegriffen wird.

Drittens kann sich die Glykierung auch innerhalb der Zel-len abspielen. Eine direkte axonale Schädigung ist möglich. Damit erweist sich Zucker als indirektes Zellgift.

Allgemein werden körperliche Alterungsprozesse der Ge-websglykierung angelastet.

12

Durch Glykierung ver-änderte Eiweiße erhöhen die Tan-Last.

> **Definition**
>
> **Produkte der krankmachenden Glykierung**
> Das Ergebnis der krankmachenden „süßen" Eiweiß-degeneration wird neuerdings „advanced glycation end pro-ducts", abgekürzt AGE, genannt. Ob es neben den „bösen" AGE auch solche gibt, die eine physiologisch sinnvolle Funk-tion haben, ist zurzeit Gegenstand der Forschung.

Die für uns Verbraucher wichtigsten Zuckerarten, für die die-ser Schädigungsmechanismus nachgewiesen ist, sind Glukose (Traubenzucker) und Fruktose (Fruchtzucker). Glukose ist Hauptbestandteil in Stärkeprodukten wie Getreide und Kar-toffeln, sie kommt außerdem, zusammen mit Fruchtzucker, in Rübenzucker (= Rohrzucker) und Früchten vor.

Eindringlich warnen Ernährungswissenschaftler, vor allem in den besonders betroffenen Vereinigten Staaten von Amerika, vor industriellen Süßgetränken, aber auch vor Fruchtsäften. Ihr Genuss führt zu einer Überschwemmung des Blutes mit Zuckermolekülen, die um den Faktor 10 schneller erfolgt, als wenn die entsprechende Menge Obst gegessen wird. Offensichtlich sind es die immer wieder überhöhten Blutzuckerwerte, die den Glykierungsprozess in Gang setzen.

12.3 Amyloidose – Organzerstörung durch Ablagerungen von Zuckereiweiß

Eine weitere „Tan"-Variante mit dem Namen „Amyloid" ist seit über 150 Jahren bekannt, aber in ihrer Tragweite erst neuerdings erkannt worden. Amyloid bezeichnet Ablagerungen von zuckerhaltigen Eiweißen in verschiedenen Geweben (auch in Nervenzellen), die ganz unterschiedlichen Quellen entstammen. Bekannt ist die Herkunft von Amyloid aus chronischen Entzündungen und aus Paraproteinen. Auch die Schwellung der Sehnen-Nerv-Manschette am Handgelenk, die zum Karpaltunnelsyndrom führt, kann auf Amyloidablagerungen beruhen.

Als eher seltene ganzkörperliche Erkrankung, die nach und nach verschiedene Organe befallen und außer Funktion setzen kann, ist diese Ablagerungskrankheit seit Langem unter dem Namen „Amyloidose" bekannt. Die Häufigkeit, mit der neuerdings bei verschiedenen Krankheiten Formen von Amyloid gefunden wurden, weist allerdings darauf hin, dass das Krankheitsprinzip – gewebezerstörende Ablagerungen von Zuckerproteinen – weiter verbreitet ist als die „Amyloidose" im engeren Sinne.

In welchem Umfang bei der Amyloidentstehung Glykierungsprozesse eine Rolle spielen, wird gegenwärtig erforscht.

12.3.1 Die Alzheimer-Demenz – Spezialform einer Amyloidose?

Die Alzheimer-Forschung läuft zurzeit auf Hochtouren. Es hat sich gezeigt, dass es sich bei der Alzheimer-Demenz wie auch beim Morbus Parkinson um Erkrankungen handelt, bei denen man unterschiedliche amyloidartige Ablagerungen in bestimmten Hirnzentren findet. Lassen sich auch diese Krankheiten im weiteren Sinne zu den Amyloidosen rechnen und können wir sie deshalb nach unserem Verständnis zu den „Tan"-Erkrankungen rechnen wie den Diabetes mellitus Typ 2?

Auch bei Morbus Alzheimer sind glykierte Eiweiße an der Krankheit beteiligt.

Hinweise in diese Richtung ergeben sich aus der Beobachtung, dass Diabetiker oder Prädiabetiker deutlich häufiger eine dieser beiden Nervenkrankheiten entwickeln. So wurden in den für den Morbus Alzheimer verantwortlichen Ablagerungen glykierte Eiweißmoleküle gefunden.

Bisher leider nur im Tierversuch konnte gezeigt werden, dass der Körper über Reinigungsfunktionen verfügt, die bei „Alzheimer-Mäusen" die schädigenden Eiweiße aus dem Gehirn entfernen. Die Putz-Zellen werden allerdings nur im Tiefschlaf aktiviert. (So werden auch die Putzkolonnen in den großen Büros erst dann tätig, wenn der Bürobetrieb „schläft".) *Alle* synthetischen Schlafmittel stören die Tiefschlafphase. Deshalb können uns Studien nicht überraschen, die gezeigt haben, dass bei Menschen, die dauerhaft Schlaftabletten nehmen, das Risiko, an einem Morbus Alzheimer zu erkranken, erhöht ist.

12.4 Noch einmal: Diabetes Typ 2

Wir hatten als maßgebliche Ursache für die Entstehung des Diabetes Typ 2 „Tan"-Ansammlungen genannt. Dieser „Tan", der, wie beschrieben, aus ganz unterschiedlichen Quellen stammt, stellt eine allgemeine Barriere für Stofftransportvorgänge zwischen der Blutbahn und den Zellen der verschiedenen Gewebe dar. Diese Barriere ist nach unserer Auffassung der Hauptgrund dafür, warum Insulin als „Zuckerschleuser" in seiner Wirkung behindert ist („Insulinresistenz"). Dies gilt bekanntlich als Ursache des Diabetes mellitus Typ 2.

Neue Untersuchungen zur Traubenzuckerverwertung im Gehirn scheinen das „Tan"-Modell zu unterstützen:

Die Glukoseaufnahme in Leber-, Muskel- und Fettgewebe benötigt Insulin als „Schleuser" wie oben dargestellt. Im Gegensatz hierzu kommen die Hirnzellen ohne den „Türöffner" Insulin aus. Ihre Glukoseversorgung wird allein über ihren Energiebedarf geregelt. Dies ist seit Langem bekannt. Wenn allerdings eine Insulinresistenz (Diabetes Typ 2) vorliegt, dann gelangt auch in die Hirnzellen deutlich weniger Zucker als bei gesunden Menschen.

Dieses aktuelle Forschungsergebnis könnte sich folgendermaßen erklären lassen:

Die Insulinresistenz ist nur Nebeneffekt einer allgemeinen Transportstörung. Ab einem bestimmten Ausmaß dieser „Tan"-Barriere sind Transportvorgänge allgemein behindert, die insulinabhängigen ebenso wie die insulinunabhängigen. Um den Zusammenhang mit einem drastischen Bild zu illustrieren: Wenn die Müllabfuhr versagt und überall Müllberge

12

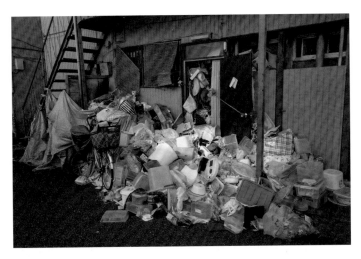

Abb. 12.1   Dieser Müll versperrt jeden Zugang, egal ob offen oder verriegelt. (© hirota/stock.adobe.com, mit freundlicher Genehmigung)

herumliegen (wie seinerzeit in Neapel; ☐ Abb. 12.1), ist der Zugang zu *allen* Hauseingängen behindert, unabhängig davon, ob sie nur mit dem Schlüssel (Insulin) zu öffnen sind, oder ob sie immer offen stehen.

Für die Entstehung des Diabetes mellitus Typ 2 schlagen wir folgendes Modell vor:

Mäßige „Tan"-Belastungen erzeugen bei entsprechend disponierten Menschen eine prädiabetische Stoffwechsellage, die ihrerseits durch Eiweißglykierung die „Tan"-Last erhöht. Damit wird ein Teufelskreis angetrieben, der in den Diabetes führt. Die Krankheit erzeugt sich ab einem gewissen Punkt selbst.

Auch bei der Entstehung der PNP spielt das „Tan"-Prinzip, wie wir oben gezeigt haben, eine Schlüsselrolle. Ein starkes Argument für die enge Verwandtschaft von PNP und Diabetes mellitus Typ 2 entstammt unserer arzneitherapeutischen Erfahrung. Beide Krankheiten lassen sich mit ähnlich aufgebauten „Tan"-bezogenen Pflanzenrezepturen recht erfolgreich behandeln.

Teufelskreis aus Eiweißglykierung und Insulinresistenz.

Restless Legs, chinesisch betrachtet

Inhaltsverzeichnis

© Springer-Verlag GmbH Deutschland, ein Teil von Springer Nature 2021
C. Schmincke, *Ratgeber Polyneuropathie und Restless Legs*,
https://doi.org/10.1007/978-3-662-63307-6_13

Auch das Restless-Legs-Syndrom (RLS) lässt sich wirksam mit Rezepturen aus chinesischen Arzneipflanzen behandeln. Zwar ist die Krankheit RLS in der klassischen Literatur der TCM nicht beschrieben, doch wenn die Symptome sorgfältig beobachtet und passenden chinesischen Diagnosen zugeordnet werden, ist der Weg zur wirksamen Rezeptur nicht mehr weit. Unsere positiven Behandlungserfahrungen bei diesem Krankheitsbild verdanken wir dieser Vorgehensweise.

In der chinesischen Medizin werden, wie in ▶ Kap. 10 beschrieben, die subjektiven Symptome des Menschen hoch geachtet. Die Deutung der Symptomsprache ist ein wesentlicher Teil der Diagnostik.

Im Folgenden wollen wir uns der Symptomatik Schritt für Schritt nähern.

13.1 Symptome

13.1.1 Lokalisation

Betroffen sind in aller Regel die Beine. Die Missempfindungen, die Anlass oder notwendige Begleitsymptomatik der Zwangsbewegungen sind, werden „in der Tiefe der Beine oder Füße" lokalisiert.

13.1.2 Beschwerdequalität

Was die unangenehmen Sensationen des RLS von den „einfachen" Missempfindungen der Polyneuropathie in Form von Taubheitsgefühlen, Ameisenlaufen, Brennen usw., aber auch etwa von einem Muskelkater unterscheidet, ist eine zusätzliche Qualität, ein quälender Drang. Er wird häufig mit „etwas wie Juckreiz in der Tiefe" umschrieben.

Das Symptom „innerer Juckreiz" ist wegweisend für chinesische Therapie des RLS.

Hierzu passt die Beobachtung, dass Gesundheitsstörungen, die einem RLS zugrunde liegen können, häufig mit Juckreiz verbunden sind. Dies sind vor allem die Urämie (Harnvergiftung bei Niereninsuffizienz) und der Eisenmangel. Der urämische Juckreiz lässt sich übrigens, genauso wie das RLS, mit den aus der PNP-Behandlung bekannten Antiepileptika wie Pregabalin und Gabapentin (▶ Kap. 7) positiv beeinflussen.

13.1.3 Juckreiz

Wenn wir versuchen, die biologische Funktion des Juckreizes zu ergründen, denken wir vielleicht an einen Splitter (bayrisch: „Spreissl") in der Haut. Er benötigt in der Regel einige Tage

„Reifungszeit", damit die Entzündung bis zur Eiterbildung fortschreiten kann. Dann tritt Juckreiz auf. Dieser lokale Juckreiz enthält eine doppelte Nachricht an das betroffene Tier/Mensch:

- 1. Die Haut hat ein Problem, das nach Bewegung oder Ausscheidung verlangt.
- 2. Die Lösung dieses Problems übersteigt die Möglichkeiten von Stoffwechsel und Immunsystem. Hilfe von außen tut Not in Form einer (reflexhaften) Bewegung: kratzen.

Sobald dieser „Fremdkörperbeseitigungsreflex" den Spreissl aus der Haut entfernt (oder Lymphe aus dem Bereich eines juckenden Insektenstichs nach außen freigesetzt hat), erlischt der Juckreiz.

13.1.4 Das Kratzen

Wenn ich mit der Hand versehentlich eine heiße Herdplatte berühre, zuckt der Arm weg, bevor die Meldung „Heiß, gefährlich!" im Gehirn angekommen ist. Die von den Schmerzfühlern der Haut aufgenommenen und Richtung Hirn weitergeleiteten Signale werden schon im Rückenmark auf motorische Nerven umgeschaltet, die dann die zuständigen Muskelgruppen betätigen: Es kommt zum „Fluchtreflex".

Das Reflexhafte des Kratzens wird nahegelegt etwa durch Beobachtungen an Hunden mit Ohrenzwang, Insektenstichen oder anderen Fellbelästigungen. Die plötzlich einsetzenden Serien von Muskelkontraktionen („Kloni"), mit denen das Fell bearbeitet wird (◨ Abb. 13.1), weisen in die Richtung eines „zwanghaften" Automatismus ebenso wie das oft von Neurodermitispatienten beschriebene Zwingende ihrer Kratzanfälle.

Der Juckreiz beruhigt sich kurzfristig (für Sekunden), wenn die motorische Erregung durch Bewegung abgeführt wurde. Dem entspricht in unserer Deutung des RLS die vorübergehende Erleichterung des quälenden Spannungszustandes, sobald die Beine bewegt, massiert oder anderweitig traktiert werden. Nachhaltiger verebbt der Juckreiz, wenn das Zerkratzen der Haut Lymphe, Eiter oder Blut hat austreten lassen, was zu einer oberflächlichen Entlastung der Haut von juckreizenden Stoffen führt.

Beim RLS ist diese Möglichkeit natürlich nicht gegeben, weil das den „Juckreiz" erzeugende innere Milieu von außen nicht zugänglich ist.

Das Kratzen bei Juckreiz hat Reflexcharakter.

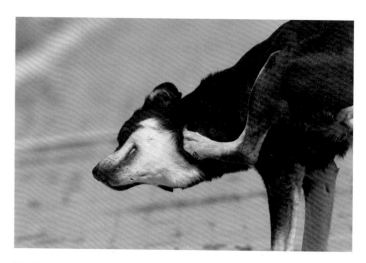

◘ Abb. 13.1   Beim Tier wird das kaum Unterdrückbare, Reflexhafte eines Kratzanfalls besonders augenfällig. (© taviphoto/Fotolia, mit freundlicher Genehmigung)

13.1.5 RLS und PNP

Die beiden Krankheitsbilder RLS und die (klassische, sensomotorische) PNP liegen, was den Krankheitsmechanismus betrifft, chinesisch gesehen nicht weit auseinander. Dazu passt auch das bei ca. 20 % der Betroffenen gemeinsame Auftreten beider Diagnosen. Hinweise aus neueren Forschungen stützen die Verwandtschaftshypothese der Erkrankungen. Bei RLS-Patienten wurden Nervenschädigungen vom Typ der Small-Fiber-Neuropathie (▶ Kap. 6) gefunden.

Die Small-Fiber-Neuropathie äußert sich symptomatisch vor allem in Schmerzen von brennendem Charakter. Bei dieser Form der Polyneuropathie sind die zu den Schmerzbahnen gerechneten dünnen C-Fasern (zur Anatomie ▶ Kap. 3) betroffen. Nervenfasern dieser C-Klasse leiten nicht nur den „langsamen Schmerz", sie sind auch für die Weiterleitung von Juckreiz ins ZNS verantwortlich. Man könnte deshalb für dieses Leitungssystem auch den Begriff „Juckbahnen" einführen.

❯ Im Lichte der hier angestellten Überlegungen stellen wir folgende Deutung zur Diskussion: Die neuropathische Schädigung von Nervenfasern der „Juckbahnen" könnten für die Tiefenjuckreizsensation des RLS im Sinne der oben beschriebenen Fehlwahrnehmung verantwortlich sein.

Wir fassen zusammen

- Primärer Ort des Krankheitsgeschehens des RLS sind (meistens) die Beine. Es geht um eine Empfindung, die häufig als „Juckreiz in der Tiefe" beschrieben wird. Das Phänomen Juckreiz setzt sich aus zwei Komponenten zusammen:
  - der Freisetzung von Juckreiz erzeugenden Stoffe im Gewebe und
  - einer dieser Störung reflexhaft innewohnenden Aufforderung zur neuromuskulären Umsetzung (Kratzreflex).
- Beim RLS bringt Bewegung kurzfristig Erleichterung, desgleichen Anregung der Zirkulation durch Reiben, Bürsten, Wasseranwendungen usw.
- Die Quelle dieses „Juckreizes" wird dadurch nicht erreicht. Eine nachhaltig wirksame Therapie müsste (analog zur Beseitigung eines Splitters durch Kratzen) die Beseitigung der geweblichen Störung als Ziel haben.

13.2 Behandlung des Restless-Legs-Syndroms

13.2.1 Problematik der schulmedizinischen RLS-Behandlung

Herkömmliche medikamentöse Behandlungen fokussieren sich auf den neuromuskulären Anteil, das „Reflexgeschehen". Möglicherweise aktiviert die medikamentöse Flutung des (Zentral-)Nervensystems mit Dopamin etc. hemmende Signalwege und unterdrückt damit den „Juckreflex". Da die Ursache weiter wirksam ist, brechen die Symptome immer wieder durch. Auch neigen sie dazu, ihren zeitlichen und räumlichen Charakter zu ändern, sobald die symptomunterdrückenden Substanzen in ihrer Wirksamkeit nachlassen, wie in ▶ Kap. 13 unter dem Stichwort „Augmentation" beschrieben:

Die Krankheitsdynamik überwindet die toleranzgeschwächte Medikamentenklammer und findet auf eingeschliffenen Bahnen zurück zur RLS-Symptomatik. Auch die anderen genannten Medikamente wie Opioide (Abkömmlinge vom Morphium), Epilepsiemittel oder Antidepressiva wirken in unterschiedlicher Weise dämpfend auf der neuromuskulären Ebene. Das gilt letztlich wohl auch für das häufig eingenommene Magnesium.

Alle diese Stoffe verfehlen nach unserer Auffassung den Bereich, dem sich eine nachhaltig wirksame Therapie zuwenden sollte. Denn die vorrangige Ursache, die wir in

▶ Kap. 11 als „Milieustörung" im Bereich von Muskulatur und Bindegewebe bezeichnet haben, entzieht sich dem konventionellen medikamentösen Therapieansatz.

Es bleibt die entscheidende Frage, wie diese gewebliche Störung als Störung des Xue zu beschreiben ist und wie man ihr therapeutisch beikommen kann.

13.2.2 Behandlung des RLS mit chinesischen Arzneipflanzen

Beim RLS ist die Situation etwas anders gelagert als bei der Polyneuropathie.

Unser Konzept orientiert sich am Modell der Neurodermitis und anderer juckender Hautentzündungen. Es besteht eine klassische „Qi-Xue-Disharmonie".

Die klassische Juckreizerkrankung Neurodermitis beruht darauf, dass bei entsprechend disponierten Menschen entzündliche Restaktivitäten aus Infekten, Allergien und anderen Quellen in die Haut verlagert werden.

Auch die Beschwerden des RLS werden, wie oben ausgeführt, von Patienten mit einem in der Tiefe sitzenden quälenden Juckreiz verglichen.

Chinesisch gesehen liegt dem Juckreiz eine Qi-Aktivierung zugrunde, die durch ein auf Entlastung drängendes Xue-Problem bedingt ist. Das Xue-Problem wird durch eine reichliche Mahlzeit, Rotwein usw. verstärkt, das Unruhepotenzial des Qi steigt durch Stress, allgemeine Nervosität, Leistungssport usw. – alles mögliche Auslöser von RLS-Attacken. Die Fruchtlosigkeit der „Qi"-Aktivierung zeigt sich darin, dass der aus dem „Xue" stammende „Juckdrang" sich nach Bewegung oder Massage nur für Sekunden beruhigt – Hinweis auf eine andauernde „Qi-Xue-Disharmonie". Das Qi fühlt sich zwar angesprochen, aber es ist nicht zuständig.

❯ Bei der Entwicklung von Behandlungskonzepten für das RLS mit chinesischen Arzneipflanzen hat sich die Neurodermitis als Modellkrankheit bewährt.

Die dem Juckreiz zugrunde liegende Pathologie des Xue lässt sich aus chinesischer Sicht allgemein als „Hitze" klassifizieren. Dabei handelt es sich entweder um eine Erscheinungsform des „Tan", die auch als „trübe Hitze" bezeichnet wird. Wir finden diese etwa bei der exsudativen Form der Neurodermitis (exsudativ = mit stofflichen Ausscheidungen wie Blasen, Schuppenbildung, Nässen verbunden). Sie wird mit „kühlend-trocknenden" Arzneipflanzenrezepturen zur Ausleitung der

„trüben Hitze" behandelt. Die genauere Vorgehensweise wurde im Rahmen der chinesischen PNP-Behandlung beschrieben (▶ Kap. 11). Es kann sich beim RLS aber auch um eine „Hitze mit Trockenheit" handeln, die nach kühlend-befeuchtenden Rezepturen verlangt.

Eher selten kommen flankierend auf das Qi „absenkend" wirkende Pflanzen zur Anwendung, die eine zusätzlich bestehende nervöse Übererregbarkeit einregulieren.

Die beiden zuletzt genannten Behandlungsvarianten sind auch bei bestimmten Stadien der Neurodermitis angezeigt.

Wenn die Behandlung „greift", lässt sich fast immer eine Intensivierung der Darmausscheidung beobachten.

Wenn der eine oder andere Leser erwartet, hier Namen von Heilpflanzen zu erfahren, die wir in der Behandlung von PNP oder RLS verordnen, müssen wir ihn leider enttäuschen. Wie in ▶ Kap. 10 dargelegt, sind die chinesischen Heilpflanzen für die Selbstmedikation nicht geeignet.

Praktische Empfehlungen zur Selbsthilfe

Inhaltsverzeichnis

Selbstbehandlung

Inhaltsverzeichnis

© Springer-Verlag GmbH Deutschland, ein Teil von Springer Nature 2021
C. Schmincke, *Ratgeber Polyneuropathie und Restless Legs*,
https://doi.org/10.1007/978-3-662-63307-6_14

14.1 **Hilfe zur Selbsthilfe**

Egal ob mit oder ohne medizinische Behandlung – der aufgeklärte Patient möchte wissen, was er selbst tun kann, um
- der Erkrankung vorzubeugen,
- medizinische Behandlungen zu unterstützen,
- das Fortschreiten des Krankheitsprozesses zu verhindern,
- vielleicht sogar die Krankheit dauerhaft zu bessern.

Da bei Erkrankungen wie Polyneuropathie (PNP) und Restless-Legs-Syndrom (RLS) das ganze „System Mensch" betroffen ist, halten wir es für sinnvoll, die Möglichkeiten der Selbstbehandlung in einem erweiterten Rahmen darzustellen. Dieser Rahmen heißt „Lebensstil", neudeutsch „Lifestyle".

Änderungen des Lifestyle zur Selbstbehandlung der PNP und des RLS.

Außerdem: Die häufigste Form der PNP wird zu den degenerativen Erkrankungen des älter werdenden Menschen gerechnet. Da ist es besonders wichtig, darauf zu achten, auf welche Weise man dem Älterwerden begegnet (■ Abb. 14.1).

14.2 **Bereiche der alltäglichen Lebensführung**

Folgende Bereiche der alltäglichen Lebensführung sind uns so wichtig, dass sie jeweils einen eigenen Abschnitt verdient haben:
- **Ernährung** (► Kap. 15)
- Wenn PNP und RLS als Erkrankungen des Xue mit der Ansammlung unerwünschter Substanzen, mit Stauung und Verschlackung zu tun haben, dann sollte man sich um das Wie, das Was und das Wie viel der Ernährung kümmern.

14

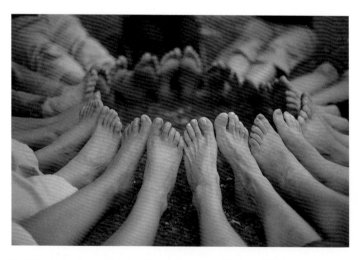

■ **Abb. 14.1**   Leitbild jeder Behandlung von PNP und RLS: Vitale Füße und Beine

- **Bewegung** (▶ Kap. 16)
- Das erstickte und erstarrte Bewegungssystem vorsichtig beleben, verlernte Bewegungsabläufe wiederentdecken, nebenbei auch Schwung in die Zirkulation und den Stoffwechsel bringen, dabei hilft Bewegung im Wechsel mit Ruhe. Yin und Yang. Das Leistungsprinzip in der Motorik abzubauen, ist für RLS-Patienten besonders wichtig.
- **Schlafen** (▶ Kap. 17)
- Der Schlaf ist die „Mutter des Xue". Reinigung und Regeneration im Bereich der Säfte finden vorzugsweise im Schlaf ebenso statt wie die Erholung des Qi. Es heißt, alte Menschen brauchen keinen Schlaf. Das stimmt nicht. Sie brauchen ihn nötiger als junge, besonders wenn sie krank sind. Schlafmittel zerstören die Schlafarchitektur.
- **Pflege, Physiotherapie** (▶ Kap. 18)
- Behandlung, Pflege, Körpertherapien – alles, was man an sich selbst tun kann oder wo professionelle Hilfe nützlich ist.
- **Stuhlgang** (▶ Kap. 19)
- Jede Warenwirtschaft muss Eingang *und* Ausgang kontrollieren. Der Darm ist für die Beschaffenheit des Xue genauso wichtig wie die Ernährung. Verstopfung ist die „Mutter" vieler Krankheiten, das gilt auch für die PNP und, in manchen Fällen, das RLS.
- **Umgang mit Infekten** (▶ Kap. 20)
- Viele Erkrankungen, so auch die entzündlichen Formen der PNP, sind in ihrer Entstehung wie auch in den Heilungschancen abhängig von der Art und Weise, wie der Organismus mit Infekten und allgemein mit Entzündungen umgeht. Hier besteht in unseren Augen ein besonders großer Informationsbedarf.
- **Gehhilfen** (▶ Kap. 22)
- Gehstock, Rollator, Rollstuhl – für das Wann und das Wie können einige Hinweise hilfreich sein.

❯ Unsere praktischen Hinweise gelten, wo nicht anders angegeben, für beide Erkrankungen, RLS und PNP. Diagnosebezogene Schwerpunkte werden besonders gekennzeichnet.

Schauen Sie sich diese Empfehlungen an, prüfen Sie, ob sie sich in Ihren Alltag einbauen lassen und so zur Gewohnheit werden – und ob es Ihnen gut tut. Manches braucht Zeit, bis die Wirkung sich zeigt.

„Beharrlichkeit bringt Heil", heißt es im Yijing (früher „I Ging" genannt), dem Weisheitsbuch der Chinesen.

Essen und Trinken

Inhaltsverzeichnis

© Springer-Verlag GmbH Deutschland, ein Teil von Springer Nature 2021
C. Schmincke, *Ratgeber Polyneuropathie und Restless Legs*,
https://doi.org/10.1007/978-3-662-63307-6_15

15.1 Einleitung

Es ist eine alte Erfahrung: Sobald bei Vorträgen das Ernährungsthema anklingt, sind die Zuhörer plötzlich hellwach. Jeder will etwas wissen, viele haben eigene Erfahrungen, manche gar feste Überzeugungen, die sie mitteilen müssen. Unversehens sind Ernährungsprobleme ins Zentrum der Veranstaltung gerückt.

Dabei geht es eigentlich immer „nur" um die beiden Fragen: Was soll ich essen, und was soll ich meiden?

In diesen für unser Wohlergehen so wichtigen zwei Themen steckt das ganze Arbeitsprogramm, mit dem die „Mitte" (wie in ▶ Kap. 11 beschrieben) ununterbrochen zu tun hat. Die Aufgaben der „Mitte" zeigt ◘ Abb. 15.1.

Ernährungsprobleme gibt es bei arm und reich.

Dass unsere „Mitte" heute chronisch überfordert und damit weltweit zum Problemthema geworden ist, zeigt schon der kurze Blick ins Internet. Ernährungsfragen beherrschen das Bild: Abnehmpillen, Vorher-Nachher-Bilder, Diäten, neue Trends aus Amerika, Untersuchungen zu den Themen „Das Gift in unserer Nahrung", „Magenverkleinerungsoperation", „Nahrungsergänzungsmittel", die „Vitaminlüge", die „Weizenwampe" usw.

Dabei leben wir in einer Zeit, die, jedenfalls für die wohlhabende Hälfte der Menschheit, keine Ernährungsprobleme kennen sollte. Und doch: Die allermeisten Krankheiten unserer Hemisphäre hängen direkt oder indirekt mit unserer Ernährung zusammen.

Wir gliedern den umfangreichen Problemkreis in vier Unterthemen (s. Übersicht):

Die vier Ernährungsthemen
- Mangelernährung
- Überernährung
- Was sollen wir essen
- Hinweise zum Wie, Wann und Wo der Nahrungsaufnahme

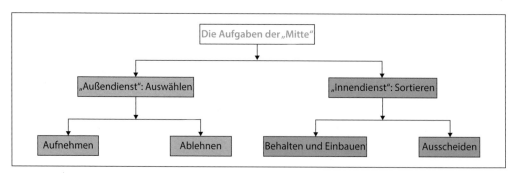

◘ **Abb. 15.1** Die Aufgaben der „Mitte"

15.2 Mangelernährung

In unseren Breiten reicht auch ein kleines Einkommen aus, um sich einigermaßen gesund zu ernähren.

Das Rezept hierfür ist einfach: Frisches Gemüse, Salat, Obst, Hülsenfrüchte, Getreide, immer wieder auch als Vollkornprodukte, gute pflanzliche Öle; maßvoll: Fleisch, Käse, Quark, Joghurt; möglichst wenig: Zucker und Weißmehl. Und überhaupt maßvoll konsumieren!

Gesunde Ernährung: maßvoll konsumieren.

Vitaminmangel finden wir hierzulande praktisch nur als Folge einer massiven Fehlernährung („junk food") und bei bestimmten Erkrankungen oder riskanten Ernährungsgewohnheiten, z. B. Magen-Darm-Störungen, Nahrungsmittelunverträglichkeit, Magersucht, Alkoholismus, vegane Ernährung (?), Dauereinnahme von Magensäureblockern u. a. m.

Im Hinblick auf das RLS ist Eisenmangel ein wichtiges Thema. Ursache kann eine Störung der Eisenaufnahme oder chronischer Blutverlust sein, z. B. bei überstarker Regelblutung.

In jedem Fall ist es wichtig, dem Arzt bei der Erstuntersuchung nicht nur gegenwärtige und durchgemachte Erkrankungen mitzuteilen; er sollte auch hinsichtlich der Lebens- und Ernährungsweise so weit ins Bild gesetzt werden, dass er bei Verdacht auf Mangelerscheinungen entsprechende Blutuntersuchungen in Auftrag geben kann.

Viel häufiger als die „harten", teilweise labormäßig zu erfassenden Formen von Vitalstoffmangel ist in unseren Breiten eine Form von Unterernährung, die wir als innere Mangelversorgung bezeichnen. Dieser wichtige Zusammenhang, den wir in ▶ Kap. 11 ausführlich beschrieben haben, wird uns noch weiter beschäftigen.

Äußere Mangelernährung ist bei uns selten, innere Mangelernährung häufig.

Damit sind wir bei unserem nächsten, sehr umfangreichen Unterthema.

15.3 Überernährung

EU und WHO schlagen seit langer Zeit Alarm. Die Erde platzt aus allen Nähten.

Auch wenn in weiten Teilen der Welt noch immer Hunger herrscht – in den meisten Ländern verbreitet sich seuchenartig eine neue Krankheit: Fettsucht. Die Statistiken melden für die letzten 25 Jahre eine Verdoppelung der Anzahl fettleibiger Menschen (BMI > 30) weltweit. Auch Schwellenländer sind betroffen. Mexiko liegt immerhin bei 24 %, USA bei 30 % der Bevölkerung, Deutschland mit 13 % eher im Mittelfeld (◨ Abb. 15.2).

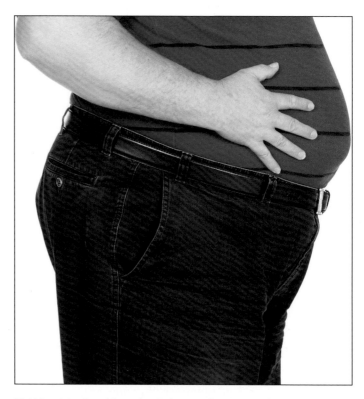

⬛ Abb. 15.2   Bauchfett: eine Belastung für den Stoffwechsel. (© PeJo/stock.adobe.com, mit freundlicher Genehmigung)

15.3.1   Body-Mass-Index (BMI)

Der BMI = Body-Mass-Index setzt das Körpergewicht ins Verhältnis zur Körpergröße und gibt damit ein überschaubares Maß für Über- oder Untergewicht eines Menschen.

Der BMI wird folgendermaßen berechnet:

Körpergewicht (M) in Kilogramm [Einheit: kg] geteilt durch das Quadrat der Körpergröße (L) in Metern [Einheit: m].

$BMI = M/L^2 \, [kg/m^2]$

So käme z. B. eine Frau mit einem Gewicht von 62 kg bei einer Körpergröße von 1,68 m auf einen BMI von 22,0.

Die in ⬛ Tab. 15.1 zusammengefasste Einteilung der Gewichtsklassen nach BMI hat sich international durchgesetzt.

15.3.2   Bauchfett

Der Bauchumfang sagt mehr über das gesundheitliche Risiko aus als der Body-Mass-Index.

Neuerdings wurde gefunden, dass der Bauchumfang von Überernährten ein besseres Maß für gesundheitliche Risiken darstellt als der BMI. Vom Bauchfett scheint demnach eine

■ **Tab. 15.1** Einteilung des Body-Mass-Index (BMI)	
	BMI (kg/m^2)
Untergewicht	BMI < 18,5
Normalgewicht	BMI > 18,5 und < 25
Übergewicht	BMI > 25 und < 30
Fettsucht	BMI > 30
> größer als < kleiner als	

größere Belastung für den Stoffwechsel auszugehen als beispielsweise vom Hüftspeck.

15.3.3 Essen macht krank

Die Statistiken sprechen eine klare Sprache:

Bei Zuckerkrankheit, Arterienverkalkung, Bluthochdruck und manchen Krebsarten ist der Zusammenhang mit Überernährung gesichert, bei vielen anderen Krankheiten wahrscheinlich.

Allein die Häufigkeit der Zuckerkrankheit, Diabetes mellitus Typ 2, hat in den letzten 50 Jahren um den Faktor 16 zugenommen und nähert sich in Deutschland einem Wert von 10 % der Bevölkerung.

In früheren Zeiten, als Nahrung ein knappes Gut war, rangierten alle diese Krankheiten auf den mittleren und hinteren Plätzen in der Statistik.

15.3.4 Die Generation Zuviel

„Überflussgesellschaft" oder „Generation Zuviel" beschreibt die Situation, in der wir alle leben.

Doch wie kann man sich als Konsument dem allgegenwärtigen „Warendruck" dieser Gesellschaft entziehen?

Wir sprachen über die „Verschleimung", chinesisch „Tan", der Gewebsräume im Körper. „Tan" bezeichnet die „Altlasten", die sich im Inneren des Organismus von Jahr zu Jahr ansammeln, wenn unsere Kraft zu filtern und zu klären von dem stofflichen und nicht stofflichen „Input", dem wir uns tagtäglich aussetzen, überwältigt wird. Auch Überernährung führt zu dieser Anhäufung von „Tan" im Inneren des Organismus. Wenn das Überangebot an Speisen und Getränken zudem noch minderwertig ist, verschärft sich die „Tan"-Problematik: Der innere Stofftransport wird behindert. Je mehr aufgenommen wird, um so weniger kommt da an, wo es gebraucht wird.

Die daraus resultierende innere Mangelversorgung ist teufelskreisartig mit dem übermäßigen Konsum verbunden (▶ Abb. 11.5). (Ein Zusammenhang, der auch gesamtgesellschaftlich zu beobachten ist. Man könnte es als das Verhängnis der Sucht bezeichnen. Ein Wortspiel bietet sich an: Der Mensch sucht und sucht und findet nicht.)

Es macht deshalb durchaus Sinn, das Verhältnis von Verschlackung („Tan") und Übergewicht umzukehren. Weil der Mensch ein „Tan"-Problem hat, muss er mehr essen, als nötig wäre.

15.3.5   Tägliches Wiegen sinnvoll?

Nicht auf die Waage fixiert sein.

Um Missverständnissen zuvor zu kommen: Übergewicht sagt noch nichts über das Ausmaß der inneren „Tan"-Deponien eines Menschen. Die Waage allein ist kein guter Gesundheitsberater. So ist auch die Verbindung von BMI, Bauchumfang und Diabetes lediglich eine Aussage der Statistik. Es gibt genug kerngesunde Übergewichtige. Jeder muss selbst wissen und spüren, ob er in die Statistik passt, oder ob er ein „Ausreißer" ist (◘ Abb. 15.3).

Außerdem gilt zu bedenken: Wer seine Pfunde zu radikal wegtrainiert, wird den inneren Reinigungsfunktionen möglicherweise einen Bärendienst erweisen. Das Fett geht, „Tan" bleibt. „Tan-Kompression durch Hitzeeinwirkung", so etwa könnte die chinesische Beschreibung für diesen Vorgang lauten. Die „Mitte" mag keinen übertriebenen Ehrgeiz. Auch dann nicht, wenn es um Gewichtsabnahme geht (s. auch unsere Ausführungen zum Thema Leistungssport in ▶ Kap. 16).

Es hilft alles nichts: An der Mitte führt kein Weg vorbei. Und das heißt, die oben beschriebenen Arbeitsbedingungen der „Mitte" (◘ Abb. 15.1) beherzigen:

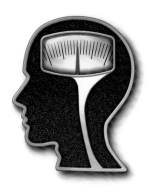

◘ **Abb. 15.3** Die Waage gehört nicht in den Kopf, sondern ins Badezimmer. (© freshidea/Fotolia, mit freundlicher Genehmigung)

— Input reduzieren.
— Immer wieder stressfreie Zonen schaffen.
— Ruhepausen im Tagesplan wie auch im Jahreslauf einplanen.
— Nicht alle Energien im Lebenskampf verpulvern.
— Genug Kraftreserven übrig behalten für die Arbeit der Mitte – zum Sortieren und zum Aufräumen des „Innenlebens".

15

15.3.6 Genießen und Maßhalten – eine Pädagogik der „Mitte"

Jetzt wird mancher fragen: Essen und Trinken haben doch mit Genuss und Lebensfreude zu tun. Soll man denn auf alles verzichten, was Spaß macht?

Keineswegs! Nur was mit Appetit gegessen wird, kann gut verdaut werden. Und wer beim Essen nur noch Gesundheitsregeln im Kopf hat, tut seiner „Mitte" Gewalt an. Die rächt sich gern mit überfallartigen Heißhungerattacken.

Es empfiehlt sich also, mit der eigenen „Mitte" so zu verfahren, wie man Kinder erzieht. Wir wissen alle, dass eine Erziehung, die ausschließlich auf Verboten und Regelwerken basiert, die Kinder kriminell oder krank macht.

Deshalb sollen wir lernen, unsere „Mitte" als Tor zur Welt und zum Lebensgenuss zu achten. Ihre spontanen Regungen in Form von Appetit oder Überdruss, Vorlieben oder Abneigungen sind schließlich Signale aus unserem Innenleben, über das man sonst eher wenig erfährt.

Im Falle aber, und das ist hier unser Thema, dass die „Mitte" in Teufelskreisen, Abhängigkeiten und Suchtverhalten verstrickt ist, führen die spontanen Regungen des Appetitverhaltens in die Irre. Die „Mitte" funktioniert nicht mehr als Wegweiser.

Jetzt sind sanft lenkende Maßnahmen angebracht. Es geht also tatsächlich nicht um Reglementierung, sondern um Erziehung.

Geduldige Erziehung der „Mitte".

Bausteine zu einer Pädagogik der „Mitte"
- Aufklärung, Informationen über sinnvolle Ernährung
- Erinnern an schlechte Erfahrungen als Folge unguten Genusses
- Inneres Leitbild aufbauen: Vitalität der Leichtigkeit, Freude am Bewegen
- Erproben neuer Ess- oder Kocherfahrungen
- Abschied nehmen von alten Gewohnheiten
- Sparsamer Einsatz strikter Verbote
- Vorsichtiger Umgang mit „Türöffnern" wie Zucker oder Alkohol
- Essen nicht zum Anfüllen, sondern als Kick für die Vitalität
- Aufhören, wenn es am besten schmeckt.

> Im Sinne dieser Erziehungsgrundsätze sind unsere folgenden Informationen und Empfehlungen zum Thema Ernährung zu verstehen. Sozusagen als Hinweise im Rahmen einer „Pädagogik der Mitte".

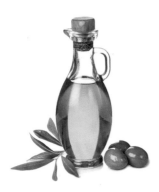

▫ **Abb. 15.4** Olivenöl, ein Genuss, bei dem man nichts falsch machen kann. (© Angel Simon/ Fotolia, mit freundlicher Genehmigung)

Natürliche Fette sind wieder angesagt.

15.4 Was sollen wir essen?

Auch unsere Ausführungen zur Wertigkeit von bestimmten Nahrungsmitteln sind nur als Wegweiser zu verstehen. Wie immer im Leben kommt es auch beim Umgang mit Speisen und Getränken auf das rechte Maß an.

15.4.1 Fette

Es gibt eine gute Nachricht: Fett ist wieder angesagt. Also freie Fahrt für Butter, Sahne, Speck, Öle (möglichst kaltgepresst; ▫ Abb. 15.4). Fette haben allerdings einen hohen Brennwert. Deshalb darf die Kalorienbilanz nicht ganz aus dem Blickfeld rutschen. Menschen mit einem sehr hohen Cholesterinspiegel müssen wohl mit tierischen Fetten behutsam verfahren.

Aber: Wenn die Fette wieder einen größeren Anteil an der Energieversorgung des Menschen übernehmen, können Kohlenhydrate eingespart werden (s. unten).

Auch in den offiziellen Diätempfehlungen für Diabetiker ist der Fettanteil in letzter Zeit wieder einmal hochgesetzt worden.

Ein Warnhinweis darf an dieser Stelle nicht fehlen. Industriell gehärtete Fette, sogenannte Transfette , werden nach neuesten Forschungen endgültig als gesundheitsschädlich eingestuft. Sie finden sich in Industriebackwaren, Chips, Pommes frites, Fertigpizzen, Margarine u. v. a. In den USA ist ein Verbot dieser Fette in Vorbereitung, eine Deklaration auf Lebensmittelverpackungen ist dort jetzt schon Pflicht. Die deutschen Behörden schlafen noch. Vielleicht haben sie auch ein Gutachten beim „Verband der Speisefettindustrie" in Auftrag gegeben.

15.4.2 Kohlenhydrate

Die Stoffklasse der Kohlenhydrate umfasst alle Arten von Zucker sowie von pflanzlicher und tierischer Stärke.

Pflanzliche Stärke in Nahrungsmitteln
Pflanzliche Stärke ist enthalten in:
- Getreide: Weizen, Roggen, Gerste, Hafer, Reis, Mais, Hirse, Dinkel, Emmer, „Pseudogetreiden": Quinoa, Amaranth, Buchweizen
- Aus Getreide hergestellten oder zubereiteten Produkten: Brot, Süßgebäck, Nudeln, Pizza, Flammkuchen usw.

15

- Gemüse: Kartoffeln (Pommes frites!), Hülsenfrüchten wie Erbsen, Bohnen, Linsen.

Tierische Stärke spielt mengenmäßig in Ernährungsbilanzen keine große Rolle, sollte aber hier trotzdem genannt werden. Sie ist enthalten in Muskelfleisch und in Leber.

Zucker ist in natürlichen Nahrungsmitteln ebenso allgegenwärtig wie in industriell hergestellten (s. Übersicht).

Zucker in Nahrungsmitteln
- Rohrzucker als Haushaltszucker, egal ob weiß oder braun
- Traubenzucker und Fruchtzucker in Obst, Fruchtsäften und Honig
- Malzzucker im Bier
- Milchzucker in Milch

Die Verdauungsfermente des Körpers zerlegen Stärke und die zusammengesetzten Zucker in einfache Zucker.

Einfachzucker
Die wichtigsten einfachen Zucker sind:
- Glukose = Traubenzucker
- Fruktose = Fruchtzucker
- Maltose = Malzzucker
- Galaktose (Teil des Milchzuckers)
  Die zusammengesetzten Zucker:
- Rohrzucker = Rübenzucker = Saccharose, aus Glukose + Fruktose
- Milchzucker = Laktose, aus Glukose + Galaktose.

Zucker ist allgegenwärtig.

Die „No-Carb-Welle"

Bis vor Kurzem konnte man sich als Ernährungsberater darauf beschränken, einen sparsamen Konsum von Zucker und Weißmehlerzeugnissen zu empfehlen und darüber hinaus das hohe Lied von Vollkornprodukten in jeder Form zu singen. Seit ein paar Jahren jedoch ist alles anders. Es waren Nachrichten aus den Vereinigten Staaten von Amerika, die unserer glücklichen Müsli- und Vollkornkultur einen Dämpfer aufgesetzt haben.

Zuerst war es die No-Carb-Welle („carbohydrates" = Kohlenhydrate), die aus den USA nach Europa übergeschwappt ist. Ihr „verdanken" wir nicht nur die schädliche Atkins-Diät, sie hat uns auch die Augen geöffnet für die Problematik der Überernährung mit Brot, Nudeln, Pizza, Pommes frites, jenseits der Frage von Kalorien und Körpergewicht. Es geht um die Themen Zuckerkrankheit und Gewebealterung durch Glykierung. Wir wiederholen das Wichtigste aus ▶ Kap. 4:

Wenn der Organismus durch zu ausgiebigen Verzehr von Kohlenhydraten immer wieder mit erhöhten Zuckermengen geflutet wird, drohen die beschriebenen Langzeitfolgen der Glykierung, die möglicherweise den Diabetes mellitus Typ 2 mit verschulden und darüber hinaus die peripheren Nerven, das Gehirn und andere Organe direkt schädigen können.

Lieber mehr Fett und weniger Kohlenhydrate.

In der Konsequenz heißt dies ganz einfach: Grundsätzlich bei allen Kohlenhydraten Maß halten, egal ob „gesundes" Vollkorn oder „ungesunde" Zucker- und Weißmehlprodukte!

Der „böse Weizen"

Ebenfalls aus den USA kommen seit vier Jahren Schreckensmeldungen über die schädliche Wirkung von Weizen. Speziell den in den letzten Jahrzehnten gezüchteten und inzwischen marktbeherrschenden Hochleistungssorten wird folgendes Sündenregister vorgehalten:

- hohes Suchtpotential,
- besonders schnelle und steile Blutzuckersteigerung nach dem Essen,
- das von allen Getreidearten größte Unverträglichkeitsrisiko.

Auch wenn die eher lautstark vorgetragene Weizenverdammnis („die Weizenwampe") wissenschaftlich eher auf tönernen Füßen steht – dass Brot und Brötchen süchtig machen können, dass unser Weizen stark verschleimt und Stoffwechsel wie Immunsystem gleichermaßen belastet, ist schon länger bekannt. Wir halten ihn für das Getreide mit der höchsten Neigung zur „Tan"-Bildung und empfehlen daher, die Spitzenstellung des Weizens in der persönlichen Getreidehitparade zu überdenken. Es gibt schmackhafte Alternativen.

Zeitweise auf Weizen verzichten – der Versuch lohnt sich.

Unsere Empfehlung lautet daher, immer wieder auf andere Getreidearten auszuweichen. Hartweizenprodukte (italienische Nudeln) bevorzugen, Dinkelbrot, Emmer, Roggenbrot, Hafer, Hirse, Mais, Reis; auch den „Pseudogetreiden" Quinoa (◘ Abb. 15.5), Amaranth, Buchweizen eine Chance geben.

(Die weisen Eremiten des alten China haben, wie es heißt aus spirituellen Gründen, ganz auf Getreide verzichtet.)

In der Anthroposophie ist die Problematik der neu gezüchteten Hochleistungssorten schon lange bekannt. Es wer-

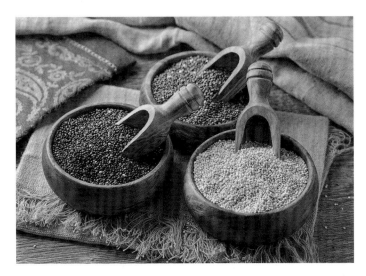

Abb. 15.5 Quinoa ist kein Getreide. Die Samen kommen von einer Pflanze, die mit dem Fuchsschwanz verwandt ist. Sie wächst in den Anden. 2013 war das „Jahr der Quinoa". (© Elena Seitzer/Fotolia, mit freundlicher Genehmigung)

den deshalb seit Jahrzehnten beträchtliche Anstrengungen unternommen, um auf der Basis von Urformen des Weizens wie Emmer, Einkorn, Dasypyrum neue regional passende Getreidesorten zu züchten.

Inzwischen sind Backwaren aus diesen neuen-alten Weizensorten im Handel.

Zucker- und Weißmehlprodukte

Hier liegen, bei ungebremstem Konsum, die Gefahren auf der Hand (wir erinnern an unseren Abschnitt über die Zuckerkrankheit in ► Kap. 4):

— besonders rapider Blutzuckeranstieg,
— überschießende Insulinausschüttung und reaktive Appetitsteigerung nach Zuckergenuss,
— Glykierung als nachhaltig wirksame „Zuckervergiftung",
— Störung der Darmflora usw.

Süßstoff hilft nicht, sondern steigert genau wie Zucker ebenfalls den Insulinspiegel und macht, dies sollte man wissen, Hunger. Die im Rüben- oder Rohrzucker zu 50 % enthaltene Fruktose schließlich ist besonders glykierungsaktiv.

Süßigkeiten, Süßgetränke, leckere Backwaren vom Bäcker, Nachspeisen, Speiseeis; Brötchen, Croissants – Es ist ein Jammer, aber:

▶ Unsere Geschmacksknospen sind anpassungsfähig, sie können lernen, empfindlicher auf kleine Zuckermengen anzusprechen und gewöhnen sich innerhalb von wenigen Wochen an zuckerreduzierten Genuss.

Wer selbst kocht, kann es ausprobieren. Ein Tiramisu mit guten Zutaten und einem Viertel (!) der vorgeschriebenen Zuckermenge: lecker!

Vorsicht vor der Weihnachtszeit und üppigem Festessen!

Vollkornprodukte

Natürlich sind Vollkornprodukte und Backwaren aus nicht ganz ausgemahlenem Mehl dem Weißbrot und dem Süßgebäck vorzuziehen. Der Gehalt an Ballast- und Vitalstoffen macht den Unterschied. Ungeachtet dessen sollte nach dem oben Gesagten die Kohlenhydrat- und Weizenbremse immer wieder sanft betätigt werden. Außerdem tut der gesundheitsbewusste Vollkornesser gut daran, darauf zu achten, wie Magen und Darm mit diesen Naturprodukten fertig werden.

Vollkornliebhaber sollen sich immer wieder fragen, ob Magen und Darm mitmachen.

Die Natur hat nämlich zur Abwehr von Mäusen, Hamstern und Co. „Fraßgifte" in die Körnerschalen eingebaut. Menschen mit schwachem Verdauungssystem sind hier bisweilen überfordert – und merken nicht, wie Magen und Darm revoltieren, weil die Vollkornbratlinge „ja so gesund sind".

Gluten

Unsere althergebrachten Getreidesorten haben uns ein Ernährungsproblem beschert, das hier am Rande auch erwähnt werden soll: Gluten (sprich letzte Silbe lang und betont). Allen voran Weizen, aber auch Dinkel, Roggen, Gerste und Hafer enthalten neben der Stärke Eiweißstoffe, die bei der Teigbereitung den sogenannten Kleber bilden. Gegen diese gemeinsam als Gluten bezeichneten Klebereiweiße entwickeln manche Menschen Unverträglichkeiten.

Zwei Formen werden unterschieden:

— die Zöliakie, eine entzündliche Erkrankung der Dünndarmschleimhaut mit dem Hauptsymptom Durchfall und
— die sogenannte unspezifische Glutensensitivität.

Beide Formen, denen neben Verdauungsbeschwerden auch Müdigkeit und andere Allgemeinsymptome angelastet werden, lassen sich am einfachsten durch einen Weglassversuch diagnostizieren: Wenn man einige Wochen auf die genannten Getreide verzichtet, müssen die Beschwerden spürbar nachlassen. Der Handel bietet eine große Auswahl entsprechender Ersatzprodukte an.

15.4.3 Tierisches Eiweiß

Bei kaum einem Nahrungsmittel stoßen die Weltanschauungen so heftig aufeinander wie bei Fleisch, Fisch, Eiern, Milch.

Die Tiere, unsere nächsten Verwandten auf diesem Planeten, haben uns sozusagen die Mühsal der Pflanzenverdauung abgenommen. Indem wir ihre Produkte und ihre Körper essen, ernten wir die Früchte dieser „Vorarbeit" und führen uns Stoffe zu, die unserem Organismus ähnlicher und damit „wertvoller" sind als die Pflanzen.

Die akademischen Ernährungslehren sind in Zeiten des Mangels entstanden. Sie sollten Zusammensetzung und Mindestmenge der Nahrungsmittel beschreiben, die der Organismus zum Überleben, zum Arbeiten und in der Schwerarbeit benötigt. So ist verständlich, dass sie das hohe Lied der tierischen Produkte singen, die auf unserem Speiseplan landen. Ihr Gehalt an Vitaminen, essenziellen Aminosäuren, Mineralien usw. kann in Notzeiten oder bei ausgezehrten Patienten helfen, Leben zu retten. Aber was in Europa 1917 und 1946 gepasst hat, muss heute im Jahre 2016 nicht unbedingt richtig sein. Das Gegenteil scheint der Fall zu sein.

Wir haben das große, in diesen Ausmaßen neue Problem des Überflusses. Bei tierischem Eiweiß denken wir an die in ▶ Kap. 12 beschriebenen Probleme der inneren Verschleimung („Tan") und an die Eiweißmast nach Prof. Wendt.

Die akademische Ernährungslehre ist zu sehr am Thema „Mangel" orientiert.

Milchprodukte

Der in den letzten Jahren bei uns (mit tatkräftiger Hilfe der EU) massiv angestiegene Milchkonsum ist nicht nur aus chinesischer Sicht problematisch. Dabei geht es weniger um Butter und Sahne. Sie sind in diesem Zusammenhang unbedenklich und hauptsächlich eine Kalorienfrage. Im Fokus der Kritik stehen die Milchprodukte, die einen hohen Anteil Milcheiweiß enthalten, also Milch, Quark und Käse. In Maßen genossen gesund sind dagegen Joghurt und andere Sauermilchprodukte wegen ihres Gehaltes an Milchsäurebakterien.

Aus Sicht der TCM fördert regelmäßiger Verzehr von Milcheiweiß die Bildung von „kaltem Schleim". Unsere Erklärung: Milcheiweiß ist ein wertvoller Baustoff für neugeborene Säugetiere, zu denen auch der Mensch gerechnet wird. Unter seiner Wirkung verdoppelt sich das Geburtsgewicht eines Säuglings innerhalb von 4 Monaten.

Im Laufe des Heranwachsens vermindert sich der Baustoffbedarf. Der Baustoffwechsel des Erwachsenen benötigt immer weniger von dieser wertvollen Substanz. Sie erhöht nämlich, wenn zu reichlich genossen, die innere Schleimlast („Tan"). Aufgrund seiner „kalten" Natur stimuliert Milcheiweiß den Stoffwechsel weniger als z. B. Fleisch, das chinesisch eher als „warm" eingestuft wird. Es ist deshalb besonders deponierungsgeneigt. (Dies gilt möglicherweise weniger für stark fermentierte, herzhafte Käsesorten, die erstens „wärmer" sind, zweitens in der Regel sparsamer genossen werden und drittens der Darmflora gut tun.)

■ **Milch und Osteoporose**

Milch hilft nicht gegen Osteoporose. Bewegung ist die beste Vorsorge.

Trotz des hohen Kalziumgehaltes hilft Milch nicht gegen Osteoporose. Auch ohne Milch- oder Quarkkonsum ist die Kalziumversorgung bei ausgewogener Ernährung ausreichend. Das mit den Milchgetränken aufgenommene Kalzium verlässt den Körper zu 99 % wieder auf dem Weg über Blase und Darm. In einigen Untersuchungen wurde sogar eine Zunahme von osteoporosebedingten Knochenbrüchen bei Milchtrinkern gefunden.

❯ Die mit Abstand beste Vorbeugung gegen Osteoporoseschäden ist körperliche Aktivität! Also immer wieder: Bewegen! Bewegung macht klug, hält im Fluss und stärkt die Knochen.

Bei manifester Kuhmilcheiweißunverträglichkeit (z. B. bei Neurodermitis) kann ein Wechsel auf Schaf- oder Ziegenkäse vorübergehend Entlastung bringen.

15.5 **Unsere Empfehlungen**

■ **Tierisches**

Fleisch und Milchprodukte seltener und als besondere Delikatesse genießen.

Wer sich gesund ernähren will, dabei aber keinem strengen Vegetarismus anhängt, sollte dem Fleisch, aber auch den veredelten Milchprodukten die Rolle zukommen lassen, die diesen Speisen gebührt. Sie können als besondere Delikatesse ein Sonntagsessen oder ein Festmahl krönen oder bei Kranken, die erschöpft sind oder unter Magenschwäche leiden, die Vitalität steigern. Die wunderbar „wärmende" und den Stoffwechsel anregende Wirkung des Fleisches und der Fleischbrühe lässt sich am wirkungsvollsten einsetzen, wenn der Organismus nicht durch regelmäßigen Fleischkonsum verschlackt, überhitzt und abgestumpft ist.

Die Empfehlung, an ein oder zwei Tagen in der Woche Fleisch oder Fisch zu essen, mag als Richtschnur dienen. Gute Qualität (Biofleisch) steigert den Genuss, fördert eine humane Tierhaltung, tut der Umwelt gut und honoriert außerdem die mühsame Arbeit der Biobauern.

15

- **Gemüse**

Gemüse sollte die Basis der Ernährung sein. Nur eine Kochkultur, bei der sich alles ums Fleisch dreht („Fleisch mit Beilagen") ist imstande, Gemüse so lange zu kochen, bis es nicht mehr wiederzuerkennen ist. Die chinesische Küche mit ihren kurzen Garzeiten zeigt uns, wie es gehen kann.

Wer einmal den Wert von Gemüse als Grundpfeiler der Ernährung (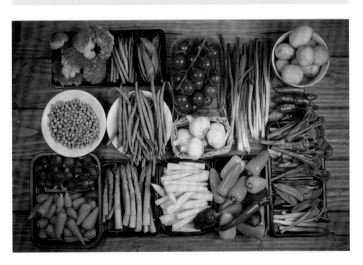 Abb. 15.6) erkannt hat, wird gut daran tun, nur qualitativ hochwertiges Biogemüse zu verwenden. Dafür spricht neben dem gesundheitlichen Wert von maßvoll gedüngten und nicht chemisch behandelten Feldfrüchten noch ein weiterer Grund. Biogemüse (möglichst vom Erzeuger direkt) schmeckt in der Regel besser und erzeugt einen deutlicheren Sättigungseffekt. Beim Esser entsteht so weniger leicht das Gefühl, es fehlt noch etwas, und Fleisch oder Käse müssen her.

Gemüse als Grundpfeiler der Ernährung.

Wer wenig Zeit zum Kochen hat, nimmt ein gutes Gemüse, zerkleinert es auf ca. Walnussgröße und kocht es kurz, bis es gerade durchgegart ist. Mit Butter oder Öl essen, Soße bei Bedarf. Wer mag, nimmt Tamari, ein reines, fermentiertes Sojaprodukt aus Japan. Sparsam verwenden. Dazu, wenn gewünscht, etwas Reis oder ein anderes gekochtes Getreide.

> **Zur Erinnerung: Unsere Gemüsesorten**
> Aubergine, Blumenkohl, Grünkohl, Gurke, Knoblauch, Kohlrabi, Kohlrübe, Kürbis, Lauch (Porree), Mangold, Mohrrübe (Karotte), Paprika, Pastinake, Petersilienwurzel, Rettich, Rosenkohl, Rote Beete, Rotkohl, Schalotte, Schwarzwurzel, Sellerie, Spargel, Spinat, Steckrübe, Süßkartoffel, Tomate, Wirsing, Weißkohl, Zwiebel (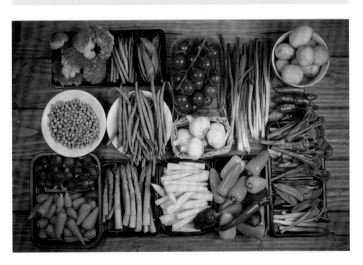 Abb. 15.6)

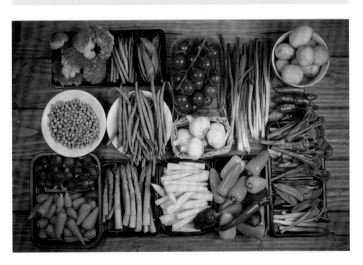

☑ Abb. 15.6   Gemüse – schon der Anblick weckt den Appetit. (© merc67/ Fotolia, mit freundlicher Genehmigung)

■ Obst, Salate

Bei süßen Früchten an die Zuckerbilanz denken!

Zu Obst und Salaten muss nicht viel gesagt werden. Sie gelten ja wohl zu recht als Vitaminspender und befriedigen unser Bedürfnis nach Frische und einem knackigen Kaugefühl. Bei süßen Früchten ist an die Zuckerbilanz zu denken. Bei Rohkost sollten Magen-Darm-empfindliche Menschen vor allem abends Zurückhaltung üben.

■ Frühstück

Warum nicht einmal warm wie in China oder in England? Die „Mitte" möchte es gerne warm, damit sie gut in Gang kommt. Sie muss am Tage so Vieles „verdauen". Auch das Auto liebt den Kaltstart nicht.

Die Mitte möchte es gern warm.

Reis, Hafer, Quinoa, Hirse … Mit Wasser kochen, auch damit nichts anbrennt (Hafer!). Wer mag, kann am Schluss ein wenig Milch oder Sahne zugeben. Einen lockeren Hirsebrei zu produzieren (durchgegart, aber nicht matschig, sondern körnig wie Reis), ist eine erlernbare Kunst.

Zum Getreide je nach Vorlieben Öl, Butter, Sahne, Obst (roh oder gekocht), Nüsse (◻ Abb. 15.7) … Manche mögen es salzig, z. B. mit Tamari. Auch hier sind der Entdeckerfreude keine Grenzen gesetzt.

■ Essen und trinken an heißen Tagen

Bitte nicht kühlschrank-kalt. Die Mitte ist geschockt und „vergisst" das Sortieren. Und wenn es nicht anders geht wie bei Eis, Bier oder Wein: Langsam essen und trinken.

Bei heißem Wetter haben sich Wassermelonen bewährt. Wenn es sehr heiß ist, wird die Mitte schwach. Da hilft nur Wärme, warmes Wasser oder Tee. Die Türken haben ihren Chai, die Marokkaner ihren wunderbaren Minztee.

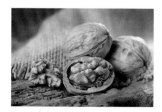

◻ **Abb. 15.7** Die Form der Walnuss erinnert an das Gehirn. Ob man davon auch klug wird? (© karepa/Fotolia, mit freundlicher Genehmigung)

15.6 **Sucht**

Wir leben im Zeitalter der Sucht. Alles, was uns schmeckt und schnelle Befriedigung verspricht, kann zur Sucht führen. Das gilt im hohen Maße für Drogen und Tabletten, die rasch die Gesamtbefindlichkeit in die Richtung lenken können, die gerade passt. Aber auch gewöhnliche Nahrungsmittel (Brotsucht) und Essen allgemein (Esssucht) können süchtig machen. Der Wohlstand macht's möglich. Dem ist für manchen schwer zu entkommen.

❯ Manchmal hilft folgende kleine Übung. Immer wieder einmal, zwei Stunden nach dem ausgiebigen Kaffee -, Käse-, Kuchen-, Croissant- usw. Genuss in sich hinein horchen oder fühlen: Wie geht es mir jetzt? Spüre ich eine leicht unangenehme innere Nervosität nach Kaffee oder einen Anflug von Müdigkeit und das Gefühl eines inneren Verstopftseins nach verschleimenden Speisen? Die Mitte mit ihrer Türhüterfunktion soll sich bei der nächsten Suchtanmache erinnern, was die spürbaren Folgen sein können.

15.6.1 Drogen I: Kaffee, Tee und die Antidroge: heißes Wasser

Fast jeder hat die Erfahrung gemacht, dass Kaffeegenuss kurzfristig Präsenz und mentale Leistungsfähigkeit steigert. Ein Wachmacher mit Kurzzeitwirkung. Hilft dem Menschen, schnell in die Arbeit hineinzukommen. Verpufft aber genau so schnell und verlangt nach Wiederholung.

Auch im sozialen Beisammensein fördert er Geistesgegenwart und Redefreude, ohne allerdings die emotionalen Grenzen zum anderen aufzuweichen. Die ideale Droge für die Tagseiten der Leistungsgesellschaft. Nur zu steigern durch „Energy-Drinks", Kokain und Speed (Cristal Meth). Kaffee erregt auch das vegetative Nervensystem, steigert die Herzfrequenz und auch die Ausscheidungen über Darm und Niere, ohne aber wirklich die Entgiftung zu fördern.

Die Anregung durch Schwarz- oder Grüntee entwickelt sich langsamer, organischer und hält länger an. Speziell dem Grüntee werden entgiftende Wirkungen zugeschrieben, er soll bei Amyloidose günstig wirken und könnte eine Hilfe sein bei der Vorbeugung von Alzheimer-Demenz und PNP (◘ Abb. 15.8).

Wir favorisieren den grünen Tee noch aus einem weiteren Grund. Grüntee verträgt weder Zucker noch Sahne. Wer es lernt, dem zurückhaltenden, im Vergleich zu Kaffee oder Schwarztee fast unstofflichen Geschmack etwas abzugewinnen, dessen Organismus kann sich leichter auf das Prinzip der „Mittenstützung durch Leeres" einlassen, eine Anregung ohne Substanzbelastung, der eine klärende und Schlacken ausscheidende Wirkung zugeschrieben wird.

Dieser Teil der Grünteewirkung wird auch durch das Trinken von warmem Wasser erreicht. Auch dieses wirkt dann am besten, wenn man es mag, wenn Zunge und Magen mit der Enttäuschung fertig werden, dass „nichts" kommt. Freude und Genuss an „leerem" Geschmack erleben zu können, ist in China eine traditionell tief verankerte Selbstkultivierungsleistung.

Auch ungesüßte Kräutertees sind eine angenehme Art, heißes Wasser zu trinken. Sozusagen heißes Wasser für Anfänger.

Kaffee weckt mehr den Geist als den Körper.

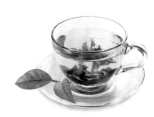

◘ **Abb. 15.8** Grüntee – die leichte Alternative zu Kaffee & Co. Bitte nur bei 80 Grad aufbrühen (© NataliTerr/ Fotolia, mit freundlicher Genehmigung)

Heißes Wasser lieben lernen!

Überdies haben die Teekräuter ihre eigenen arzneilichen Wirkungen, die man sich in verschiedenen Wechselfällen des Befindens zunutze machen kann.

15.6.2 Drogen II: Alkoholische Getränke

Nach der Arbeit will der Mensch sich ausleben, loslassen, fröhlich sein, vergessen, sich mit anderen Menschen verbrüdern. Jetzt geht es nicht um geistige Präsenz, eher um körperliches Wohlsein. Dabei hilft Alkohol. Die Feierabenddroge der Leistungsgesellschaft und der ideale Tandempartner zu Kaffee und Co. – Yin und Yang.

Alkohol ist ein Zell- und Nervengift!

Aber: Alkohol ist ein Zell- und Nervengift.

In Deutschland gibt es ca. 2 Millionen alkoholabhängige Menschen. Solange die strengen Kriterien der Alkoholsucht noch nicht erfüllt sind, sich aber erste alkoholbedingte Schäden zeigen, sprechen die Suchtmediziner von einem „schädlichen Gebrauch". Hier sind noch einmal ca. 2 Millionen Deutsche betroffen. Eine noch größere Zahl (16 Millionen Männer und 8 Millionen Frauen) fallen in die Kategorie „riskanter Alkoholkonsum". Der beginnt definitionsgemäß bei einem regelmäßigen Tagesverbrauch reinen Alkohols von mehr als 20 g für Frauen und 30 g für Männer.

Um die Volumenprozentangaben auf den Getränkeflaschen in Gramm umzurechnen, muss man, weil Alkohol leichter als Wasser ist, mit 0,8 malnehmen. Eine Halbliterflasche Bier enthält demnach 20 g, ein Viertelliter Wein ca. 25 g Alkohol. Diese Angaben zum unbedenklichen Maximalkonsum bei regelmäßigem Alkoholgenuss sind natürlich auf den Durchschnittsbürger bezogen. Mit steigendem Alter verschieben sich die Grenzen nach unten.

Auch wenn Alkohol häufig nur die „Nebenursache" der Polyneuropathie ist, empfehlen wir unseren Patienten, soweit sie zu einer der drei genannten Konsumentenkategorien gehören, mindestens ein Vierteljahr ganz auf alkoholische Getränke zu verzichten. Alkoholiker müssen natürlich nach dem Entzug ihr ganzes Leben lang „trocken" bleiben.

Für alle anderen gilt: In jedem Fall soll der Patient zunächst die Abstinenzphase durchhalten, in der sich die PNP bessert. In dieser Zeit hat er Gelegenheit, das Wohltuende von Wasser, Tees und (verdünnten!) Fruchtsäften zu entdecken. Anschließend darf er, wenn es für Entspannung, Geselligkeit und Lebensfreude nicht ohne geht, bescheiden und in Demut Bacchus, dem Gott des Weines, wieder dienen.

Aber Vorsicht, der Gott ist stark!

15

Neun Regeln für Liebhaber alkoholischer Getränke
Wir geben folgende Hinweise:
- Nicht täglich, mindestens 3 Tage in der Woche ohne!
- Alkoholika nicht als Antidepressivum oder als Schlafmittel missbrauchen, die Schlafqualität leidet!
- Vorsicht vor „Ansteckung" durch Partner(in) oder gesellige Runde!
- In Getränkequalität statt -quantität investieren.
- Nicht kippen! In Ruhe, „mit Verstand" genießen.
- Bescheiden werden und dabei entdecken, dass ein Achtel Wein oder eine halbe Normalflasche Bier ausreichen können, um zufrieden zu machen.
- Nicht vergessen, bei sich nachzuforschen, wie der Alkohol sich nach dem Genuss auf Allgemeinbefinden, Präsenz, Missempfindungen, Beinunruhe, Gangsicherheit auswirkt. Auch Erinnerungsarbeit am nächsten Morgen kann nützlich sein: Was habe ich gestern Abend getrunken? Gegebenenfalls sind Konsequenzen angesagt.
- Viel Wasser zum Wein
- Warmes Wasser nach dem Konsum oder Heilerde.

In der folgenden Übersicht haben wir eine kleine unverbindliche Vorschlagsliste zur gesunden Ernährung zusammengefasst.

Kleine unverbindliche Vorschlagsliste zur gesunden Ernährung
- Fleisch oder Fisch: Höchstens 3-mal wöchentlich; auf Qualität achten!
- Milch, Käse, Quark: Sparsam, Milch am besten gesäuert, z. B. als Joghurt
- Butter, Sahne, Speck, Kokosfett: Warum nicht? Auf Kalorien achten!
- Gute Öle: Täglich
- Gemüse: Täglich, nicht kaputt kochen!
- Zuckerwaren, Weißmehl (Brötchen, Croissants): An Sonn- und Feiertagen
- Brot: Am besten Roggenbrot, Vollkorn nach Verträglichkeit
- Kartoffeln, Hülsenfrüchte, Kochgetreide: Auf Kohlehydratbilanz achten
- Salate, Nüsse: Nach Verträglichkeit
- Obst: An Zuckerbilanz denken!

15.7 Das Wieviel, Wann und Wie der Nahrungsaufnahme

15.7.1 Wie viel sollen wir essen?

„Nur so viel, dass noch eine Faust Platz im Magen hat", sagten die Ärzte im alten Ägypten. Mit den Gefahren der Völlerei hat die Medizin offensichtlich schon seit Bestehen der menschlichen Zivilisation zu tun gehabt. Aber was in früheren Zeiten nur die oberen Zehntausend betraf, gilt heute als Volkskrankheit.

Ging es im vorhergehenden Abschnitt um die Frage nach dem Was der Ernährung, wollen wir jetzt die viel schwierigere Frage des rechten Maßes behandeln. Auch Wertvolles, im Übermaß gegessen, kann schaden.

Wir erinnern uns aus dem oben Gesagten an das zentrale Verdauungsorgan der chinesischen Medizin, die „Mitte" mit ihren beiden Funktionen, Türhüter zu sein und das Eingegangene zu bewerten und „aufzuräumen".

Nur eine freie, entspannte und lebendige „Mitte" hat die Kraft, rechtzeitig Nein zu sagen, und zwar beim Essen genauso wie bei anderen Konsumverführungen. Nur eine so beschaffene „Mitte" ist imstande, das Aufgenommene einigermaßen zeitnah zu verarbeiten und damit Ansammlungen von „Tan" zu vermeiden. Damit ließe sich wiederum der oben beschriebene, die Esssucht steigernde Teufelskreis verhindern.

15.7.2 Unsere Empfehlungen

Auch hier gilt: Ausnahmen bestätigen die Regel. Festtage sind Festtage, aber der Mensch soll merken, wenn das Fest vorbei ist und nicht jeden Tag zum Festtag machen.

■ **Gehen Sie nie hungrig Nahrungsmittel einkaufen**
Die Forschung (und die eigene Erfahrung) hat es bestätigt: Später, gesättigt, wundert sich der Mensch darüber, was er im hungrigen Zustand alles in den Einkaufswagen (und in den Kühlschrank) gelegt hat.

■ **Setzen Sie sich nie müde zu Tisch**
Der „Türhüter" soll wach sein. Auch Alkohol hat seine Gefahren. Er winkt alles durch.
Wer nach einer Mahlzeit müde wird, hat zu viel gegessen.

■ **Wenige Mahlzeiten am Tag**
Hunger ist der beste Koch. Hunger ist auch ein hervorragender Arzt. Hunger heißt: Jetzt schaut die Mitte in den inneren

15

Nur eine wache Mitte kann richtig auswählen und rechtzeitig Nein sagen.

Hunger ist der beste Koch – und ein sehr guter Arzt.

Speiseschränken nach, was an nahrhaften Dingen noch im Hause ist. Es wird aus- und aufgeräumt. Das vitalisiert den ganzen Menschen.

Drei Mahlzeiten am Tag sind ausreichend. Fortgeschrittene kommen mit zwei Mahlzeiten aus.

Zu diesem Thema gibt es hochinteressante neue Forschungen:

- Der hungrige Zustand fördert Reinigungsfunktionen, die wir chinesisch als Klärung und Ausscheidung von „Tan" bezeichnen würden.
- Ein hungriger Zustand unterstützt außerdem Reparaturarbeiten an der DNS im Zellkern.
- Entgegen allen bisherigen Diätempfehlungen könnte sich der Blutzucker bei Diabetikern besser einstellen lassen, wenn nur drei statt der vorgeschriebenen fünf Mahlzeiten täglich eingenommen werden.

■ Vermeiden Sie das Essen zwischendurch

Es ist für die Entgiftungsfunktion des Darmes wie auch für die Erneuerung der Schleimhäute günstig, wenn Magen und Darm immer wieder ganz leer werden. Dies erleichtert auch die Ausbildung eines bedarfsgerechten Appetitverhaltens. Denn ein voller Darm fördert die Entstehung von Hungergefühlen. Jeder Fastenerfahrene kennt diese Regel.

Die chinesische Physiologie beschreibt Hohlorgane wie Magen und Darm als „Durchgangsorgane". Ihr wesentliches Kennzeichen ist, dass sie „mal voll, mal leer" sein können. Dieses Pendeln zwischen Ebbe und Flut erzeugt eine gute Spannung, die vitalisiert.

■ Essen Sie langsam und kauen Sie gründlich

Die Mitte braucht Zeit, um zu registrieren, was alles in der Tiefe des Verdauungssystems verschwunden und bei den Sättigungsfühlern in den Geweben angekommen ist, damit sie rechtzeitig „Stopp!" sagen kann. Außerdem schmecken Sie mehr. Beim sorgfältigen Zerkauen der Speisen melden sich überraschende Geschmacksnuancen, wie bei einem guten Wein. Ausprobieren! (Dies geht natürlich am besten mit gehaltvollen Nahrungsmitteln.)

Essen genießen, nicht schlingen.

■ Essen Sie nicht zu spät

Diese ausgesprochen weise Regel wird von der Ernährungsschule von F.X. Mayr folgendermaßen begründet: Die Verdauungsorgane arbeiten über Nacht nur im Schongang, was dazu führt, dass die Nahrungsmittel zu lange halbverdaut im Darm liegen und dort Gärung und Fäulnis hervorrufen. Die Produkte der Zersetzungsprozesse belasten Stoffwechsel und

Immunsystem, was sich in einem benommenen Kopf oder in Blähungen bemerkbar machen kann.

Ein über Nacht von Verdauungsaufgaben entlasteter Darm kann seine immunologischen Aufgaben wirkungsvoller wahrnehmen. Auch die „Klärung von Trübem und Klarem" als Funktion der „Mitte" wird nicht vom nächtlichen Speiseandrang behindert.

■ Abendfasten

Eine sehr wirksame Form der Nahrungsreduktion ist das Abendfasten, auch eine von F.X. Mayrs Empfehlungen. Ab 16 Uhr (manche sagen: ab 14 Uhr) wird nichts mehr gegessen. Allenfalls eine Kleinigkeit wie ein Knäckebrot oder drei Löffel Joghurt. „Essen wie ein Vögelchen".

Abendfasten – auf elegante Weise den Stoffwechsel entlasten.

Auch hier geht es weniger um die Waage als um das Gefühl der Leichtigkeit am nächsten Tag. Wer ohne Essen nicht einschlafen kann, reduziert die Abendmahlzeit schrittweise. Das Trinken von Kräutertee oder warmem Wasser erleichtert das Fasten. Auch die luftigen Reis-, Mais- oder Hirsewaffeln können in der Lernphase den Übergang zum abendlichen Fasten erleichtern.

■ Ruhig werden, sich sammeln vor dem Essen

Kein abrupter Übergang zwischen Arbeiten und Essen. Die „Mitte" einstimmen. Ab jetzt geht es nicht um Hektik und Lebenskampf, sondern um genießen und verdauen.

Ebenfalls von F.X. Mayr kommt der Rat, vor dem Essen zu ruhen und seinen Kopf leer zu machen. Warum nicht ein kleines Tischgebet zur Würdigung der Speisen und des Zusammenseins? Unsere Eltern haben es immer gesagt: Es ist keine Selbstverständlichkeit, allzeit vor vollen Tellern sitzen zu können. Die Angewohnheit, Stress durch Essen abzubauen, stört die freie Entfaltung der „Mitte".

Leichte Bewegung oder Tätigkeit nach dem Essen fördert die Verdauungsfunktion. Mit Sicherheit ungesund ist es, mittags so viel zu essen, dass man müde wird und sich hinlegen muss.

■ Ablenkungen

Leichte Gespräche und Musik („Tafelmusik") tun der „Mitte" gut. Nicht zur Dauergewohnheit werden sollten nach Möglichkeit Problemdiskussionen oder Ablenkungen durch Fernsehen und Zeitunglesen beim Essen. Man schaut, während man seine Liebste oder seinen Liebsten küsst, auch nicht anderen Frauen oder Männern nach.

15

15.8 Anhang: Vitalstoffgehalt (Eisen und Vitamin B$_{12}$) in Lebensmitteln

Zu den Themen Eisenmangel und Mangel an Vitamin B$_{12}$ finden sich oben in den Kapiteln zum RLS und zur PNP (► Kap. 4, ► Kap. 8) bei Mangelernährung sachdienliche Hinweise.

Wir beschließen die Empfehlungen zur Ernährung mit 2 Tabellen zum Gehalt dieser beiden Vitalstoffe in den gebräuchlichsten Lebensmitteln (◘ Tab. 15.2, ◘ Tab. 15.3).

Mit der Frage, ob bei vegetarischer oder veganer Ernährung die Gefahr eines Vitamin-B$_{12}$-Mangels besteht, haben wir uns in ► Kap. 4 auseinandergesetzt.

◘ **Tab. 15.2** Eisengehalt in wichtigen Lebensmitteln

Lebensmittel	Eisengehalt (mg/100 g)
Brennnesseln, getrocknet	32,2
Blutwurst	29,4
Schweineleber	22,1
Spirulina, getrocknet	20,0
Bierhefe, getrocknet	20,0
Sojamehl	15,0
Zuckerrübensirup	13,0
Texturiertes Soja	12,5
Kürbiskerne	11,2
Sesam	10,0
Schweineniere	10,0
Hirse	9,0
Sojabohnen	8,6
Sauerampfer, frisch	8,5
Leinsamen	8,2
Quinoa	8,0
Kalbsleber	7,9
Amarant	7,6
Linsen	6,9
Pfifferlinge	6,5
Sonnenblumenkerne	6,3

(Fortsetzung)

■ **Tab. 15.2**   (Fortsetzung)

Lebensmittel	Eisengehalt (mg/100 g)
Weiße Bohnen	6,1
Dill, frisch	5,5
Leberwurst	5,3
Aprikosen, getrocknet	3,8
Erbsen	5,0
Molkenkäse	5,0
Roggen	4,9
Knäckebrot	4,7
Haferflocken	4,6
Gerste	4,5
Grünkern	4,2
Spinat	4,1
Brennnessel	4,1
Mandel	4,1
Corned Beef	4,1
Sojasauce	3,9
Haselnuss	3,8
Vollkornbrot	3,3
Rindfleisch	3,2
Schweinefleisch	3,0
Geflügel	2,6
Kalbfleisch	2,2
Thunfisch	1,2
Rote Beete	0,93
Lachs	0,7

15

◘ Tab. 15.3   Vitamin B$_{12}$ in Lebensmitteln (µg/100 g)

Lebensmittel	Vitamin-B$_{12}$-Gehalt (µg/100 g)
Leber	40–75
Miesmuscheln	14
Hering, Makrele	10
Weichkäse	3,0
Rindfleisch	2,5
Hühnerei	2,4

Bewegung und Ruhe

Inhaltsverzeichnis

© Springer-Verlag GmbH Deutschland, ein Teil von Springer Nature 2021
C. Schmincke, *Ratgeber Polyneuropathie und Restless Legs*,
https://doi.org/10.1007/978-3-662-63307-6_16

16.1 Der Mensch – ein Bewegungswesen

Es gibt im Tierreich ausgesprochen sesshafte Arten. Hervorragende Vertreter sind das Faultier und die Seegurke. Der Mensch gehört in eine andere Abteilung der Zoologie; er ist ein Bewegungswesen. Man beobachte nur einmal unsere nächsten Verwandten, die Affen, im Zoo (◘ Abb. 16.1). Sie sind ständig unterwegs: Laufen, springen, hangeln, klettern, jagen, kämpfen; je jünger, desto wilder. Und wenn sie mal Ruhe geben, dann hat diese Ruhe immer eine bestimmte Ausstrahlung, wie wenn der große Regisseur ihnen aufgetragen hätte, eines der vielen Yin-Themen darzustellen: die ruhige Sozialpflege durch Säugen oder Lausen, das aufmerksam lauernde Innehalten und Beobachten, das unbewegte Sitzen oder Hocken würdevoll wie ein Fels. Selbst das scheinbar völlig passive Hinlagern oder „Hinfläzen" enthält noch innere Bewegung und Ausdruck: Mir ist wohl, ich überlasse meinen Körper mit allen Gliedmaßen der Erde und der Sonnenwärme.

16.1.1 Bewegung – aber nur im Kopf

Menschen sind seltsame Wesen. Sie sind ständig überall und doch nie wirklich da.

Tagsüber sitzen wir auf Stühlen, bewegen den Mund zum Reden oder schauen gebannt auf Bildschirme und bewegen

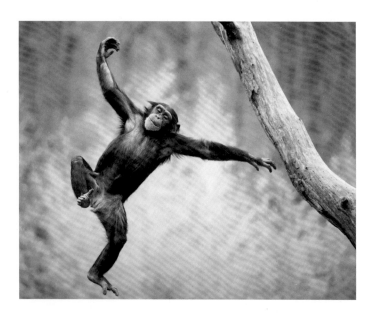

◘ **Abb. 16.1**   Unsere Verwandten sind immer in Bewegung. (© Abeselom Zerit/stock.adobe.com, mit freundlicher Genehmigung)

16

die Finger. Kein „Qi" fließt durch die Füße, das Blut versackt in den Beinen. Eigentlich könnte man die untere Körperhälfte amputieren.

Abends besuchen wir die ganze Welt mit ihren Katastrophen, ihren Gräueltaten, ihren Liebesschmonzetten. Dabei sitzen wir gemütlich zu Hause am Fernseher. Wir sind eigentlich zu müde für eine Weltreise. Weiche Polstermöbel bieten Bequemlichkeit, auch wenn die Muskeln innerlich hart bleiben. Von dort aus können wir in aller Ruhe Regie führen, wenn andere sich bewegen: Die Fußballspieler oder die Figuren auf der Spielekonsole.

Und wenn wir uns wirklich einmal selbst bewegen, dann haben wir immer etwas vor: Eine Aufgabe erfüllen, eine Leistung erbringen, z. B. beim Joggen im Wald. Der Kopf ist ein Diktator. Niemand fragt seinen Körper, sein „äffisches" Bewegungssystem, wozu es denn selbst Lust hätte.

> **Das Spiel der fünf Tiere**
> Zu den ältesten Übungssequenzen des chinesischen Qigong gehört das „Spiel der fünf Tiere" („Wu Xing Xi"). Die chinesische Kultur hat es früh begriffen: Mit seiner Kopf- und Willensdominanz ist der Mensch der ständigen Gefahr ausgesetzt, die vitalen Ressourcen des Körpers und seines Bewegungssystems verkümmern zu lassen. Was dagegen helfen kann, ist Spiel und nachahmendes Lernen am Beispiel der Tiere.
>
> Bewegungsart und inneres Wesen folgender Tiere dient den Übungen als Vorbild: Hirsch, Affe, Bär, Kranich, Tiger.

16.1.2 Der Fluss von „Qi" und „Xue" auch in den Beinen

Dies scheint Schicksal des zivilisierten Menschen zu sein:

Der Kopf macht Vorschriften und gibt keine Ruhe, die Beine benötigen wir zum Bremsen und Gasgeben, ansonsten spielen sie keine besondere Rolle.

Damit sind wir beim Thema.

Eine der Ursachen von Polyneuropathie (PNP) und dem Restless-Legs-Syndrom (RLS) ist eine Minderdurchflutung des Körpers, besonders der Beine, mit etwas, was die Chinesen „Qi" und „Xue" nennen.

Bewegung bringt „Qi" und „Xue" auf Trab.

Wir hatten die Entstehung der Polyneuropathie beschrieben aus einer Kombination von Versorgungsdefizit, reduzierter „Säfte"-Dynamik, Vergiftung und gegebenenfalls entzündlichen Prozessen. Alles dies sind, chinesisch gesprochen, Erkrankungen des „Xue". Vergiftung, mindere

Qualität und stockende Beweglichkeit des „Xue" lassen sich am effektivsten durch Maßnahmen der Ernährung und der chinesischen Arzneimitteltherapie beeinflussen.

Aber auch das „Qi" bietet Einwirkungsmöglichkeiten. Wie beschrieben sind „Qi" und „Xue" aneinander gekoppelt. Maßnahmen, die auf das „Qi" zielen, nämlich Bewegung, Atmung und Hautreizung, können einer darniederliegenden „Xue"-Bewegung „auf die Beine helfen" und dadurch die ernährenden und entgiftenden Maßnahmen unterstützen.

Es geht also, wieder in schulmedizinischer Terminologie, um sensomotorische Aktivierung sowie um Anregung von Durchblutung und „Durchlymphung" der Gliedmaßen.

> Die Mittel sind: Bewegung, Massage, Atemtherapie, Reiztherapien wie Akupunktur, Trockenbürsten der Haut und – nicht zu lange irgendwo sitzen.

Langes Sitzen ist die Mutter der 1000 Krankheiten.

Neueste Studien haben gezeigt, dass langes Sitzen die Entstehung einer großen Anzahl von Krankheiten begünstigt. Am gesundheitlichen Nutzen von Ausgleichsport wird nicht gezweifelt, aber es reicht nicht aus gegen die Schädlichkeit des Sitzens. Es wird deshalb empfohlen, immer wieder mal aufzustehen, herumzugehen, Bewegungsübungen zu machen oder zur Arbeit regelmäßig ans Stehpult zu wechseln.

16.2 Bewegung

Bewegung verhilft nicht nur Muskeln, Sehnen und Gelenken zu Kraft und Geschmeidigkeit, sorgt nicht nur für ein hinreichendes Training von Herz, Kreislauf, Lunge und Stoffwechsel – Bewegung als Übung des „Qi" kann die Zirkulation von Blut und Lymphe in allen Körperregionen in Gang halten und damit zu einer allgemeinen Vitalisierung von Körper und Seele führen.

Die neuropathiebedingten Behinderungen führen leicht zu Fehlspannungen und damit zu einem ungeschmeidigen und letztlich unökonomischen Gangbild, das sich schließlich zur Gewohnheit verfestigen kann. Gleichzeitig mindern Beschwerden und Behinderung die Bewegungsmotivation. Es ist wichtig, dagegen anzugehen, sich immer wieder aufzuraffen, dabei aber gleichzeitig die Grenze nicht aus den Augen zu verlieren.

Wenn die Luft knapp wird oder die Füße sich schwer und klumpig anfühlen, nehmen Sie Tempo raus oder machen Sie eine Pause. Auch die anstrengungsbedingte Schwitzphase soll

16

nur gerade eben erreicht werden. Bevor die Kleider nass werden, Pause machen! Was Muskeln und Kreislaufsystem trainiert, kann den Stoffwechsel der geschädigten Nerven überfordern.

Übrigens: Es lässt sich unbeschwerter gehen, wenn der Magen nicht zu voll ist.

16.2.1 Leistungssport

Bei den folgenden Sätzen denken wir weniger an die Sportsleute, die ihren Vitalitätsüberschuss aus reiner Freude am Bewegen ausleben wollen, auch nicht an die Naturfreunde, die es genießen, mit offenen Augen durch den Wald zu traben.

Das Leistungsprinzip, das uns alle mehr oder weniger fest im Griff hat, beherrscht den Spitzensport. Dort geht es um den Sieg im Wettkampf, vielleicht auch um die Hoffnung auf eine Karriere in der Profiliga. Wer aber „nur" seiner Gesundheit zuliebe oder für sein seelisches Gleichgewicht beispielsweise regelmäßig Joggen geht, der sollte die Balance zwischen Yin und Yang nicht aus den Augen und nicht aus dem Gefühl verlieren.

Woran Sport treibende PNP- und vor allem RLS-Patienten denken sollten
- Der Ehrgeiz bei sportlicher Betätigung hat viel mit Selbstüberwindung zu tun. Wer immer wieder aufs Neue den „inneren Schweinehund" besiegt, hat ein gutes Gefühl. Zu Recht, aber er muss aufpassen: Mit diesem Sieg bringt er leicht auch die Signale zum Verstummen, mit denen ihn sein Körper, seine Gelenke, Sehnen, Nerven (!) usw. vor Überforderung warnen wollen.
- Ansammlung von Stoffwechselprodukten und verminderte Sauerstoffversorgung erzeugen vorübergehend ein nervenunfreundliches Milieu. Dies kann einerseits die Nervenregeneration behindern und andererseits die innere „Jucklast" erhöhen.
- Das gewohnheitsmäßige Verlangen nach sportlicher Betätigung kann bei manchen Menschen bis zur Jogging- oder Radfahrsucht führen. Sie müssen sich regelmäßig auspowern, besonders dann, wenn sie „Probleme" haben. Damit verlernt der Mensch zunehmend, seinen seelischen Spannungshaushalt dort in Ordnung zu bringen, wo die eigentlichen Ursachen liegen: in seinem sozialen Umfeld.

Das Deutsche Ärzteblatt sagt es wissenschaftlich:

» Der wahre Kern (…) könnte darin bestehen, dass zu viel Hetze beim Sport nicht unbedingt gesund ist: Aggressives Jogging kann durchaus eine Fortsetzung des Berufsstresses mit anderen Mitteln sein. Die chronische Aktivierung der Hypophysen-Nebennieren-Achse dürfte auf Dauer ungesund sein. Ein entspanntes Laufen an der frischen Luft kann aber nicht schaden.

Also runterkommen beim Ausgleichssport, die Stresshormone in der Nebenniere lassen! Sie werden im Berufsalltag oft genug abgerufen.

Allgemein bekannt sind z. B. Verschlimmerungen einer RLS-Symptomatik nach körperlichen Hochleistungen. Auch sehen wir unter unseren PNP-Patienten immer wieder Menschen aus Führungspositionen, die das Leistungsprinzip, das sie beruflich erfolgreich gemacht hat, so stark verinnerlicht haben, dass sie es auch privat nicht loslassen können.

16.2.2 **Stretching**

Das Dehnen der Muskeln, Sehnen und Haltegewebe war eine Zeit lang in Mode.

Zwischenzeitlich häufen sich Berichte über die Nutzlosigkeit oder gar Gefahren, die durchs Stretching heraufbeschworen werden.

Wir geben einige Hinweise. Die entscheidende Regel hat Prof. Jürgen Freiwald so formuliert:

» Stretching muss Spaß machen.

Stretching ist besonders wichtig für Menschen, die unter RLS leiden.

Es soll also bitte nicht in Leistungssport ausarten. Eher geht es um das Gegenteil: Eine Form der Tiefenentspannung, wie wir sie manchmal bei Tieren beobachten können.

Und wenn die Dehnübung ein Gähnen auslöst, umso besser (◻ Abb. 16.2).

Prof. Freiwald führt weiter aus:

» Beim Stretching sollte man alles ausprobieren abhängig von der Stimmung und Verfassung, in der man sich gerade befindet.

Das wohlige Aalen auf der Matte oder auf dem Wohnzimmerteppich oder Übungen an den Geräten, mit denen Trimmpfade häufig ausgestattet sind. Auch Treppenstufen können eine Hilfe sein.

16

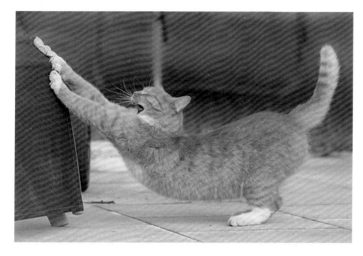

◨ **Abb. 16.2** Sich strecken und gähnen, das ist wahres Stretching. Die Tiere machen es uns vor. (© Nadine Haase/Fotolia, mit freundlicher Genehmigung)

Chinesisch könnte man sagen: „Qi"-Impulse werden zurückgenommen, das „Xue" in den Muskeln und auch die Atmung können sich frei entfalten. Aber bitte dabei den Atem spontan, frei fließen lassen!

Ganz allgemein empfehlen wir Bewegungsformen, bei denen der Leistungsgedanke ganz am Ende, Wohlfühlen, Entspannung, Kontakt- und Spielfreude ganz oben stehen. Also Spazierengehen im Wald oder Park oder durch die Wiesen, Schwimmen, Spiel und Sport in der Gruppe, Tanzen, Singen, Gymnastik, Qigong.

> Gut sind Bewegungsformen, bei denen der Leistungsgedanke ganz am Ende, Wohlfühlen, Entspannung, Kontakt- und Spielfreude jedoch ganz oben stehen.

16.2.3 Ruhe

Ruhe, richtige Ruhe, will gelernt sein. Der moderne Mensch muss erst wieder lernen, zu ertragen, dass nichts passiert.

Am besten in der Waagerechten. Wenn Sie lieber sitzen, dann sollten die Beine nicht herabhängen. Also am Boden sitzen wie im alten Japan. Sitzkissen helfen, wenn Hüfte und Knie steif sind. Man darf sich anlehnen.

Wenn der Geist zur Ruhe kommt, weicht auch unangebrachte Spannung aus den Muskeln.

Von den zahlreichen Angeboten seien hier stellvertretend genannt

> Glücklich, wer loslassen und das Nichtstun genießen kann.

– die „Funktionelle Entspannung" nach Marianne Fuchs,
– die „Psychotonik" (▶ Kap. 18),
– das „Autogene Training" oder,
– für sehr Anspruchsvolle: die Zen-Meditation.

Natürlich kann man auch zu Hause Ruhe finden. Musik hören, Wolken betrachten, ein kleines Gespräch zwischendrin.

Wer das Wasser liebt, wird es aufsuchen. In der Badewanne, vielleicht sogar japanisch heiß, oder im Schwimmbad. Dabei geht es nicht so sehr darum, seine Runden zu ziehen, zehnmal die 50 Meter hin und zurück, sondern einfach die Aufhebung der Schwerkraft genießen, sich aalen im Wasser. Da passt das Meer oder ein Badesee noch besser. Mein persönlicher Traum: Auf dem Rücken im See den Himmel betrachten, die Vögel, die Wolken, Flugzeuge auf dem Weg in ferne Länder ...

Ruhe und RLS

RLS-Patienten haben es schwer mit der Ruhe. Sie müssen mit ihren Entspannungsübungen die kritischen Stunden meiden, in denen die Beine wild werden können. Also warum nicht morgens üben? Oder wann immer das Tagwerk eine Lücke lässt. Zur Vorbereitung empfehlen wir, sparsam zu essen, leichte Bürstenmassage oder Kaltwasserwaschungen der Beine oder, besser noch, des ganzen Körpers (mit dem Waschlappen, es darf auch lauwarmes Wasser sein).

Welche Übungen passen, muss ausprobiert werden. Einige Formen aus dem Qigong sind geeignet. In jedem Fall sollten Beine und Beckenregion (und der Bauch) sich entspannen, ohne zu erschlaffen.

16.2.4   Abenteuer Spazierengehen

Gehen: Die Urbewegung des Menschen. Gehen Sie langsam. Dies vor allem, aber nicht nur, bei Herzmuskelschwäche. Die innere Versorgung soll mitkommen. Spüren Sie die Entspannung in der Bewegung; aufrecht gehen; die Arme mitschwingen lassen; Nacken, Kaumuskeln, Lippen und Mund entspannt. Die Beine sollen gehen, nicht der Kopf. Versuchen Sie immer wieder, die Füße abrollen zu lassen: Die Ferse aufsetzen, das Abrollen der ganzen Fußsohle von hinten nach vorne am Boden spüren (so gut es möglich ist), mit den Zehen abstoßen, dann dasselbe mit dem anderen Fuß usw.

Jeder kann es lernen: Freude an der Bewegung entdecken, Langsamkeit genießen können, Muskelgruppen zum Zuge kommen lassen, die willentlich nicht so leicht anzusprechen sind, dem *spontanen* Tiefatmen Raum geben.

Füttern Sie Ihr Bewegungssystem mit spielerischen Herausforderungen. Balancieren Sie, wo immer Sie ohne Gefahr oder Angst um Ihr Gleichgewicht die Möglichkeit dazu finden; vielleicht auf Baumstämmen im Wald oder einer Linie auf dem

16

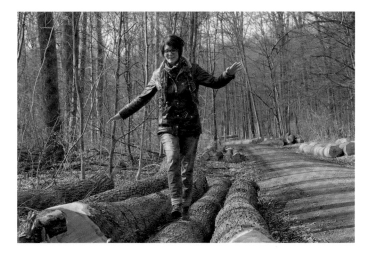

Abb. 16.3 Balancieren (am besten mit Hilfestellung) trainiert die Funktion der Muskelspindeln

Weg … (■ Abb. 16.3) Warum eigentlich nicht? Partner oder Partnerin (wenn vorhanden) hält die Hand. Auch ein Gehstock kann helfen.

Trainieren Sie, soweit ohne Anspannung und Sturzgefahr möglich, das Gehen in unebenem Gelände. Testen Sie verschiedene Schwierigkeitsstufen.

Auch Slalomgehen auf dem Weg ist möglich (es muss ja niemand zuschauen.)

Das Bewegungssystem mit spielerischen Herausforderungen füttern.

> PNP-Patienten mit schmerzhaften Füßen müssen sich sehr viel Zeit lassen, bis sie im Geschäft das passende Schuhwerk gefunden haben. Die Schuhe sollen einerseits weit genug sein, damit der Fuß nicht eingezwängt wird, andererseits müssen sie genug Festigkeit aufweisen, damit der Körper beim Gehen Halt findet.

16.2.5   Erfahrungsfeld für die Füße

Unsere Füße sind lebende Wesen.

Die Fachzeitschrift „Naturarzt" sagt es mit deutlichen Worten:

» In Schuhe eingezwängt, von Licht und Luft ausgeschlossen – unsere Füße fristen ein armseliges Dasein. Dabei sind unsere Fußsohlen hochsensibel und schätzen die Massagewirkung, die verschiedene, natürliche Bodenbeschaffenheiten ausüben. Nicht nur unsere Füße genießen das Barfußlaufen: Herz und Kreislauf werden angeregt und die Körperhaltung verbessert sich. Also: Öfter mal die Schuhe aus!

☐ **Abb. 16.4** Auch ans Barfußgehen wollen die Füße vorsichtig gewöhnt werden. Sobald sie Angst vor dem Auftreten bekommen, verkrampft sich der Körper

Immer mehr Menschen entdecken das Barfußgehen. Draußen natürlich nur bei warmem Wetter, sonst in der Wohnung (☐ Abb. 16.4).

❯ Vorsicht vor spitzigem Untergrund, vor allem, wenn die Sensibilität der Füße eingeschränkt ist.

Wenn es noch geht und wenn der Untergrund stimmt: Barfuß gehen!

Eine der vielen Erfindungen von Hugo Kükelhaus ist das Erfahrungsfeld für die Füße. Man findet dergleichen mancherorts, nicht nur in unserer Klinik: Eine Gehbahn mit wechselnden Untergründen: Sand, glatte große Steine, Rindenmulch, feiner Kies, Holzbalken, Backsteine – alles so angeordnet, dass man sich nicht verletzen kann. Am besten, man geht zu zweit. Einer führt, der andere hat die Augen geschlossen und muss raten, was seine Füße ertasten. Das „Qi" folgt der Aufmerksamkeit, sagen die Chinesen. Das „Qi" will Aufgaben lösen, sagen wir, und es nimmt das „Xue" mit. Mit etwas Phantasie kann man ein Mini-Erfahrungsfeld auch daheim anlegen: Weicher Teppich (z. B. Wolle), glatter Boden (z. B. Holz), derber Teppich oder Fußmatte (z. B. Kokos oder Sisal) usw. Täglich üben! Auch gut für die Partnerbeziehung.

Neuerdings gibt es auch Schuhangebote mit sehr dünnen und flexiblen sogenannten „Barfußsohlen".

16.2.6 Tanzen

Wann haben Sie zum letzten Mal getanzt?

Es ist so einfach. Ein verminderter Bewegungsradius muss kein Hindernis sein. Musik lässt sich überall machen. Es geht sogar alleine. Und wenn eine Partnerin oder ein Partner da ist, tanzt es sich noch besser. Im Wohnzimmer, am Strand … Eine passende Musik kitzelt Bewegungen aus dem Körper heraus, an die nicht im Traum zu denken war. Auch einen Walzer könnte man wagen. Dann sollten aber beide schwindelfrei sein.

16.2.7 Die Kunst des Fließens: Qigong

Entspannung kann nicht heißen, dass alle Muskeln schlaff werden. Es geht vielmehr darum, loszulassen und die Muskulatur für einen gleichmäßigen Spannungsfluss freizugeben. Der löst auch die verborgenen Provinzen der Tiefenmuskulatur.

Das „Qi" entfaltet sich im Bewegungssystem rhythmisch, in einer Folge von Zuständen der Spannung und Entspannung. Eine Übersetzung für „Qi" ist „Atem". Aber der Atem soll nicht willentlich beeinflusst oder etwa synchron mit den Bewegungen geführt werden. Der Atem muss sich spontan entfalten können.

Am deutlichsten wird dieses rhythmische Auf und Ab von Spannung und Entspannung bei gleichzeitiger Zurücknahme der willkürmotorischen Impulse im Qigong. Qigong-Übungen, regelmäßig und ohne Ehrgeiz praktiziert, können helfen, die Harmonie von „Qi" und „Xue" (großes Problem beim RLS!) wieder herzustellen.

Wir empfehlen, Qigong zu lernen. An vielen Orten in Deutschland, Österreich und der Schweiz werden Kurse angeboten. Da viel falsch gemacht werden kann, reicht das Lernen nach Büchern nicht aus. Der Qigong-Lehrer sollte Erfahrung im Umgang mit bewegungsgestörten Menschen haben.

Wir wollen hier nur drei einfache Übungen vorstellen.

Das Händebetrachten

Dies ist eine der wenigen Übungen aus der kaum überschaubaren Vielfalt der Qigong-Traditionen, bei denen die Augen eine aktive Rolle spielen.

Grundstellung aufrecht, Füße etwa schulterbreit auseinander, Knie ganz leicht gebeugt. Die Hände hängen seitlich herab, dann wird die rechte Hand bis zur Augenhöhe angehoben, sodass die Handfläche ruhig betrachtet werden kann. Wenn man das Bild der ganzen Handfläche auf-

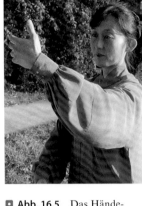

☐ **Abb. 16.5** Das Hände-
betrachten – Eine wenig
bekannte Übung aus dem
Qigong

genommen hat, wird der Arm langsam losgelassen, kurze Ruhepause, dann erfolgt der Wechsel zur anderen Hand. Die Sequenz wird 5-mal ausgeführt (☐ Abb. 16.5).

Diese Übung hat eine eigentümlich beruhigende und sammelnde Wirkung. Aber natürlich: Füße großflächig auf den Boden, Schultern locker lassen, Aufmerksamkeit auf den „Dantian" richten, den Zentrumspunkt eine Handbreit unter dem Nabel. Arm in einem großen Bogen nach vorn führen; Schulter bleibt hinten.

Wie ein Goldfasan auf einem Bein stehen

Der „Goldfasan" ist natürlich eher für Fortgeschrittene gedacht. Als Balance-Übung kann er auch bei mäßig ausgeprägten Koordinationsstörungen die Gangsicherheit fördern.

Aber Vorsicht: Ein fester Halt sollte in Reichweite sein.

Bodenkontakt mit den Zehen des angehobenen Beines kann anfangs Sicherheit geben.

Die Arme sind locker zur Seite gestreckt, die Hände nach oben gerichtet, das eine Bein hebt sich, bis der Oberschenkel waagerecht steht, der Unterschenkel hängt frei herunter. Man steht, so lange man ohne Mühe die Balance halten kann, dann Beinwechsel. Die Übung wird 5-mal wiederholt (☐ Abb. 16.6).

Übungen mit Qigong-Kugeln

Das Kugel-Qigong hat den großen Vorteil, dass es sich im Sitzen üben lässt. Dabei dient es dem gleichen Ziel wie die ganzkörperlichen Qigong-Bewegungen: Beruhigen, Zentrieren und

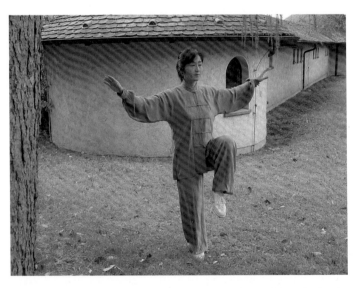

☐ **Abb. 16.6** Goldfasan: Anstrengungslos im Gleichgewicht – das ist das Ziel

Neubeleben der „Qi"-Bewegung aus dem „Dantian"-Punkt heraus.

Die Qigong-Kugeln bestehen aus Edelstahl oder anderen Materialien. Manche Kugeln enthalten Klangscheiben. Wir verwenden zwei Kugeln und empfehlen, mit Exemplaren kleineren Formats anzufangen (■ Abb. 16.7).

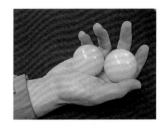

■ **Abb. 16.7** Qigong-Kugeln: Zur Ruhe kommen in der Bewegung. Der Körper muss entspannt bleiben. Ehrgeiz stört

■ **Stufe 1 – Vorübung**

Man nimmt beide Kugeln in eine Hand, die Hand spürt das Gewicht, die Oberfläche und die Rundung der Kugeln, sie freundet sich mit den Kugeln an.

Der Oberkörper befindet sich in einer fast vollständig entspannten Haltung, die den gesamtkörperlichen „Qi"-Fluss begünstigt: Die Schultern hängen seitlich, das Ellbogengelenk ist locker, der Rumpf aufrecht, dabei minimal nach vorne gebeugt und ganz leicht angespannt, wie es die Aufmerksamkeit auf den vorderen Raum erfordert. Die Füße stehen nebeneinander auf dem Boden. Man konzentriert sich beim Üben immer wieder auf den „Dantian"-Punkt oder auf die Füße.

Diese Hinweise zur Körperhaltung gelten natürlich auch für die folgenden Stufen.

■ **Stufe 2 – Kugeln Kreisen lassen im Kontakt**

Die Kugeln beginnen langsam, umeinander zu kreisen, dabei bleiben sie stets in Kontakt miteinander. Das Kreisen sollte im Uhrzeigersinn und gegen ihn, mit der rechten und mit der linken Hand geübt werden.

Man übt auf dieser Stufe so lange, bis man das Gefühl hat, die Schwere der Kugeln, ihre schmeichlerische Form und das langsame Kreisen haben eine beruhigende Wirkung auf die Geistestätigkeit. Erst dann erfolgt der Schritt zur nächsten Stufe.

■ **Stufe 3 – Die Kugeln bleiben auf Distanz beim Kreisen**

Man versucht, die Kugeln im Kreisen beständig auf Abstand zu halten; sie dürfen sich nicht berühren. Auch hier wieder rechtsherum und linksherum, mit der rechten Hand und mit der linken.

■ **Wirkung**

Die Schwere der Kugeln zieht das „Qi" nach unten. Das Kreisen um einen Mittelpunkt gibt der „Qi"-Bewegung das Zentrum. Die Bewegung über Handfläche und Finger belebt und entspannt den ganzen Menschen. Wer sehr erschöpft ist, dem kann es passieren, dass er bei dieser Übung einschläft, und zwar insbesondere bei Stufe 2, bei der er noch nicht Acht geben muss, dass die Kugeln auf Abstand bleiben.

Es ist immer wieder zu betonen: Das Hand-Qigong soll als eine Übung mit gesamtkörperlicher Auswirkung empfunden werden. Reine Fingerfertigkeit ist nicht gefragt. So erreicht man, dass die Atmung vertieft und gleichmäßig wird, und dass, über Stimulation der Handflächen, der Kopf durchströmt wird. Die Verbindung zwischen Hand und Hirn ist fest in unserem Nervensystem verankert, sie ist eine der Grundlagen der menschlichen Kultur.

Wer es versteht, sich von der Schwere der Kugeln und der Trägheit ihres Kreisens anstecken und sein „Qi" absinken zu lassen, dem widerfährt Folgendes: Das ewig unruhige und angespannte „Qi" im Kopf und in den sechs Armmeridianen wird bewegt. Die Bewegung wird aufgenommen, verlangsamt, eingeschläfert, nach unten geführt. Der Anschluss an die Beinmeridiane, die unteren Partner der Armmeridiane, kann dadurch hergestellt werden.

Die gleichzeitig beruhigende und belebende Wirkung der Qigong-Kugeln wird durch das Klingen der Klangscheiben unterstützt.

Weitere Übungen, auch mit den Füßen, können Sie dem Buch des Autors „Chinesische Medizin für die westliche Welt" (s. Anhang) oder der entsprechenden Fachliteratur entnehmen.

16

Der gestörte Schlaf

Inhaltsverzeichnis

© Springer-Verlag GmbH Deutschland, ein Teil von Springer Nature 2021
C. Schmincke, *Ratgeber Polyneuropathie und Restless Legs*,
https://doi.org/10.1007/978-3-662-63307-6_17

17.1 Einleitung

Heilungsprozesse sind auf einen guten Schlaf angewiesen. Wird dieser durch Schmerzen und andere Beschwerden gestört, kommt die Heilung zu kurz, die Störer können weiter stören, der Schlaf bleibt schlecht – ein Teufelskreis.

Chinesisch betrachtet, gehört die Nacht zum Yin, der Tag zum Yang. Der Kontakt mit der Außenwelt bei Tag durch Bewegung, Nahrungsaufnahme und Kommunikation ist Voraussetzung für die inneren Prozesse, die der nächtlichen Abschirmung vom Tagesgeschehen bedürfen, nämlich Reinigung, Speicherung, Strukturbildung und Wachstum. Umgekehrt ermöglicht die Regeneration bei Nacht, dass wir tagsüber aktiv sein können.

Problemzonen sind zunächst die Übergänge. Das „Qi" als Vertreter des Yang soll am Abend, zufrieden nach vollendetem Tagwerk, das Zepter an das „Xue" (Yin) weitergeben. Gegen Morgen, nach abgeschlossener nächtlicher Aufräumarbeit in der Schicht des „Xue", geht das Gesetz des Handelns wieder auf das „Qi" über.

Durchschlafstörungen betreffen oft tiefere Schichten als die des „Qi".

▪ Schlafmittel

In der ganzen Welt greifen Menschen gern zu Schlafmittel. Seit über 50 Jahren beherrschen Benzodiazepine wie das bekannte Valium und seine modernen Nachfolger den Markt. Diese Mittel helfen schnell, haben aber schwerwiegende Nachteile:

- ▬ Sie zerstören die Mikroschlafstruktur und nehmen dem Schlaf dadurch einen guten Teil seiner regenerierenden Kraft.
- ▬ Ihre Wirkung lässt nach wenigen Wochen nach.
- ▬ Sie machen in kurzer Zeit abhängig. Man schätzt aktuell ca. 2 Millionen Abhängige in Deutschland.

Auch Substanzen, die gegen Angst und Spannungszustände verordnet werden, sind chemisch gesehen meist Verwandte von Valium und deshalb mit der gleichen Problematik behaftet wie dieses.

▪ Schlafphasen

Im Nachtschlaf durchläuft der schlafgesunde Mensch mehrere Schlafzyklen, die sich jeweils aus verschiedenen Schlafphasen aufbauen. Dieser Vorgang lässt sich im Schlaflabor messtechnisch erfassen. Registriert werden Hirnströme, Augen-

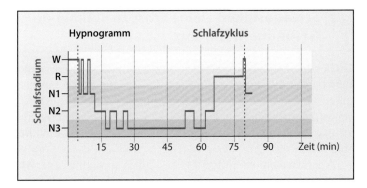

Abb. 17.1 Hypnogramm. Der Nachtschlaf besteht beim schlafgesunden Menschen aus mehreren Schlafzyklen. In jedem dieser Zyklen kann der Mensch über Stufen mehrmals die Tiefschlafphase (N3) erreichen. In den eher oberflächlichen REM-Phasen ist die Traumaktivität gesteigert (Aus Wikimedia, modifiziert; veröffentlicht unter Creative Commons Attribution-Share Alike 3.0 Unported)

bewegungen, Atmung, Sauerstoffsättigung des Blutes und elektrische Aktivität der Muskulatur. Am bekanntesten ist die REM-Phase, benannt nach den dort auftretenden Augenbewegungen (REM = „rapid eye movement", zu deutsch: schnelle Augenbewegung). In der eher oberflächlichen REM-Phase ist die Traumaktivität gesteigert.

Jeder Schlafzyklus führt den Menschen über Zwischenstufen mehrmals in die Tiefschlafphase. Mit zunehmender Dauer des Schlafes werden die Tiefschlafphasen weniger (Abb. 17.1).

Zur Bedeutung des Tiefschlafs geben neue Forschungen wichtige Hinweise:

- Im Tiefschlaf werden bestimmte innere Reinigungsfunktionen aktiviert. Sie scheinen u. a. Ablagerungen aus dem Hirn zu entfernen, die für die Alzheimer-Demenz verantwortlich sind. (Es ist anzunehmen, dass auch die peripheren Nerven von derartigen Reinigungsvorgängen profitieren.)
- Im Tiefschlaf werden unsere Tageseindrücke (wenn sie denn von unserer „Mitte" für erinnerungswürdig befunden werden) ins Langzeitgedächtnis eingebaut. Die Mitbeteiligung des REM-Schlafes an der Gedächtnisbildung ist noch Gegenstand der Schlafforschung.
- Alle chemisch definierten Schlafmittel behindern das „Einfädeln" des Organismus in die Tiefschlafphasen.
- Regelmäßiger Schlafmittelgebrauch erhöht das Risiko, an Alzheimer-Demenz zu erkranken.

17.2 Schlaflosigkeit – eine ernst zu nehmende Gesundheitsstörung

Quälende Müdigkeitsgefühle, nachlassende Präsenz und Leistungskraft führen dazu, dass der schlafgestörte Mensch unter einem andauernden Leidensdruck steht. Die Dinge gehen ihm nicht mehr so von der Hand wie früher; alles strengt an und wird zur Last. Was liegt da näher als der Griff zur Schlaftablette?

Aber was schnell hilft, sollte besonders sorgfältig unter die Lupe genommen werden. Immerhin sind die Hersteller inzwischen vorsichtig geworden und empfehlen, die Tabletten nur kurze Zeit einzunehmen, also z. B. nur zwei oder vier Wochen täglich vor dem Schlafengehen. Anschließend sollte das Schlafmittel dann über weitere zwei Wochen ausschleichend abgesetzt werden.

Allerdings entwickelt sich eine Schlafmittelabhängigkeit häufig schneller, als der Mensch denkt, und macht sich in einem kräftigen Rebound – der Entzugsreaktion beim Absetzen – bemerkbar. Diese Problematik wurde im RLS-Kapitel besprochen (▶ Kap. 9). Die Schlafstörungen nach dem Absetzen sind nicht selten massiver als zu Beginn der Behandlung. Da greift man lieber wieder zur Tablette – also erneut eine „Einbahnstraße".

Toleranzentwicklung und Rebound haben natürlich damit zu tun, dass die inneren und äußeren Ursachen der Schlafstörung durch die Tabletten nicht behoben werden. Stattdessen verhindert die Tablette, dass der Mensch sich konsequent mit seinen Schlafproblemen auseinandersetzt.

Es führt kein Weg an der Erkenntnis vorbei, dass Schlaflosigkeit eine ernst zu nehmende Gesundheitsstörung ist, die durch die leichte Verfügbarkeit von Schlafmitteln lediglich kaschiert wird.

Daraus folgt: Man muss sich engagiert und geduldig um seinen Schlaf kümmern.

Wir empfehlen allen schlafgestörten Menschen, gar nicht erst mit Chemiepillen anzufangen, sondern sich bei herkömmlichen pflanzlichen Mitteln wie Baldrian & Co., naturheilkundlichen Behandlungen oder chinesischen Therapien Hilfe zu suchen. Zusätzlich sollten Menschen mit Schlafstörungen aber nicht vergessen, sich um ihre täglichen und nächtlichen Gewohnheiten zu kümmern. Vielleicht müssen Dinge abgestellt werden, die schlafstörend sind. Auch das Einüben neuer Gewohnheiten kann wieder einem guten Schlaf den Weg bereiten.

Mit unseren Empfehlungen orientieren wir uns, ohne Sie mit neuen Fachbegriffen der TCM (außer den oben eingeführten) zu belasten, an der chinesischen Einteilung der

Schlafmittel kaschieren die Gefährlichkeit von chronischen Schlafstörungen.

Bei leichten Schlafstörungen helfen pflanzliche Mittel.

Schlafstörungen. Sie sind nicht nur Grundlage wirksamer Behandlungen, sondern können gleichzeitig helfen, die Ursachen der verschiedenen Schlafstörungen verständlich zu machen.

Auch hier gilt: Die Menschen sind verschieden, jeder suche sich aus unseren Empfehlungen das heraus, was ihm gemäß ist.

17.3 Einschlafstörungen, nicht runterkommen können, Früherwachen

17.3.1 Das Tagwerk rechtzeitig zu Ende bringen

Das Alte Testament sagt es uns:

> **»** Wer arbeitet, dem ist der Schlaf süß, er habe wenig oder viel gegessen; aber die Fülle lässt den Reichen nicht schlafen. (Der Prediger Salomo, 5,11, nach Luther)

„Rechtschaffen müde" ist eine schöne Formulierung. Aber wie kommt man dahin, wenn man nicht den ganzen Tag Rüben auf dem Feld gehackt hat?

Ratsam ist es, sich als Tagespensum nicht mehr vorzunehmen, als man realistischerweise schaffen kann. Unerledigtes macht Unruhe. Die Schlafbehandlung beginnt also morgens mit einer allerdings anspruchsvollen Übung. Sie überlegen sich beim Frühstück, was Sie heute an wichtigen Dingen erledigen wollen oder müssen – und können. Der Plan kann tagsüber aktualisiert werden und wird dann rigoros durchgeführt. Auch schwierige Gespräche oder Briefe sollten abgehakt werden.

Ein Mensch, der am Tagesende müde und zufrieden ist, sehnt sich nach dem Bett.

Natürlich fördert auch körperliche Bewegung, Sport, Gartenarbeit in hohem Maße Entspannung und Müdigkeitsgefühl; aber Vorsicht mit körperlichen Anstrengungen unmittelbar vor dem Zu-Bett-Gehen!

Ähnliche Überlegungen gelten auch für das Früherwachen.

Das Erwachen in der Frühe, ein oder zwei Stunden vor dem Wecker, hat meist die gleiche Ursache wie die Einschlafstörung: Das Tagespensum war nicht erledigt; die innere Uhr war am Abend noch nicht auf „Feierabend" gestellt. Aber die Erschöpfung ist so groß, dass in der Nähe des Bettes „der Hammer aus der Hand fällt". Leider meldet sich, nachdem ein wenig Erholung getankt wurde, die unerledigte To-do-Liste wieder mit Macht und durchbricht den Schlaf in den frühen Morgenstunden.

Unerledigtes kann den Schlaf stören.

17.3.2 Die „Mitte" frei machen

— Auch Dinge, die man im Übermaß aufgenommen hat, können zum Unruheherd werden: Reichliche Speisen, aufregende Fernsehfilme, Problemgespräche am Abend.
— Auf Nummer sicher geht, wer abends bewusst wenig isst. Empfindliche Personen verzichten auf Salate und Obst nach 16 Uhr.
— Auch koffeinhaltige Getränke (Tee, Kaffee, Cola) sollten sensible Menschen abends gar nicht und selbst nachmittags (!) mit Vorsicht genießen.
— Alkoholische Getränke können in geringen Mengen schlafanstoßend wirken, in größeren Mengen stören sie jedoch die Schlafarchitektur, was sich in Durchschlafstörungen bemerkbar machen kann.
— Lesen, bis die Müdigkeit kommt, ist sicher besser als Valium, aber: So wie ein reichliches Mahl am Abend kurzfristig müde macht, so kann Halbverdautes im Geist genauso für Unruhe in der Nacht sorgen wie Halbverdautes im Darm.
— Eine schönere Einladung für den Schlaf kann es sein, mit klarem Kopf ins Bett zu gehen und über leichtfüßige Gedanken und Erinnerungen in die Traumwelt hinüberzugleiten.
— Einschlafen vor dem Fernseher. Bitte unbedingt vermeiden! Überhaupt sind Fernsehen oder andere Formen der Bildschirmfixierung wahre Schlafkiller.

Streit mit dem Partner vor dem Schlafengehen beilegen.

17.3.3 Beziehungsprobleme

Wer in einer Partnerschaft lebt, sollte auch leichte Spannungen und Unstimmigkeiten, die am Tage aufgekommen sind, vor dem Zu-Bett-Gehen aus der Welt schaffen. Mit Wut im Bauch ins Bett – das ruiniert nicht nur den Schlaf. Es kann langfristig auch die Beziehung unterminieren. Jedes Paar hat ja wohl seine Rezepte entwickelt, wie mit kleinen Beziehungskrisen umzugehen ist.

Ein echter „Verhandlungsfrieden" setzt Offenheit für den anderen voraus. Zwei Dinge können diese Offenheit im Dialog beeinträchtigen:
— Wenn die Auseinandersetzung sich bis tief in die Nacht hineinzieht, macht sich Müdigkeit breit, die Klarheit geht verloren, Emotionen aus tieferen Schichten („Xue") melden sich, die sich im nächtlichen Gespräch nicht mehr gut einfangen lassen.

17

- Unter Alkoholeinfluss werden manche Menschen leicht streitlustig, eigensinnig und ungerecht.

Die Flasche sollte erst für den Versöhnungstrunk geöffnet werden – vorausgesetzt PNP oder RLS erlauben diese kleine „Sünde".
Auch Kümmernisse, die der Mensch von außen mit nach Hause bringt, können im Zwiegespräch besänftigt werden. Bei Dauerkrisen und tiefer gehenden Konflikten geht es nicht ohne Hilfe Dritter, seien es Freunde, Verwandte oder eine Paartherapie.

17.3.4 Rituelle Vorbereitung des Zu-Bett-Gehens, dabei zur Ruhe kommen

Ist das Bett so hergerichtet, dass der Körper die Einladung spürt, die von ihm ausgeht? Ist die Zu-Bett-geh-Zeit richtig gewählt, nicht zu früh und vor allem nicht zu spät? Der Organismus liebt in diesen Dingen eine gewisse Regelmäßigkeit. Er möchte sich auf einen gleich bleibenden Wach-Schlaf-Rhythmus einstellen.

Körper und Seele auf den Schlaf einstimmen.

Nicht vom Apotheker kommen folgende „Beruhigungsmittel", die helfen können, den Menschen auf den Schlaf einzustimmen: Musik, ein leichtes Getränk, z. B. warmes Wasser, Kräutertee oder auch der bekannte „Schlaf- und Nerventee", ein Spaziergang, vielleicht ein kleines, törichtes Einschlafgespräch mit der Partnerin oder dem Partner. Auch zärtliche Berührungen sind nicht verboten.

17.3.5 Kneippianer empfehlen den Knieguss am Abend

Am besten in der Duschwanne auszuführen oder in der Badewanne: Duschkopf abschrauben. Der Wasserstrahl soll breit, aber drucklos aus dem Rohr kommen. Und kalt. Jetzt wird der Strahl geruhsam von den Füßen bis zum Knie geführt. Innen hoch, außen runter. Dann kommt das andere Bein dran. Das Ganze wird 5-mal wiederholt. Wer will, kann den Zyklus noch einmal durchführen; aber diesmal bis über das Knie gehen mit dem kalten Wasser. Bei Empfindlichen darf es auch lauwarmes Wasser sein.

Beim warmen Bad scheiden sich die Geister. Der eine wird bettreif, der andere reagiert mit vegetativer Unruhe – ausprobieren.

17.3.6 Kalte Füße

Kalte Füße können den Schlaf ebenso stören wie heiße Füße.

Die Füße sind Teil unseres Beruhigungssystems. Sie können sich als Gegenpol des Kopfes aber nur bewähren, wenn sie in die Zirkulation von „Qi" und „Xue" eingebunden sind.

Füße, wenn möglich, vor dem Zu-Bett-Gehen wärmen. Für Erwärmung sorgen heiße Fußbäder, ansteigende Fußbäder (s. unten), vielleicht mit entspannenden Zusätzen wie Lavendelöl.

Erfrischend und beruhigend zugleich sind kalte oder, bei Empfindlichen, lauwarme Ganzkörperwaschungen. Auch morgens hilfreich, dem Duschen manchmal sogar überlegen. Warum? Die einfache Körperwaschung besteht in der eleganten organischen Verbindung von Wasserbehandlung, Gymnastik und Streichmassage – ein Gesamtkunstwerk!

Im Bett sind bisweilen Wollsocken oder Wärmflasche an den Füßen nicht zu vermeiden.

> Bei PNP der Füße und RLS sollten die Anwendungen vorsichtig dosiert werden. Es besteht Verbrühungsgefahr!

Ätherische Öle: ► Kap. 18.

17.4 Durchschlafstörungen

Wer mitten in der Nacht, etwa zwischen 2 und 4 Uhr, aufwacht und nicht gleich wieder einschlafen kann, leidet unter Durchschlafstörungen (◪ Abb. 17.2).

Hier ist meist die Schicht des „Xue" betroffen; sie ist dem Yin zugeordnet. Das Unaufgeräumte von vorgestern entwickelt seine eigene Dynamik mit Unruhe, Herzklopfen, Ängsten, belastenden Träumen. (Diese nächtliche Dynamik lässt einen an einen Bautrupp denken, der beim Wegräumen von Bauschutt auf eine alte Fliegerbombe trifft.)

Der Dichter sagt es so:

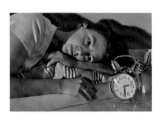

◪ **Abb. 17.2** Typisch für Durchschlafstörungen ist das Aufwachen zwischen 2 und 4 Uhr. (© Dan Race/Fotolia, mit freundlicher Genehmigung)

» Es wühlet mein verstörter SinnNoch zwischen Zweifeln her und hinUnd schaffet Nachtgespenster.(Eduard Mörike)

Diese Nachtgespenster, die sich bei Tageslicht in Luft auflösen, entstammen oft, chinesisch gesehen, (irrationalen) Fehlbewegungen des nicht geklärten „Xue".

So gut sich diese Zustände mit Methoden der chinesischen Medizin, besonders der Arzneitherapie, behandeln lassen – ihre Selbstbehandlung, also die „Überarbeitung" eingefahrener Gewohnheiten, was Essen, Bewegung, Tagesgestaltung usw. betrifft, braucht hier einen langen Atem.

17

17.5 Der oberflächliche Schlaf

Der Mensch ist zu erschöpft, um schlafen zu können. Er hat das Gefühl, im Schlaf immer „an der Oberfläche" zu bleiben, ist durch leichteste Störungen weckbar und fühlt sich morgens nicht erholt.

Auch hier können Tiefenschichten im Yin oder im Yang betroffen sein. Zu prüfen ist, ob der natürliche Yin-Yang-Rhythmus von Aktivität und Entspannung im Tagesverlauf gelebt und dadurch immer wieder eingeübt wird. Es empfiehlt sich, Entspannungspraktiken zu lernen: Qigong, autogenes Training, Yoga etc. Oder aber Hilfe bei einem Arzt oder Therapeuten suchen, der ohne synthetische Schlafmittel behandelt.

17.6 Im Bett

Schlaf kann man nicht machen, man kann ihn nur kommen lassen.

Wer den Schlaf erzwingen will, dem entzieht er sich.

Es kommt also darauf an, Geduld zu lernen. Der Schlaf kommt, wann er will. Aber man kann versuchen, ihm den Weg zu bereiten. Allen bekannt ist: Schäfchen zählen, Rechenaufgaben lösen, sich erinnern an die Namen der Mitschüler in der Grundschule, im Geist Gedichte oder Lieder aufsagen usw. Aber bitte alles möglichst geruhsam, fast im Zeitlupentempo.

Kleine chinesische Atemübung
- Sich geduldig in die Vorstellung hineinfühlen, durch die Füße einzuatmen. Ob dabei der Atem über die Ferse oder die große Zehe in den Körper eintritt, ist Geschmacksache. Er wird ganz von selbst den Rücken hochziehen bis zum Nacken. Bitte nichts forcieren!
- Ausatmen mit leichtem Lippenschluss auf pffffff. Alles sehr langsam und ohne Ehrgeiz.
- Gleichzeitig sollte man versuchen, die Matratze als tragenden Untergrund wahrzunehmen.

Wenn alles nicht hilft, sollte man aufstehen, bevor man zu nervös wird. Es gibt immer etwas zu tun, auch mitten in der Nacht. Wem es gelingt, im Kampf um den Schlaf Niederlagen zu akzeptieren, der sammelt Kraft für den nächsten Versuch.

17.6.1 Wie man sich bettet …

Wir empfehlen Kopfkissen, die so fest sind, dass auch ein schwerer Kopf sicheren Halt hat. Es soll gleichzeitig so anschmiegsam sein, dass der Mensch sich mit Kopf und Nacken hineinkuscheln kann. Schauen Sie mal einem Hund zu, der es sich zum Schlafen bequem macht.

Gute Erfahrungen haben wir mit Kopfkissenfüllungen aus Dinkel-, Hirsespelzen oder Buchweizenschalen gemacht. Auch alte, etwas „matschige" Federkissen können dem Kopf Halt geben.

Bei der Matratze scheiden sich die Geister. Eine feste Matratze kann das Gefühl geben, getragen zu werden und dadurch den Körper anregen, loszulassen und weich zu werden, „ins Fließen zu kommen" – wenn der Körper diesen Loslassimpuls annehmen kann.

> Wer die feste Matratze lieben gelernt hat, kann leichter entspannen.

Weiche Matratzen garantieren ein komfortables Liegegefühl, auch wenn der Körper hart und verspannt bleibt.

Wir empfehlen Kapok, Baumwollfutons oder Rosshaar. Wer von weich auf fest umsteigt, sollte eine zwei- bis vierwöchige Lernphase einkalkulieren. So lange benötigt der Körper, um sich auf die neue Beschaffenheit seines Schlafuntergrundes einzustellen.

Empfehlungen vom Fachpersonal („orthopädisch geprüft") sind mit Vorsicht zu genießen. Jeder muss selbst austesten, welcher Härtegrad seinem Körper ein angenehmes Liegegefühl verschafft.

Partner schnarcht, Nachbar lärmt: Ohrstöpsel, Zimmer wechseln. Vielleicht kann der geliebte Schnarcher ja auch selbst etwas tun.

17.6.2 „Early to bed and early to rise … "

Die Lebensregel aus England, wie wir sie als Schüler gelernt haben, lautet:

> » Early to bed and early to risemakes a man healthy, wealthy and wise.

Wer also früh ins Bett geht und früh aufsteht, wird nicht nur gesund und klug, sondern auch reich (und schön). Na, wenn das nichts ist!

Vor Mitternacht in den Schlaf zu kommen, scheint tatsächlich bei vielen Menschen den Erholungswert des Schlafes zu fördern. Nachteulen können einen Versuch machen, ihren Tages- und Schlafrhythmus umzustellen. Aber bitte nicht mit Gewalt!

Mittagsschlaf kann erfrischen, aber nur kurz (5–20 Minuten). Bei einem ausgedehnten Mittagsschlaf besteht die Gefahr, dass der Organismus schon das Nachtprogramm einschaltet. Der Mensch kommt nicht mehr richtig zu sich, der Tag ist verloren. Mit diesem Kurzschlaf bleibt der Mensch in der Sphäre des „Qi". Es ist wie das Drücken einer Reset-Taste: Der Atem wird tiefer, die Muskeln lösen sich, das „Qi" koppelt sich wieder an das „Xue" und kann sich frisch organisieren. In Japan ist, wie man hört, dieser Minutenschlaf sehr verbreitet. Auch im öffentlichen Raum, etwa in der U-Bahn.

Manchmal reicht auch eine kurze „Liegekur", um sich für die zweite Hälfte des Tages zu sammeln.

Wer vom Mittagessen so müde wird, dass er sich hinlegen muss, hat zu viel gegessen.

17.7 Den Tag beginnen

Die Augen gehen auf; Yang übernimmt das Zepter vom Yin. Aber bitte behutsam. Das „Qi" möchte nicht abrupt in den Tag hineingeschubst werden. Der „Regierungswechsel" soll harmonisch über die Bühne gehen.

Das Kümmern um einen guten Schlaf beginnt morgens nach dem Aufstehen.

Den meisten Menschen hilft Wasser zum Wachwerden. Am besten kalt.

Auch wer sich eine kurze Morgengymnastik angewöhnt, hat mehr vom Tage. Den Nutzen von Dehn- und Gähn-Übungen kann jeder an Katzen und Hunden beobachten. Weitere Möglichkeiten sind z. B. Yoga, Qigong oder ein Morgenspaziergang, nach Möglichkeit im Grünen. Für Eilige kann schon die kleine in ▶ Kap. 16 beschriebene Übung „Hände betrachten" hilfreich sein.

Wer das Wachwerden allein dem Morgenkaffee überlässt, ist in Gefahr, nur den Geist zu wecken. Zur vollen Tagespräsenz des Menschen gehören aber auch wache und reaktionsbereite Muskeln und Gelenke.

❯ Körperbewegung macht auch den Geist beweglich.

Wenn das Yang sich am Morgen organisch entfalten kann, lässt es sich zur Nacht leichter wieder zusammenfalten.

Pflege, Selbstbehandlung, Körpertherapie

Inhaltsverzeichnis

© Springer-Verlag GmbH Deutschland, ein Teil von Springer Nature 2021
C. Schmincke, *Ratgeber Polyneuropathie und Restless Legs*,
https://doi.org/10.1007/978-3-662-63307-6_18

18.1 Hautpflege

Füße und Unterschenkel bedürfen einer besonders sorgfältigen Pflege.

Die in diesem Bereich häufig dünne, verletzliche Haut, die eingeschränkte immunologische Abwehrkraft von Haut und Unterhautgewebe sowie die verminderte Sensibilität sind mit einer erhöhten Verletzungsgefahr und einer schlechten Wundheilung verbunden.

„Nagelpilz kommt letztlich immer von innen".

Nach der Reinigung (auch zwischen den Zehen, dort auch abtrocknen) können die üblichen Hautpflegemittel angewandt werden.

Nagelpilz sollte bearbeitet werden. Er ist nach unserer Auffassung immer ein Hinweis darauf, dass über Haut und Nägel Schlackenstoffe ausgeschieden worden sind, die den Pilzen als Nahrung dienen. Pilze sind Oberflächenschmarotzer. „Nagelpilz kommt immer von innen", heißt es. Aber wenn er sich einmal in der Hornsubstanz „festgebissen" hat, empfehlen wir, die betroffenen Nagelbereiche ebenso radikal wie vorsichtig abzutragen. Verletzungen sind zu vermeiden. Sehr hilfreich bei Fußproblemen kann der Besuch einer medizinischen Fußpflegerin sein.

18.2 Trockenbürstenmassage

Sie fördert nicht nur die Hautdurchblutung, sondern bringt den Kreislauf insgesamt in Schwung. Patienten mit dünner, empfindlicher Haut wählen eher eine weiche Bürste. Wir empfehlen Naturborsten. Sanfte Streichungen am Fuß beginnend Richtung Herz. Etwa 2–5 Minuten, bis zur Rötung der Haut.

18.3 Einreibungen

18.3.1 „Pferdesalbe"

Zumindest zeitweise Linderung bieten Hautpflegemittel, die ätherische Öle von wärmendem oder kühlendem Charakter enthalten (s. auch Kapitel konventionelle Therapie).

Manche Patienten schwören auf die „Pferdesalbe", Rezepturen, die ursprünglich zur Gelenkpflege von Pferden entwickelt wurden. Sie enthalten unterschiedliche Mischungen aus ätherischen Ölen und Reizstoffen mit bisweilen aggressiv wärmender Wirkung, wie z. B. Capsaicin, gewonnen aus scharfem Paprika (Chilischoten).

18

Diese Einreibungen fördern die Durchblutung und können augenblicklich Schmerzen lindern, was das Gehen erleichtert. Bei Daueranwendung lässt die Wirkung in der Regel nach. Darüber hinaus ist zu befürchten, dass die wiederholte Einwirkung dieser scharfen Substanzen den feinen Nervenendigungen in der Haut nicht gut tut (s. konventionelle Therapie in ▶ Kap. 7).

18.3.2 Milde Einreibungen mit ätherischen Ölen

Eher sanfte Kombinationen in Pflegeölen oder -salben enthalten ätherische Auszüge aus folgenden Pflanzen:
- Arnika,
- Rosmarin,
- Menthol,
- Kampfer,
- Fichtennadeln,
- Pfefferminz,
- Rosskastanie,
- Thymian.

In der Pflegeabteilung unserer Klinik wurden unterschiedliche Rezepturen von ätherischen Ölen auf der Basis von Johanniskrautöl entwickelt, die mal eher wärmend oder kühlend, mal eher für die morgendliche oder für die abendliche Anwendung geeignet sind. Bestandteile sind:
- Rosmarin,
- Eukalyptus,
- Nelke,
- Zimt,
- Pfefferminze,
- Zitrone,
- Wachholder.

Eine Rezeptur enthält maximal drei ätherische Essenzen aus dieser Auswahl.

Unser spezielles RLS-Pflegeöl kann über die Klinik bezogen werden (Adressen s. Anhang). Es enthält auf der Basis von Jojobaöl neben anderen Bestandteilen auch Lavendel, Melisse, Bergamotte und Zeder.

In manchen Fällen haben sich auch Handelspräparate zum Einreiben bewährt. Zu nennen sind das Aconit-Nervenöl und Solum-Öl. Beide entfalten eine sanft wärmende Wirkung.

> Mit Lavendel, Melisse, Bergamotte und Zeder gegen das RLS.

18.4 Blutzirkulation – das heilsame Wasser

Nicht nur bei kalten Füßen können Anwendungen aus dem Schatzkästlein der Kneipp'sche n Wasserkur hilfreich sein.

■ **Warme Fußbäder**

Zur Verstärkung der wärmenden Wirkung mit Zusatz von Zimt- oder Nelkenöl, ansteigende Fußbäder, Wechselbäder, Kaltwasserbehandlung.

■ **Ansteigendes Fußbad**

Lauwarm beginnen, durch Zugabe von heißem Wasser im Verlauf von ca. 10–15 Minuten auf gut warm steigern.

■ **Wechselfußbäder**

Zwei Fußwannen mit Wasser, eine warm, eine kalt. Zu Beginn Füße ca. 3 Minuten in warmes, dann ca. 10 Sekunden in kaltes Wasser stellen, mehrfach wiederholen.

■ **Guss**

Möglichst schlapper Duschstrahl oder breiter druckloser Strahl durch Kneipp-Duschaufsatz. Die Beine sollen warm sein. Wasser so kalt einstellen, dass es sich erfrischend, nicht unangenehm anfühlt. Den Strahl langsam an der Innenseite des Beines von den Füßen zu den Knien aufwärts und dann wieder auf der Außenseite zu den Füßen abwärts führen.

Arme entsprechend: von den Händen in Richtung Rumpf, erst innen, dann außen.

Zeit lassen; jeweils warten, bis die Kälteempfindung abgeklungen ist. Dann dasselbe auf der anderen Seite. Mehrmals wiederholen. Wer sich stark fühlt, geht vorsichtig etagenweise immer höher bis zum Nacken. Gesäß und Rücken nicht vergessen.

> **Achtung!**
> — Bei gestörter Kalt-warm-Empfindung unbedingt Wassertemperatur mit den Händen, dem Ellbogen oder zur Not mit dem Thermometer überprüfen, um Verbrühungen zu vermeiden.
> — Wenn sich bei der Kaltwasseranwendung Schmerzen oder unangenehme Körperempfindungen bemerkbar machen, pausieren.
> — Nach der Wasseranwendung einige Minuten ruhen; Beine hochlegen.
> — Dosieren Sie alle Reize so, dass Ihre Nerven nicht überfordert sind. Jede Überforderung kann Fluchtreflexe aktivieren oder die Haut schädigen.

18

Zur echten Kneipp-Therapie gehört das Ruhen nach den Güssen.

Dass Kneipp'sche Güsse munter machen und die Durchblutung fördern, das kann jeder an sich selbst beobachten. Sebastian Kneipp war aber noch an einer anderen Wirkungsfacette gelegen. Er nannte sie Blut- und Säftereinigung, ein Ausdruck, der uns an die chinesische Medizin erinnert. Der volle Reinigungseffekt stellt sich natürlich erst im Rahmen einer umfänglichen Kneipp-Kur ein, zu der u. a. das Ruhen nach den Güssen gehört.

18.5 Erfahrungsfeld für die Füße

Nehmen Sie sich Zeit für Ihre Füße; sie haben es verdient. Und füttern Sie Ihre Beinnerven mit angenehmen Empfindungen.

Die Haut, die durch Taubheit und Missempfindungen kontaktscheu geworden ist, sollte durch sanfte Reize wieder Zutrauen zu den Gegenständen der Umgebung gewinnen. Schon ein frischer Luftzug kann den Füßen gut tun, auch einfache Streichungen oder Berührungen durch eine vertraute Person oder Masseurin. Taktile Erfahrungen kann die Haut machen, wenn sie mit Stoffen, Fellen und den verschiedensten hautfreundlichen Materialien in Kontakt kommt. Das kann auch im Sitzen sein. Den Barfußpfad, das Erfahrungsfeld für die Füße nach Kükelhaus, haben wir in ▶ Kap. 16 („Bewegung") beschrieben.

> Wer von frühauf lernt, seine Füße als Sinnesorgan zu nutzen, hat etwas zur Vorbeugung gegen PNP und RLS getan.

Milde Reize setzen.

18.6 Linsenfußbad

Ein wahrer Renner unserer Pflegeabteilung ist das Linsenfußbad, weil es so oft Linderung bringt und sich sehr einfach zu Hause durchführen lässt.

Man nehme eine Schüssel, so groß, dass beide Füße darin gut Platz haben. In die Schüssel gebe man so viel Linsen, dass die Füße darin bequem ihre Gymnastik- und Schwimmübungen machen können, also etwa 2–4 Kilogramm (◨ Abb. 18.1). Bei kalten Füßen empfiehlt sich ein vorheriges Erwärmen der Linsen, z. B. im Backofen. Ansonsten ist Raumtemperatur angemessen.

Was die Füße in dem Linsenbad tun, bleibt Ihnen überlassen: Abtasten der Linsen, Zehen spreizen, reiben, wühlen, „schwimmen" usw. Nach 10–20 Minuten ist Schluss. Nachruhen nicht vergessen, natürlich mit hochgelegten Füßen.

Linsenfußbad – bringt Linderung und ist einfach durchzuführen.

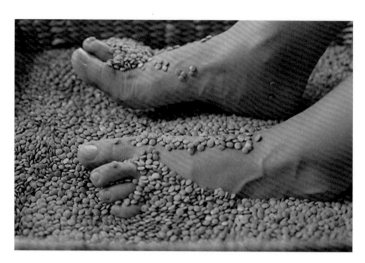

Abb. 18.1   Sanfte Anregung der Nerventätigkeit im Linsenfußbad

18.7   Massage, Körpertherapie

Physiotherapie zur Regulierung der Muskelspannung und Beweglichkeit im gesamten Bewegungsapparat.

Bewegungsstörungen der PNP werden häufig verstärkt durch den schon erwähnten Teufelskreis. Die Schädigung der Muskelnerven, die gestörte Empfindung für den Untergrund und zusätzlich vielleicht noch Rückenleiden oder Arthrosen an Gelenken des Gehapparates – alle zusammen bedingen einen unsicheren, ungeschmeidigen Gang. Dieser führt leicht zu Schonhaltungen und Verkrampfungen, was wiederum den Bewegungsfluss zusätzlich beeinträchtigt. Einige Muskeln sind zu hart, andere werden vernachlässigt und bauen ab. Diese „Dystonie" kann sich in der gesamten Muskulatur von den Füßen bis in den Nacken manifestieren.

Hier hat die Masseurin oder der Körpertherapeut ein wichtiges Betätigungsfeld. Mit „Muskelkräftigung" ist das Behandlungsziel allerdings unzureichend beschrieben. Es geht vielmehr um eine Regulierung der Muskelspannung und Beweglichkeit im gesamten Bewegungsapparat. Besonders wichtig ist dabei die Lösung der tiefen Bein- und Beckenmuskulatur, weil sich hier Schonhaltungen und Fallangst am deutlichsten in den Muskeln festsetzen. Selbst wenn man der Meinung ist, es sind ja nur die Füße betroffen, lohnt sich der Besuch bei einer passenden Physiotherapeutin.

18.7.1   Methoden

Außer den klassischen Methoden Massage und Krankengymnastik können Richtungen wie Shiatsu, Tuina, Psychotonik, Craniosacral-therapie, Feldenkrais, u. v. a. hilfreich sein.

18

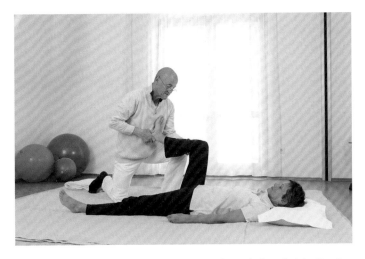

☑ Abb. 18.2 Lösung und Aktivierung der Beinmuskulatur bei der Psychotonikbehandlung

Die Psychotonik ist in besonderem Maße ressourcenorientiert. Sie berücksichtigt die individuellen Möglichkeiten der Muskelanspannung und -lösung und zeigt dem Menschen, auf welche Weise auch bei Behinderung Bewegungsfreude möglich ist (☑ Abb. 18.2).

Unabhängig von der jeweiligen Behandlungsmethodik ist es wichtig, zu erkunden, ob der Therapeut sich für die Behandlung einer PNP oder eines RLS zuständig fühlt.

Außerdem muss die Chemie stimmen. Dies ist manchmal wichtiger als die spezielle Richtung oder Behandlungsmethodik des Therapeuten.

18.8 Kräutertee

Leider eignen sich die chinesischen Heilpflanzen nur sehr bedingt zur Selbstbehandlung. Der klassische Ansatz der chinesischen Medizin, individuelle Rezepturen zu verordnen, setzt, wie gesagt, eine chinesische Diagnose voraus. Ohne sie besteht die Gefahr von unerwünschten Reaktionen. Aber auch der europäische Arzneipflanzenschatz enthält wertvolle Kräuter, die sich gefahrlos in Form von Teeaufgüssen anwenden lassen. Wir nennen zwei Beispiele:

Die unter dem Namen „Blutreinigungstee" im Handel angebotenen Mischungen können, unterstützt durch eine sinnvolle Diät, die Ausleitung von „Tan" fördern.

In diesem Sinne wirkt auch Brennnesseltee, am besten in der Kombination mit grünem Haferstroh: Einen gehäuften Esslöffel grünen Hafertee 10 Minuten köcheln, dann den Topf von der Herdplatte nehmen und nach Zugabe von einem gehäuften Esslöffel Brennnesseltee weitere 10 Minuten ziehen lassen. Bitte auf die Qualität des Hafers achten! Er muss tatsächlich grün sein und nicht gelb oder braun.

18

Stuhlgang

Inhaltsverzeichnis

© Springer-Verlag GmbH Deutschland, ein Teil von Springer Nature 2021
C. Schmincke, *Ratgeber Polyneuropathie und Restless Legs*,
https://doi.org/10.1007/978-3-662-63307-6_19

19.1 Aufgaben des Darms

Nach herkömmlichem Verständnis erschöpft sich die Aufgabe des Dickdarms im Wesentlichen in der Rückgewinnung von Wasser und Salzen aus dem dünnflüssigen Verdauungsbrei, den er vom Dünndarm empfängt. Dies erleichtert die Portionierung und halbwegs saubere Ausscheidung schön geformter Endprodukte.

Wir sehen noch zwei weitere Aufgaben:

- Der Dickdarm ist die Heimat einer ungeheuren Artenvielfalt von Bakterien. Ihre große Bedeutung für Stoffwechsel und Immunsystem ist Insidern schon lange bekannt. Seit wenigen Jahren kümmert sich die medizinische Forschung intensiv um dieses Thema. Sensationelle Berichte über „Heilung durch Stuhltransplantation" haben auch in der breiteren Öffentlichkeit Eindruck gemacht.

- Die Dickdarmschleimhaut kann unerwünschte Substanzen, wohl überwiegend Eiweiße, aus Blut und Lymphe ins Innere des Darmes und damit zum Ausgang befördern. Dies wurde lange lediglich als krankhafte Störung der Darmschleimhaut verstanden. Man spricht von „gestörter Mukosabarriere".

- Aufgrund langjähriger Beobachtungen sind wir überzeugt, dass diese Ausscheidungsfunktion auch eine aktive Leistung des gesunden Darmes sein kann. Wir hoffen, dass die medizinische Forschung in den nächsten Jahren auf diesem Gebiet Fortschritte macht und damit nicht nur den Reinigungsprozeduren der chinesischen Arzneitherapie, sondern auch diversen Ausleitungsverfahren unserer Naturheilkunde eine wissenschaftliche Basis liefert.

„Blut- und Säftereinigung" – eine der Leistungen des Dickdarms.

Wenn F.X. Mayr seine Fastenbehandlung als „Blut- und Säftereinigung" bezeichnet, dann entspricht das exakt unseren Vorstellungen von der Aufgabe des Darmes.

Wie oben beschrieben, ist der Darm in den verschiedenen therapeutischen Konzepten der chinesischen Arzneitherapie ein wichtiger Therapiehelfer. Dies gilt in hohem Maße auch für die Behandlung von Polyneuropathie (PNP) und Restless-Legs-Syndrom (RLS).

Bei der Stuhlregulierung geht es nicht allein darum, das übermäßig lange Verweilen von schädlichen Stoffen im Darm zu vermeiden. Viel grundsätzlicher gesehen ist die Verstopfung, auch Darmträgheit genannt, für uns ein Hinweis auf eine Stockung von physiologischen Funktionen wie Durchblutung, Durchlymphung und Motorik der Bauchorgane.

Es ist darum wichtig, den Darm zu pflegen und auf eine vernünftige Regelung der Stuhlgewohnheiten zu achten.

19

19.2 Chronische Verstopfung – eine Volkskrankheit

Die Gründe sind vielfältig: Sitzende Lebensweise, Bewegungsmangel allgemein; zu wenig Ballaststoffe in der Nahrung; die Signale des Darmes werden gern überhört und melden sich irgendwann nicht mehr, denn unsere Tagesrhythmik wird von Terminkalendern dominiert, die inneren Organe haben zu wenig Mitspracherechte.

Wir empfehlen, bei aller Alltagsgeschäftigkeit das eine, große Geschäft nicht zu vernachlässigen. Es sollte möglichst täglich stattfinden. Der Dickdarm stellt sich gern auf einen 24-Stunden-Rhythmus ein. Wenn manche Menschen sagen, sie können ihre Uhr danach stellen, wann der Darm sie ruft, dann entspricht dies der natürlichen Tagesrhythmik der Darmfunktion.

19.3 Was tun bei Verstopfung?

19.3.1 Geduld

Der Darm soll wie ein scheues Haustier behandelt werden, das man mit Geduld und Regelmäßigkeit kultiviert. Also Zeit lassen, das Sitzen auf der Toilette wird der Darm mit der Zeit als Einladung begreifen, loszulassen.

Versuchen Sie, herauszufinden, welches die günstigste Zeit ist. Bei vielen Menschen sind es die Morgenstunden nach dem Aufstehen.

19.3.2 Hilfen von oben und unten

Eine leichte Anregung ist das Trinken von einem Glas lauwarmem Wasser oder Buttermilch 20 Minuten vor dem Toilettengang. Auch ein Tee kann helfen. Stoffe, die die Darmmotorik anregen, wie Kaffee oder Zigarette, können als Notbehelf dienen. Besser ist es ohne.

Stuhlgangfördernd sind bekanntlich Gemüse und Vollkorn (in Maßen) als Ballaststoffe, ferner Milchsäurebildner wie Kanne-Brottrunk, Sauerkrautsaft oder andere milchsauer vergorene Gemüsesäfte. Ist der Stuhl zu hart, können Quellstoffe versucht werden wie Trockenfeigen, Weizenkleie, Leinsamen, Flohsamen usw. Bitte ausreichend trinken!

Abführmittel sind ein Behelf in Notsituationen. Sie wirken meist durch schleimhautreizende Stoffe und produzieren so etwas wie Stressstühle. Regelmäßig genommen, schädigen sie

> Abführmittel sind nur ein Notbehelf.

die Darmschleimhaut. Außerdem behindern sie das, was wir die „innere Ausscheidung" genannt haben: Die oben angesprochenen Prozesse der Filterung und Ausschleusung von unerwünschten Stoffen durch die Dickdarmschleimhaut kommt zu kurz.

Ein weiterer Behelf sind Zäpfchen, die eine milde Reizwirkung (allein schon mechanisch) auf den Darmausgang ausüben. Als Beispiele nennen wir Hametum Supp. und die Lexicarbon-Zäpfchen. Wer sich auf Einläufe versteht und vielleicht sogar einen Irrigator daheim sein eigen nennt, sollte dieses nützliche Gerät bedarfsweise, jedoch nicht regelmäßig benutzen. Auch beim Einlauf besteht Gewöhnungsgefahr, und irgendwann geht es nicht mehr ohne.

In ganz schwierigen Fällen führen wir in der Klinik sogenannte Erziehungseinläufe mit chinesischen Heilkräuterabkochungen durch (dabei ist mit „Erziehung" natürlich die Erziehung der Darmfunktion gemeint).

19.3.3 Stellungswechsel, Bewegung, äußere Anwendungen

Manchmal hilft die Empfehlung von Giulia Enders („Darm mit Charme"): Schemel vor das Klosett, darauf die Füße stellen, Rumpf aufrichten. Ob die Schwerkraft allein hilft oder ob die aufrechte Stellung die Transportarbeit bestimmter Muskeln des Beckenbodens unterstützt – jedenfalls scheint es zu helfen. Ausprobieren!

Die Bauchpresse bitte nur kurz als Anfangskick für den Darm oder später für den abschließenden Entleerungsschub nutzen. Anhaltendes Pressen hemmt die spontane Darmmotorik.

Auch Bewegung hilft bekanntlich, ein kleiner Spaziergang, etwas Gymnastik.

Wir empfehlen an äußeren Maßnahmen Bauchmassagen, gelegentlich auch Akupunktur oder Akupressur. Auch eine Fußreflexzonenmassage kann helfen, wieder mehr Leben in die Ausscheidungsorgane zu bringen.

Das Immunsystem – Umgang mit Atemwegs- und anderen Infekten

Inhaltsverzeichnis

© Springer-Verlag GmbH Deutschland, ein Teil von Springer Nature 2021
C. Schmincke, *Ratgeber Polyneuropathie und Restless Legs*,
https://doi.org/10.1007/978-3-662-63307-6_20

20.1 Einleitung

Es sind vor allem die entzündlichen Formen der Neuropathie, die uns an die Entzündungs- und Erkältungslehre des altchinesischen „Shang han lun" denken lassen. („Shang han lun" = Die Lehre von der „schädigenden Kälte")

Eine wichtige Erkenntnis des „Shang han lun" lautet:

> ❯ Chronisch entzündliche Erkrankungen entwickeln sich nicht selten auf dem Boden einer langen Vorgeschichte mit wiederholt nicht erfolgreich zu Ende geführten einfachen Infekten.

Die Infektkrise gilt als der Ort von Weichenstellungen. Sie kann der Beginn einer Krankheitsentwicklung sein, aber auch Motor der Gesundung.

Der Mensch braucht Atemwegsinfekte als Immuntraining und zum „Großreinemachen".

Die Zumutung für den westlichen Mediziner liegt in der Behauptung, dass der „einfache" Infekt, die Erkältung, keine „Bagatellerkrankung" darstellt, wie es immer heißt, sondern Keimzelle schwerer Erkrankungen werden kann.

Den Zusammenhang zwischen Erkältung und chronischer Krankheit kennt auch die westliche Naturheilkunde. Dort heißt es, der Mensch benötige Kinderkrankheiten oder Infekte der Atemwege mit Husten, Schnupfen, Heiserkeit als Immuntraining und als „Großreinemachen".

Krankheitsverständnis und Arzneirezepturen des „Shang han lun" stellen eine der wichtigsten Schulen der TCM dar.

20.2 Das Immunsystem trainieren!

Für moderne Menschen ist vielleicht die Überlegung – Immuntraining durch Atemwegsinfekte – am ehesten eingängig. Immerhin ist der Trainingsgedanke bei uns im Sport anerkannt und hoch entwickelt. Regelmäßige Bewegung, immer wieder auch kurz bis zur Belastungsgrenze, gilt zu recht als gesund und hilft vorbeugend bei vielen Krankheiten.

Ohne regelmäßige Benutzung verkümmert jede Funktion des Organismus, auch das Immunsystem.

Dagegen wird das Immunsystem von unserer Medizin in Watte eingepackt. Würden wir unser Bewegungs- und Kreislaufsystem genauso ängstlich behüten wie unsere Immunabwehr, dann wäre es am besten, morgens das Bett gar nicht erst zu verlassen. Denn sobald man beginnt, sich zu bewegen, drohen 1000 Gefahren: Muskelrisse, Knochenbrüche, Herzinfarkt …

Ohne regelmäßige Benutzung verkümmert jede Funktion des Organismus, auch das Immunsystem.

20

20.3 Was tun bei Husten, Schnupfen etc.?

Trainieren Sie Ihr Immunsystem, wenn es durch einen Infekt herausgefordert wird.

Das heißt: Lassen Sie der Erkältung ihren Lauf! Fallen Sie dem Immunsystem nicht in den Rücken, indem Sie sich frühzeitig Antibiotika, Nasenspray und andere Entzündungs- und Symptomkiller zuführen. Training verlangt dosierte Belastung. Antibiotika sollten als wertvolle Notfallmittel geachtet und zurückhaltend eingesetzt werden; Abschwellsprays blockieren die für die Immunauseinandersetzung so wichtige Versorgung der Nasenschleimhaut mit Blut und Lymphe.

> ❯ Eine Erkältung als Stopp-Zeichen ernst nehmen und die Arbeit niederlegen!

Rufen Sie bei Ihrer Arbeitsstelle an; nehmen Sie AU-frei, sagen Sie Termine ab, auch wenn es schwer fällt. Der Mensch muss nicht ununterbrochen funktionieren. Und das Immunsystem braucht alle Ihre Energien. Lassen Sie, wenn es angesagt ist, das Fieber kommen. Mit Wärme, Tee, etwas Fasten, Ruhe, leichten pflanzlichen und anderen Hausmitteln kommen Sie über die Runden (❑ Abb. 20.1).

Ausgesprochen erwünscht ist eine reichliche Schleimproduktion aus Nase, Rachen und Bronchien. Sie zeigt, dass der Infekt auf einem guten Weg ist und man damit vor Wiederholungen in Form von ständig wiederkehrenden Infekten eher bewahrt bleibt. Nebenbei können reichliche Schleimabsonderungen helfen, die innere „Tan"-Last weiter abzubauen.

Wenn Sie aber das Gefühl haben, der Infekt läuft aus dem Ruder oder er löst einen Neuropathieschub aus, wenn Sie außerdem keinen naturheilkundlich oder chinesisch arbeitenden Arzt oder Heilpraktiker in erreichbarer Nähe haben, der von diesen Zusammenhängen etwas versteht (!), dann wenden Sie sich umgehend an Ihren Hausarzt.

Der Erkältung ihren Lauf lassen.

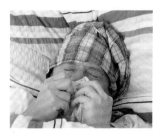

❑ **Abb. 20.1** Dem Körper Zeit lassen, mit dem Infekt fertig zu werden. (© unpict/Fotolia, mit freundlicher Genehmigung)

20.4 Hypo- oder Desensibilisierung von Allergikern

In den letzten 30 Jahren konnten wir wiederholt beobachten, dass in einem zeitlich plausiblen Zusammenhang mit einer (erfolgreich!) durchgeführten Langzeitdesensibilisierungsbehandlung Neuerkrankungen aufgekommen sind, darunter auch Polyneuropathien (▶ Kap. 4, s. auch Falldarstellung unten).

Fast immer setzte die Symptomatik dieser Neuerkrankung in exakt den Wochen ein, in denen der Heuschnupfenschub fällig gewesen wäre. Dieser blieb stattdessen aus, und zwar erstmals seit Beginn der Desensibilisierung.

Bei den Fällen, die wir behandeln konnten, stellten wir eine Umkehrung der zeitlichen Beziehung fest. Mit der Besserung der Neuerkrankung traten die Heuschnupfenbeschwerden wieder auf.

Aus chinesischer Sicht sind die dargestellten Phänomene leicht zu erklären:

Beim Heuschnupfen spielt sich die durch Pollen hervorgerufene Entzündung ganz überwiegend auf der Schleimhautoberfläche ab (quälend genug für die Betroffenen). Indem der Arzt die Pollenantigene per Spritze verabreicht, erreichen diese Antigene eine tiefere Schicht, letztlich das Lymph- und Blutsystem. Somit wird auch die durch Pollen ausgelöste immunologische Reaktion in tiefere Schichten verlagert – und erreicht in manchen Fällen offensichtlich die Myelinumhüllung der Nervenfasern.

❯ Wir empfehlen Allergikern, sich um Alternativen zur Desensibilisierung zu bemühen.

Polyneuropathiebehandlung von Herrn Viktor I., bei Diagnosestellung 46 Jahre alt

Vorgeschichte

Als Kind hatte Viktor I. immer wieder Mittelohrentzündungen, die Mandeln wurden herausgenommen, auch litt er häufig an Magenbeschwerden mit Durchfall und Erbrechen. In der Schulzeit wurde es besser mit dem Bauch und den Mittelohren, aber jetzt begann ein Heuschnupfen mit gelegentlichen Asthmaanfällen. Um die lästigen Heuschnupfensymptome loszuwerden, hat Herr I. vor vier Jahren eine Hyposensibilisierungsbehandlung angefangen. Dabei werden in regelmäßigen Abständen aufbereitete Blütenpollen unter die Haut gespritzt. Man beginnt bei einer ganz niedrigen Dosierung und steigert von Mal zu Mal.

In diesem Frühjahr sind die Reizbeschwerden in Nase und Augen erstmals ausgeblieben. Stattdessen hat sich ein neues Leiden bemerkbar gemacht. Seit Mitte Juni empfindet Herr I. ein leichtes Kribbeln in den Fingern, warmes Wasser wird als heiß empfunden, die Hände fühlen sich an wie geschwollen. Als im Juli noch Taubheitsgefühle in den Großzehen dazu kommen, die sich von Woche zu Woche in Richtung der Fußgelenke ausbreiten, geht er zum Arzt. Der spritzt B-Vitamine und α-Liponsäure.

Die erhoffte Wirkung bleibt aus. Innerhalb von drei Monaten schreitet das Taubheitsgefühl der Füße weiter fort, etwa bis zur Sockenstufe; das Gehen wird schwer, jeder Schritt muss bewusst kontrolliert werden; Ermüdung stellt sich nach kurzen Strecken ein. Außerdem bemerkt Herr I., dass die Waden dünner werden.

Gleichzeitig hat er immer mehr Mühe, feinmotorische Arbeiten zu verrichten; die Computertastatur, sein Arbeitswerkzeug, wird zum Folterinstrument; Knöpfen geht gar nicht mehr. Er meint, die Muskulatur an den Händen und Unterarmen sei dabei, sich zu verabschieden; die Hände sehen zunehmend aus wie ein Skelett.

20

Die Untersuchung in einer neurologischen Universitätsklinik ergibt einen Verdacht auf chronisch inflammatorisch demyelinisierende Polyradikuloneuropathie (CIDP).

» „Der neuromyographische Befund zeigt eine ausgeprägte gemischte, sensomotorische Polyneuropathie."

Und das im Alter von 46 Jahren!

In der Klinik

2002 war Herr I. für vier Wochen zur stationären Behandlung in der Klinik am Steigerwald.

Unser Befund:

- Empfindungsfähigkeit der Füße und Unterschenkel sockenförmig deutlich vermindert,
- Beinreflexe gar nicht, Armreflexe nur andeutungsweise auslösbar,
- ausgedehnter Muskelabbau an Armen un"d Beinen, besonders deutlich bei den kleinen Handmuskeln,
- Hackengang und Zehengang kaum möglich,
- Vibrationsempfinden an den Großzehen stark eingeschränkt.

Behandlung

Die vierwöchige intensive Behandlung hat den Patienten sehr beansprucht. Es kam zu Muskelkatergefühlen, Scheitelkopfdruck, starker Müdigkeit bis hin zur Depression, Gereiztheit, wechselnden Temperaturempfindungen in Händen und Füßen, gesteigerten Stuhlausscheidungen.

Durch eine gezielte, verlaufsbezogene Anpassung der Rezepturen konnten die Belastungsreaktionen abgefangen und in eine förderliche therapeutische Richtung gelenkt werden.

Bei Entlassung

Herr I. fühlt sich rundum wohl.

- Taubheitsgefühle, Empfindungsstörungen sind gut gebessert; die Beinmuskulatur fühlt sich entspannter und kräftiger an;
- Hackengang, Auto lenken, Tastaturbenutzung gehen deutlich leichter;
- auch das Vibrationsempfinden der Großzehen ist signifikant gebessert.

Nach einem Jahr

Bei Abschluss der elfmonatigen ambulanten Nachbehandlung mit chinesischen Rezepturen sind keine neurologischen Symptome mehr feststellbar.

Alle Parameter sind weitgehend normalisiert:

- Taubheit, Kribbeln, geschwollenes Gefühl der Hände und Füße sind nicht mehr vorhanden,
- Kraft und Beweglichkeit sind wieder normal,
- Hände und Füße sehen aus wie vor der Erkrankung,
- alle Muskeln haben sich zur Gänze wieder aufgebaut.

Keine Einschränkungen der Beweglichkeit mehr vorhanden, Skigymnastik etc. geht alles wieder, Herr I. macht wieder Sport, geht segeln.

Neurologische Kontrolluntersuchung in der Uniklinik ein Jahr nach Behandlungsbeginn:

» „ … dramatische Verbesserung sowohl der motorischen wie auch sensiblen Nerven, annähernd normale Parameter in der Neurographie".

Hierzu passt auch der Krankheitsbericht in ► Kap. 11.

Selbsthilfe beim Restless-Legs-Syndrom – Was ist besonders wichtig?

Inhaltsverzeichnis

© Springer-Verlag GmbH Deutschland, ein Teil von Springer Nature 2021
C. Schmincke, *Ratgeber Polyneuropathie und Restless Legs*,
https://doi.org/10.1007/978-3-662-63307-6_21

21

RLS eher bei jüngeren
Jahrgängen.

Unsere Empfehlungen zur Lebenspflege, zur Arbeit am eigenen Lebensstil, die wir in den vorangegangenen Kapiteln vorgestellt haben, gelten für beide Erkrankungen, für die Polyneuropathie ebenso wie für das Syndrom der unruhigen Beine:

Wem es gelingt, seine Ernährung umzustellen, Bewegungsgewohnheiten, Schlafverhalten, Verdauungskultur usw. in eine sinnvolle Richtung zu verändern, der vermindert beide Krankheitsrisiken – Restless-Legs-Syndrom (RLS) und Polyneuropathie (PNP) – und unterstützt jegliche Therapie.

Allerdings, auch wenn in punkto Lebenspflege unsere Empfehlungen für beide Krankheitsbilder passen, macht es Sinn, gewisse Unterschiede zu beachten.

21.1 Das RLS betrifft eher jüngere Jahrgänge

Die Hauptformen der Polyneuropathie, die wir hier ausführlich besprochen haben, wird man eher zu den degenerativen Störungen rechnen. Dies sind Krankheiten wie Arthrose, Diabetes mellitus Typ 2 oder Arterienverkalkung, die vorzugsweise Menschen im fortgeschrittenen Alter betreffen. Das RLS dagegen, wenn es isoliert auftritt, spielt in einer anderen Liga. Dafür sprechen allein schon die Altersverteilung mit Schwerpunkt diesseits des 40. Lebensjahres und eine deutliche Bevorzugung des weiblichen Geschlechts. Es müssen also, im Vergleich zur PNP, zusätzliche Krankheitsfaktoren berücksichtigt werden. Dies hat Konsequenzen auf der Ebene der Selbstbehandlung.

Im Folgenden wollen wir deshalb unsere Hinweise zur Selbsthilfe bei RLS noch einmal bündeln und im Zusammenhang darstellen.

Für die chinesische Beschreibung des RLS hatten wir folgende Formel gefunden:

Disharmonie zwischen „Qi" und „Xue" aufgrund einer Hitze im „Xue".

RLS-Patienten, die ihre Behandlung oder Vorbeugung selbst in die Hand nehmen wollen, sollten sich also um beides kümmern: die Beschaffenheit und Bewegung ihres „Xue" und eine maßvolle, gelassene Aktivierung ihrer „Qi"-Kräfte.

21.2 Qigong

Die Anbindung des „Qi" an das „Xue" erfordert sozusagen Rücksichtnahme von beiden Seiten. Besonders anschaulich erkennen wir dies in den Übungen des Qigong.

Die aufrechte freie Haltung und die lockere Kleidung lassen den Bauchorganen Raum und erleichtern das freie Schwingen des Atems. Die langsamen Bewegungen der Gliedmaßen helfen, Stress und Hektik abzubauen und eine Verbindung herzustellen zu den Fließprozessen von Atmung, Durchblutung und Organfunktionen. Darum werden dem Übenden die Hände warm, der Speichelfluss verstärkt sich, und die Baucheingeweide kommen in Bewegung.

❯ Wer zu viel will im Bewegen, zerstört diese Verbindung, desgleichen, wer die Atmung bewusst steuert oder die Bauchdecken angespannt hält.

21.2.1 Die Zeitlupe

Das Zeitlupenprinzip, das beim Qigong ausdrücklich eingeübt wird, lässt sich auf alle Tätigkeiten übertragen:

- Langsam gehen (man verliert keine Zeit dabei!).
- Hektik raus aus dem Alltag.
- Im Gehen immer wieder sein Körpergewicht spüren.
- Wenn die Beine zu schwer werden bei Müdigkeit oder Erschöpfung, ausruhen!

Allerdings gibt es auch eine falsche Leichtigkeit bei Selbstüberforderung, für die man ein Gefühl entwickeln muss. Stets durch die Nase atmen, damit sich das Blut weniger in den Beinen staut.

21.2.2 Sich Dehnen und Gähnen

Auch genussvolle, langsame Dehnübungen wie bei Stretching besprochen (▶ Kap. 16), nehmen den Krampf aus den Muskeln, fördern Tiefatmung und ruhig-entspannte Blutzirkulation.

Herzhaftes Gähnen hilft dabei. Da man das Gähnen nicht erzwingen kann und soll, hier eine kleine Übung, um es herbeizulocken: Körperhaltung entspannt, aufrecht. Bei gestrecktem, ganz leicht nach vorn gebeugtem Nacken schiebt man den Unterkiefer kräftig vor. Im Geist versucht man die Vorstellung aufzubauen, dass im hinteren oberen Rachen ein großer Raum entsteht. Mit etwas Geduld und Übung meldet sich ein Gähndrang, dem man allerdings wirklich behutsam erlauben soll, sich zu entfalten. Nichts erzwingen wollen!

Besonders günstig für diese Dehn- und Gähnübungen haben sich die Morgenstunden erwiesen, z. B. als Bettgymnastik nach dem Aufwachen.

Morgengymnastik im Bett.

21

Das RLS – eine Frauen-
krankheit?

21.3 Regelblutung

Wir empfehlen jungen Frauen, deren Erkrankung in irgendeiner Weise die Dimension des „Xue" berührt, auf die Einnahme von Hormonpräparaten zur Verhütung zu verzichten.
Und dies so lange, bis sich ihre Gesundheit stabilisiert hat.

In vielen Sprachen der Welt wird die Regelblutung sinn-
gemäß als „monatliche Reinigung" bezeichnet. In chinesischer
Sicht wird der weibliche Organismus bei der Monatsblutung
von „trüben Säften" und Hitze entlastet. Dies ist dann besonders wichtig, wenn die Darmausscheidung suboptimal
funktioniert.

Da diese Belastungen des „Xue" auch das Aufkommen
eines RLS begünstigen können, empfehlen wir den betroffenen
Frauen, wenn möglich eine Zeitlang mit Methoden zu pausieren, die einen natürlichen Verlauf des gesamten Zyklus-
geschehens und der Blutung verändern. Dies gilt für die „Pille"
ebenso wie für die Hormonspirale.

21.4 Ernährung, Bewegung, Ruhen, Schlaf ...

Hinweise für RLS-Betroffene finden sich reichlich in den
vorangegangenen Kapiteln.

Wir erinnern noch einmal an die wichtigsten Punkte.

> **Zusammenfassung**
> - Die Säfte, das „Xue", nicht zu sehr beschweren und „er-
>   hitzen" durch zu reichliche, zu gehaltvolle Mahlzeiten, be-
>   sonders abends.
> - Bewegen immer im Einklang mit dem Organismus.
>   Leistungsspitzen sollen sich stets kurzfristig mit Ent-
>   spannungsphasen abwechseln, damit das „Xue" Zeit hat,
>   „nachzukommen".
> - Auf Regelmäßigkeit beim Toilettengang achten. Zeit las-
>   sen! Der Darm als Reinigungsinstanz für das „Xue" lässt
>   sich ungern drängen bei seinem anspruchsvollen Ge-
>   schäft.
> - Oft genug im Tageslauf ruhen, runterkommen, Beine
>   hochlegen dabei.
> - Das Schlafengehen gut vorbereiten, wie beschrieben
>   (▶ Kap. 17). Am Morgen bewusst langsam in Gang
>   kommen.

Wenn es ohne nicht mehr geht – Gehhilfen

Inhaltsverzeichnis

© Springer-Verlag GmbH Deutschland, ein Teil von Springer Nature 2021
C. Schmincke, *Ratgeber Polyneuropathie und Restless Legs*,
https://doi.org/10.1007/978-3-662-63307-6_22

22

22.1 Gehstock, Krücke

Die mörderische Sphinx im alten Griechenland gab dem jugendlichen Ödipus folgendes Rätsel zu lösen:

» Welches Wesen geht am Morgen auf vier, am Mittag auf zwei und am Abend auf drei Füßen?

Ödipus wusste die Lösung und entging dadurch dem Verderben: Es ist der Mensch. Am Lebensabend benutzt er eine Krücke und hat dadurch drei Füße.

Der Gehstock kann ein nützliches Hilfsmittel sein.

Wir sind immer wieder überrascht, auf Patienten zu stoßen, die nie gelernt haben, mit dem Gehstock umzugehen. Sie überspringen eine Stufe und beginnen gleich mit dem Rollator.

Der Gehstock gibt Sicherheit, und man kann ihn überall benutzen, auch auf dem Rasen oder im Wald. Außerdem beeinträchtigt er das Gangbild deutlich weniger als der Rollator.

> Wir empfehlen, sobald sich erste Gangunsicherheiten bemerkbar machen, gleich mit dem Gehstock zu beginnen.

Es braucht etwas Zeit, diese hilfreiche, seit Urzeiten geschätzte Stütze in den Bewegungsfluss zu integrieren. Und mit ein wenig Übung lernt mancher sogar, ihn auf eine elegante Weise zu handhaben.

Beim Kauf und dem Gebrauch des Stockes sollten einige Dinge beachtet werden, die in der Übersicht zusammengefasst sind.

Zum richtigen Gebrauch des Gehstocks

- Der Griff sollte gut in der Hand liegen und bei Belastung nicht drücken.
- Für die Stocklänge wird folgendes Richtmaß empfohlen: Bei aufrechtem Stand mit locker herabhängenden Armen wird der Abstand zwischen Handwurzel und Boden gemessen. Er entspricht der idealen Stocklänge. Das bedeutet, der Arm sollte beim Abstützen leicht angewinkelt sein.
- Wenn die Beinschwäche auf einer Seite ausgeprägter ist als auf der anderen, gehört der Stock auf die gegenüberliegende, die „bessere" Seite.
- Bisweilen ist eine Gehstockschulung bei einem Physiotherapeuten hilfreich.

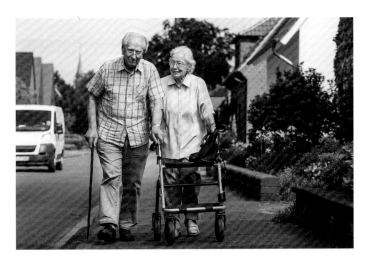

■ **Abb. 22.1** Wenn der Stock nicht genug Sicherheit gibt, hilft der Rollator. (© Ingo Bartussek/Fotolia, mit freundlicher Genehmigung)

22.2 **Rollator**

Der Rollator gibt Halt, erweitert dadurch den Aktionsradius und schützt vor Stürzen. Aber er verschlechtert das Gangbild. Denn erstens gewöhnt sich der Rollatorfahrer schnell an eine vornübergebeugt abgestützte Gehweise, zweitens verhindert das Festhalten der Rollatorgriffe, dass die Arme beim Gehen mit pendeln. Beides beeinträchtigt das freie Hin-und-her-Schwingen des Rumpfes beim Gehen, macht ungeschmeidig und lässt die neuromuskulären Möglichkeiten weiter verkümmern, die uns immer wieder das Gleichgewicht in der aufrechten Haltung finden lassen (■ Abb. 22.1).

Einer unserer Patienten hat eine kreative Teillösung für dieses Problem gefunden. Er hat den Rollator mit beiden Händen hinter sich geführt und dadurch einen bewundernswert aufrechten Gang mit hinreichender Gangsicherheit erreicht. Und dies trotz erheblicher neuropathisch bedingter Muskelatrophie der Beine. Der Mann war viele Jahre zur See gefahren. Deshalb war sein Gleichgewichtssinn sicher besser trainiert als bei uns Landratten. Aber trotzdem: Ausprobieren.

> ❯ Wir warten immer noch auf die Entwicklung kreativer Gehhilfen, die unserer aufgerichteten menschlichen Gehhaltung besser gerecht werden, als das, was gegenwärtig auf dem Markt ist.

22

22.3 Peroneusschiene

Die Peroneusschiene hält den Vorfuß beim Gehen angewinkelt.

Der „Fußheber" genannte Schienbeinmuskel hat den lateinischen Namen „Musculus peroneus". Ist er gelähmt, was bei der PNP nicht selten geschieht, dann hängt der Vorfuß beim Gehen nach unten. Damit besteht die Gefahr, dass die Zehen an Türschwellen oder Ähnlichem hängen bleiben und der Mensch das Gleichgewicht verliert (▶ Kap. 2).

Dieses Missgeschick lässt sich durch Gebrauch einer Peroneusschiene vermeiden. Sie wird an den Unterschenkel geschnallt und im Schuh getragen (◘ Abb. 22.2).

Die Schienen sind in der Regel elastisch, damit die normale Abroll- und Abstoßbewegung des Vorfußes beim Gehen nicht zu sehr behindert wird. Eine ausreichende Rückstellelastizität der Schiene muss dafür sorgen, dass mit der Beinhebung auch der Vorfuß wieder angehoben wird. Die Anprobe beim Fachhändler wird Ihnen helfen, Ihr passendes Modell zu finden.

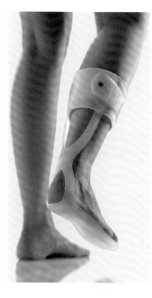

◘ **Abb. 22.2** Die Peroneusschiene verhindert ein Herunterfallen des Vorfußes beim Gehen. (© BORT medical GmbH, Weinstadt, mit freundlicher Genehmigung)

22.4 Rollstuhl

Der Rollstuhl ist eine wunderbare Erfindung: Endlich wieder mobil; die unsäglichen Beschwerden, die Langsamkeit bei der Fortbewegung haben ein Ende.

Aber wenn die Beine gar nicht mehr gebraucht werden, verlieren sie den letzten Rest Vitalität und Kraft, die Muskeln werden noch dünner, die Durchblutung schaltet auf Sparflamme, der Darm wird träger.

Unsere Empfehlungen lauten:

- Immer wieder wechseln zu Rollator oder Krücken.
- Möblierung in der Wohnung so gestalten, dass man Halt findet bei der Fortbewegung.
- Haltegriffe anbringen, über die man sich durch die Wohnung hangeln kann.

Wir warten immer noch auf die Entwicklung eines Rollstuhls, der die Beine (wie beim Tretboot) passiv mitbewegt und zusätzlich die Möglichkeit bietet, dass der Patient, wenn noch eine Restkraft in den Beinen vorhanden ist, den Antrieb durch zarte Tretbewegungen ein wenig unterstützt. Das ist für handbetriebene Fahrzeuge ebenso vorstellbar wie für Elektrorollstühle.

Serviceteil

© Springer-Verlag GmbH Deutschland, ein Teil von Springer Nature 2021
C. Schmincke, *Ratgeber Polyneuropathie und Restless Legs*,
https://doi.org/10.1007/978-3-662-63307-6

Anhang

Adressen

Anfragen wegen stationärer oder ambulanter Behandlung und wegen Bezugsquellen für Moxa-Zigarren, Qigong-Kugeln und RLS-Öl richten Sie am einfachsten direkt an:

— Dr. rer. nat. Christian Schmincke
  Arzt für Allgemeinmedizin, Naturheilverfahren
  Klinik am Steigerwald
  Zentrum für Biologische Heilverfahren und Chinesische Medizin
  D-97447 Gerolzhofen
  Tel.: +49 – (0)(0)9382 949-100 oder -203
  Fax: +49 – (0)(0)9382 949-109
  E-Mail: info@tcmklinik.de
  ▶ http://www.tcmklinik.de

Wer sich speziell für ambulante Behandlungen interessiert, kann Therapeutenanschriften bei folgenden Fachgesellschaften erfragen:

— Förderverein Chinesische Medizin in Deutschland e. V.
  c/o Klinik am Steigerwald Waldesruh
  D-97447 Gerolzhofen
  Tel. +49 – (0)9382 949-230
  ▶ http://www.tcm-forschung.de

— SMS (Societas Medicinae Sinensis) – Internationale Gesellschaft für chinesische Medizin e. V.
  Franz-Joseph-Straße 38
  D-80801 München
  Tel. +49 – (0)89/388 880 31
  Fax: +49 – (0)89/388 880 66
  E-Mail: sms@tcm.edu

— DÄGfA (Deutsche Ärztegesellschaft für Akupunktur)
  Würmtalstraße 54
  D-81375 München
  Tel.: +49 – (0)89/71 00 511
  E-Mail: ▶ http://www.daegfa.de

— DECA (Gesellschaft für die Dokumentation von Erfahrungsmaterial der Chinesischen Arzneitherapie)
  Bahnhofstraße 58
  D-83512 Reitmehring
  Tel. +49 – (0)8071/50777
  E-Mail: info@tcm-netz.de
  ▶ http://www.tcm-netz.de

— Anfragen nimmt auch die Klinik am Steigerwald (s. oben) entgegen.

Eine wichtige Adresse für alle, die sich für die Behandlung oder Ausbildung in Psychotonik interessieren:
– Lehrinstitut für Psychotonik (LIP)
   Zürichbergstrasse 193,
   CH-8044 Zürich
   Tel.: +41 – (0)1/2548 040
   ► http://www.psychotonik.com

Eine wichtige Adresse für alle, die sich für Tuina- oder Shiatsu-Behandlungen interessieren:
– TCM Praxis für Tuina und Shiatsu
   Karl-Ladenburg-Straße 6a
   D-68163 Mannheim-Neuostheim
   Tel.: + 49 – (0)621 / 4187019
   ► http://www.yuko-genki.de

Eine wichtige Adresse für alle, die sich für das Erfahrungsfeld der Sinne nach Hugo Kükelhaus interessieren:
– Schloss Freudenberg
   Freudenbergstraße 224–226
   D-5201 Wiesbaden
   Tel.: + 49 – (0)6 11/41 101 41
   Fax: + 49 – (0)6 11/9 41 07 26
   ► http://www.schlossfreudenberg.de

Glossar

Absence „kleiner" epileptischer Anfall; der Patient ist geistig weggetreten, ohne dass die körperliche Haltungskontrolle wesentlich beeinträchtigt ist

afferent zum Zentralnervensystem (ZNS) hinführend

afferente Bahnen, Afferenzen Nerven, die elektrische Impulse zum Zentralnervensystem (ZNS) hin leiten

Akupunktur aus China stammende Methode der Krankenbehandlung durch Einstechen von Metallnadeln in bestimmte Reizpunkte

akut-chronische („subakute") Polyneuropathie die Entwicklung der Polyneuropathie bis zum Vollbild der Erkrankung nimmt wenige Monate in Anspruch

Amyloid schädigende Ablagerung von funktionslosen Eiweiß-Zucker-Verbindungen in Organen und Geweben

Amyloidose Erkrankung, bei der Organe durch Amyloidablagerungen in ihrer Funktion beeinträchtigt und schließlich zerstört werden

Amitriptylin (z. B. „Saroten") häufig verordnetes Antidepressivum

Anamnese Patientenbefragung zum Zweck der Diagnosestellung

Anästhesie Wörtlich: „Empfindungslosigkeit"; wird vor chirurgischen Eingriffen in Form einer lokalen Betäubung oder einer Vollnarkose durch den Anästhesisten hergestellt. Auch das Spätstadium einer Polyneuropathie kann zur Anästhesie führen.

„Beckenhirn" unwissenschaftlicher Name für die besondere Ansammlung von Nervenzellen im unteren Teil des Rückenmarks; deren wichtigste Aufgabe ist die Steuerung der Eingeweidefunktionen

„burning feet" deutsch: „brennende Füße", häufiges Symptom der Polyneuropathie

Aneurin = Thiamin = Vitamin B $_1$

Anlaufschmerzen Schmerzen, die bei Arthrose zu Beginn einer Bewegung auftreten und sich im Verlauf der Bewegung wieder bessern

Antidepressiva Medikamente, die zur Abmilderung von Depressionen verordnet werden

Antiepileptika Medikamente gegen Epilepsie

Antigene Fremdeiweiße, die im Organismus eine Antikörperreaktion hervorrufen

Antikonvulsiva = Antiepileptika

Antikörper Eiweiße, die von bestimmten weißen Blutkörperchen im Rahmen einer Abwehrreaktion gebildet werden. Durch Bindung des Antikörpers an den schädlichen Fremdstoff, das Antigen, wird dieses unschädlich gemacht und für weitere Verdauungsprozesse markiert.

antimykotische Substanzen Stoffe, die gegen Pilzbefall eingesetzt werden

antivirale Mittel bei Viruserkrankungen verordnete Medikamente

Arthrose Gelenkalterung, verbunden mit lokaler Verschlackung, Knorpelabbau, Knochenumbau, Anfälligkeit für entzündliche Reaktionen, Funktionseinschränkung; meist schmerzhaft

Ataxie Neurologische Störung, bei der Geschmeidigkeit und Zielsicherheit der Bewegung verloren geht. Die zentrale Ataxie finden wir bei Erkrankungen des ZNS, die periphere Ataxie bei der Polyneuropathie.

Atkins-Diät Abnehmdiät, Ende der 80-er Jahre des letzten Jahrhunderts von Robert Atkins in den USA entwickelt. Wichtigste Empfehlung ist die deutliche Reduktion von Kohlenhydraten verbunden mit entsprechend höherer Zufuhr von Fett und Eiweiß.

Augmentation wörtlich „Vergrößerung"; Beschwerdezunahme unter Langzeittherapie mit Dopamin oder Dopaminagonisten

Autogenes Training Entspannungsmethode, bei der bestimmte, spannungslösende Vorstellungsbilder aufgerufen werden, zunächst unter Anleitung, später in der Selbstbehandlung

Autoimmunerkrankung Erkrankung, bei der das Immunsystem körpereigene Zellen und Organe angreift

autonome Polyneuropathie Beteiligung von Nerven am neuropathischen Abbauprozess, die für die Steuerung der Eingeweidefunktionen zuständig sind

Axon langer Auswuchs der Nervenzelle, stellt den zentralen Stromleiter der Nervenfaser dar

axonale/demyelinisierende Schädigung der Nervenfaser Der neuropathische Abbau kann mehr den zentralen Stromleiter („Axon") oder die Isolierung („Myelinschicht") betreffen.

Azathioprin (z. B. „Imurek") immunsuppressiv wirkendes Medikament

Azetaldehyd Abbauprodukt des Alkohols

Azetylcholin wichtiger Neurotransmitter, ist u. a. zuständig für die Übertragung des Bewegungsimpulses vom Nerv auf den Muskel

Barbiturate Substanzgruppe, die früher viel als Schlafmittel verwendet wurde, heute aber nur noch bei Epilepsie und in der Anästhesie in Gebrauch ist

Benzodiazepine wichtige Medikamentenklasse mit folgenden Wirkungen: schlaffördernd, angstlösend, entspannend, antiepileptisch; bekanntester Vertreter ist Valium

Beriberi Vitamin-B$_1$-Mangelkrankkheit

Biopsie Entnahme einer Gewebeprobe zur mikroskopischen Untersuchung

Blut-Hirn-Schranke, Blut-Nerven-Schranke aus verschiedenen Membranen gebildetes Barrieresystem, das den freien Zugang von Blutlymphe zum Gehirn- oder Nervengewebe beschränkt

Blutkapillare feine Haargefäße, sorgen für die Blutversorgung der Gewebe

Blutmilieu chemische Beschaffenheit des Blutes als Nährlösung für den Stoffwechsel der Gewebe

Blutwasser = Lymphe

Blutzuckerspiegel Konzentration von Zucker (Glukose) im Blut

BMI = Body Mass Index Rechengröße zur Beschreibung des Ernährungszustandes eines Menschen, errechnet sich aus Gewicht und Körpergröße (kg/m^2)

Borrelien Erreger der Borreliose; im Speichel von Zecken lebende Bakterien

Capsaicin aus scharfem Paprika (Chilischoten) gewonnener Reizstoff

Carbamazepin (z. B. „Tegretal") Epilepsiemittel

CFS englisch: „chronic fatigue syndrome"; deutsch: chronisches Erschöpfungssyndrom; chronischer Zustand von Müdigkeit und Abgeschlagenheit meist auf der Grundlage einer Immunstörung

Charot-Marie-Tooth, Morbus neurale Muskelatropie (= Muskelschwund); HMSN I

Cholesterinspiegel zu den fettartigen Stoffen gerechnete wichtige körpereigene Substanz; bei zu hohem Blutspiegel steigt das Risiko der Arterienverkalkung

chronisch inflammatorischdemyelinisierende Polyneuropathie (CIDP) eher seltene entzündliche Form der Polyneuropathie

chronisch progrediente distal beginnende sensomotorische PNP häufigste Form der Polyneuropathie

Ciclosporin (z. B. „Sandimmun") Immunsuppressivum

Clomipramin (z. B. „Anafranil") Antidepressivum

Craniosacraltherapie manuelle Therapieform, die sich am physiologischen Zusammenspiel von Kopfskelett und Kreuzbein orientiert

Cyclophosphamid (z. B. „Endoxan") Immunsuppressivum

Dantian Region etwa eine Handbreit unter dem Nabel, in der Tiefe gelegen; gilt in der chinesischen Medizin als Schwerpunkt und Zentrum jeder Bewegungsentwicklung wie auch der Atembewegung bei entspannter Verfassung

„Darmhirn" Unwissenschaftliche Bezeichnung für das umfangreiche System der Darmnerven. Die Funktion des Darmhirns ist bis heute nicht wirklich verstanden.

Dasypyrum Getreidegras, Frühform und Vorläufer des Weizens

DDT weltweit viel verwendetes Insektenvertilgungsmittel, verboten seit 50 Jahren

Dekokt Apothekersprache: Kräuterabkochung

Dekubitus Druckgeschwüre durch Aufliegen bei bettlägerigen Menschen

demyelinisierend die Myelinschicht der Nervenfaser abbauend

Desensibilisierung In der Immunologie eine Behandlungsmethode bei Allergikern, die in wiederholten Spritzenkuren besteht. Dabei werden mit sehr niedriger, langsam ansteigender Dosierung die Antigene verabreicht, die normalerweise bei diesem Patienten allergische Reaktionen auslösen.

Diabetes mellitus = Zuckerkrankheit, genau genommen: „Diabetes mellitus"; Stoffwechselkrankheit, die mit einem erhöhten Blutzuckerspiegel verbunden ist

Diabetes mellitus Typ 1, „juveniler Diabetes" Form der Zuckerkrankheit, die meist im jüngeren Lebensalter beginnt und von Anfang an mit Insulin behandelt werden muss

Diabetes mellitus Typ 2 früher „Alterszucker" genannt

Dialyse Blutreinigung bei Ausfall der Nierenfunktion. Das Blut wird in einem kontinuierlichen Verfahren an Membranen vorbeigeleitet, über die Schlackenmoleküle in die äußere Dialyselösung abgegeben werden können. In der Regel sind 3 wöchentliche Sitzungen zu je 3–5 Stunden Dauer erforderlich.

Diätetik Lehre von der richtigen Ernährung, allgemeiner: von der gesunden Lebensweise

distal vom Zentrum weg, zu den Enden der Gliedmaßen hin

distale, chronisch progrediente sensomotorische PNP Polyneuropathie, die an den Enden von Füßen oder Händen beginnt, langsam in Richtung auf das Körperzentrum hin fortschreitet und die Sinneswahrnehmung ebenso in Mitleidenschaft zieht wie das Bewegungssystem

DNS Desoxyribonukleinsäure (englisch: DNA), die Erbsubstanz im Zellkern

Dopamin wichtiger Transmitter (=Botenstoff)

Dopaminagonisten synthetische Stoffe, die wie Dopamin wirken

Drucknekrose Gewebeabbau, Ausbildung von Hautgeschwüren durch Dauerdruck

Dulcolax Abführmittel

Duloxetin (z. B. „Cymbalta") Antidepressivum

Durchlymphung unwissenschaftlicher Ausdruck für die Durchflutung der Gewebe mit Lymphe oder Blutwasser

Dyskinesie Bewegungsstörung in Form von unwillkürlichen Bewegungsautomatismen

Dystonie unwillkürliche Fehlspannung der Muskulatur oder Fehlhaltung der Gliedmaßen aufgrund einer neurologischen Störung; Bedeutungsüberschneidung mit „Dyskinesie"

efferent vom Zentralnervensystem (ZNS) nach außen, zur Peripherie hin gerichtet

efferente Bahnen, Efferenzen Nerven, die elektrische Impulse vom Zentralnervensystem (ZNS) zur Peripherie leiten

Elektrolythaushalt Die verschiedenen Salze, die mit der Nahrung aufgenommen werden und zum lebensnotwendigen inneren Milieu des Organismus gehören, müssen bezüglich Verteilung und Ausscheidung fein reguliert werden, wofür u. a. die Nieren zuständig sind.

Endorphine eine Klasse von Transmittern (Botenstoffen), die als Mittler im Belohnungssystem des Organismus fungieren, allerdings noch nicht wirklich gut erforscht sind

Endorphinrezeptoren Rezeptoren im Gehirn wie in der Peripherie, die auf Endorphine ansprechen

Epilepsiefokus eine Region im Gehirn, die aufgrund von Geburtsschaden, Verletzung oder früherer Entzündung einen elektrisch instabilen „Herd" darstellt, der immer wieder zur Entladung drängt

erbliche Disposition die in den Genen niedergelegte Neigung, bestimmte Krankheiten eher zu bekommen als die Durchschnittsbevölkerung

Ethanal = Azetaldehyd, ein Abbauprodukt des Alkohols

exsudativ mit Ausscheidungen über die Haut verbunden, wie Nässen, Krustenbildung, Bläschen usw.

Faszikulationen kleinteilige Muskelkontraktionen, meist nicht spürbar; kommen auch bei Gesunden vor

Fazialisnerv motorischer Gesichtsnerv, zuständig für mimische Bewegungen, Lidschluss, Lippenschluss, Blasen, Pfeifen u. v. a. m.

Fazialisparese Lähmung des Fazialisnervs

Feldenkrais, Moshé gründete die nach ihm benannte körpertherapeutische Schule; Stichwort: Bewusstheit durch Bewegung

Ferritin Eisen speicherndes Eiweiß im Blut

freie Nervenendigungen Endigungen der Nervenfasern ohne Myelinumhüllung; liegen entweder in der Haut, in den spezialisierten Sinneskörperchen der Haut oder im Inneren des Körpers; dienen der Aufnahme unterschiedlicher Sinnesreize, sind auch Schmerzrezeptoren

Frequenzstarre Unfähigkeit des Herzens, auf körperliche Belastung mit Zunahme der Pulsfrequenz zu antworten

Fruktose Fruchtzucker

Funktionelle Entspannung nach Marianne Fuchs tiefenpsychologisch fundiertes körpertherapeutisches Verfahren

Funktionskreis Das andersartige Verständnis der Traditionellen Chinesischen Medizin (TCM) für das, was wir „Organ"

wie Leber, Herz usw. nennen, hat zu dieser Wortbildung geführt. „Funktionskreis Leber" beispielsweise bezeichnet das Bedeutungsfeld, das die chinesische Medizin mit dem Wort „Leber" im Sinn hat.

Fußheber Name für den vorderen Schienbeinmuskel, dessen Hauptfunktion das Heben des Vorfußes ist

Fußheberschwäche Teillähmung des Fußhebers; der Vorfuß hängt beim Gehen nach unten

Gabapentin (z. B. Neurontin) meist als Schmerzmittel eingesetztes Antiepileptikum

Galaktose bildet zusammen mit Glukose das Doppelmolekül Milchzucker (= Laktose)

Gammaglobuline Abwehrstoffe, Eiweißmoleküle, die bei der Immunisierung gegen Antigene gebildet werden

Gammanervenfasern Eher dünne Nervenfasern; dienen im efferenten Betrieb dazu, die Empfindlichkeit der Muskelspindeln zu regulieren

Gammopathie Überschwemmung des Blutes mit falsch programmierten, krankhaften Gammaglobulinen

genetische Disposition ererbte Anlage, die anfällig für bestimmte Krankheiten macht

Glukose Traubenzucker, wichtigster Zucker im Stoffwechsel, Energiewährung des Körpers

Glukose-Belastungstest Test, bei dem nach Einnahme einer definierten Glukosemenge (in Wasser gelöst) der Blutzuckerspiegel gemessen wird

Glykierung Anheftung von Zuckermolekülen an Körpereiweißmoleküle, wodurch diese ihre biologische Funktion einbüßen und zu Schadstoffen werden

Glykogen tierische Stärke, Speicherform der Glukose

Grand Mal Großer epileptischer Anfall mit Krämpfen und Bewusstseinsverlust

Harnzuckertest Frühtest auf Diabetes mellitus

Hepatitis Leberentzündung, bei deren Entstehung oft Viren beteiligt sind. Symptome sind grippale Erscheinungen, Appetitlosigkeit, mäßiges Fieber, später Gelbsucht.

Herbizide wörtlich: „Pflanzentöter"; Chemikalien, die zur „Unkraut"-Vernichtung eingesetzt werden

Herpes-zoster-Neuralgie Neuralgie nach Gürtelrose

Herpesviren zur umfangreichen Gruppe der Herpesviren gehörende Erreger von Lippen- und Genitalherpes, Windpocken und Gürtelrose sowie Pfeiffer'schem Drüsenfieber (Epstein-Barr-Virus)

Hirnnerven Nerven, die nicht aus dem Rückenmark austreten, sondern direkt aus dem Gehirn

hydrophil wörtlich: „Wasser liebend"; hydrophile Flüssigkeiten mischen sich leicht mit Wasser

Hypoglykämie Unterzucker

Hyposensibilisierung „Desensibilisierung"

Hypothyreose mangelhafte Hormonproduktion der Schilddrüse; Schilddrüsenunterfunktion

Immunglobuline Gammaglobuline

Immunsuppressiva („Immunblocker") Medikamente, die Aktivitäten des Immunsystems ausbremsen, unabhängig davon, ob diese nützlich oder schädlich sind

Insulin Hormon der Bauchspeicheldrüse, wichtigster Regler des Zuckerstoffwechsels

Interkostalneuralgie Schmerzen der Zwischenrippennerven

Interzellularmatrix nicht sehr gebräuchliche, aber sachlich zutreffende Bezeichnung für das zwischen den Geweben und Organen aufgebaute Nährmedium, das einerseits aus Lymphe (ohne Blutzellen), andererseits aus Eiweißen besteht, was die gelartige Konsistenz der Matrix bedingt

intrafusal innerhalb der Muskelspindeln gelegen

Irrigator Gerät, mit dessen Hilfe Einläufe durchgeführt werden können

Kapillare s. Blutkapillare

Karpaltunnelsyndrom Einengung des Medianusnervs am Handgelenk

kausale Therapie Therapie, die an den Ursachen der Erkrankung ansetzt

Kloni Serien von Muskelkontraktionen, etwa beim epileptischen Anfall

Kniesehnenreflex Patellarsehnenreflex

körperliche Integrität körperliche Unversehrtheit

Kortison (meist als Prednison oder Prednisolon) körpereigenes Hormon, das medikamentös zur Entzündungsunterdrückung eingesetzt wird

Kükelhaus, Hugo „Erfahrungsfeld für die Füße"; in der Pädagogik von Hugo Kükelhaus geht es darum, den Menschen wieder an elementare physikalische Erfahrungen heranzuführen, so auch die Tasterfahrung des Grundes, auf dem wir gehen und stehen.

Levodopa (+ Benserazid) (z. B. „Restex") Medikament, verordnet bei Parkinson-Erkrankung und dem Restless-Legs-Syndrom (RLS)

Lidocain Mittel, das zur lokalen Betäubung gespritzt wird

lipophil wörtlich: „Fett liebend"; mischt sich nicht mit Wasser, gut dagegen mit Ölen oder z. B. Benzin

Lokalanästhetika Mittel, die zur lokalen Betäubung eingesetzt werden

Lupus erythematodes Autoimmunkrankheit, die neben Gelenken und anderen Organen besonders die Nieren angreift

Lymphe In den Lymphgefäßen des Körpers zirkulierende Flüssigkeit, die zum guten Teil mit dem Gewebewasser der Interzellularmatrix und mit dem Blutwasser („Serum") übereinstimmt. In den Lymphgefäßen befinden sich darüber hinaus auch Abwehrzellen („Lymphozyten")

Magenperistaltik muskulärer Anteil der Verdauungstätigkeit des Magens

maligne Entartung Bösartig-Werden von Zellen

Maltose 2 Glukosemoleküle bilden das Doppelmolekül Malzzucker

manifester Diabetes mellitus Von manifestem Diabetesmellitus in Abgrenzung zum Prädiabetes spricht man, wenn bestimmte Laborgrenzwerte (Nüchtern-Blutzucker, Blutzucker nach Belastung, HBA $_{1c}$) überschritten sind.

Mayr, Franz-Xaver österreichischer Arzt, entwickelte Anfang des 20. Jahrhunderts die Mayr-Kur zur „Blut- und Säftereinigung"

Mechanorezeptoren Sinneskörperchen, die auf mechanische Reizung ansprechen (im Gegensatz z. B. zu Chemorezeptoren)

Medianusnerv Nerv, der in der Mitte des Unterarms zur Hand führt

Meridiane „Energie"-Bahnen, auch Leitbahnen genannt, der Akupunktur. „In den Meridianen fließen Qi und Xue", heißt es in der Traditionellen Chinesischen Medizin (TCM).

Merkel-Zellen Drucksensoren in der Haut

Mikrotubuli sehr dünne röhrenförmige Strukturen, die zur Stabilisierung des Axons und zum Stofftransport in Längsrichtung dienen

Mitochondrien Die „Kraftwerke" der Zellen. Kleine Zellorganellen, in denen Sauerstoff mit Energieträgern aus der Nahrung umgesetzt wird. Diese auch als Zellatmung bezeichnete Reaktion ist der wichtigste Energielieferant für den Zellstoffwechsel.

Mononeuritis Entzündung einzelner Nerven

Mononeuropathie Neuropathie eines einzelnen Nervs oder Nervengeflechts

motorische Endplatte eine spezielle Synapse, über die der motorische Nerv die Muskelzelle zur Kontraktion erregt

motorischer Nerv seine Aufgaben sind das Ingangsetzen und die Steuerung der Muskeltätigkeit im Bereich des Bewegungsapparates

Moxa fermentierter und getrockneter Beifuß (Artemisia); s. auch Moxibustion

Moxibustion Erwärmung von Akupunkturpunkten durch Abbrennen von Moxakraut

Mukosabarriere Die Schleimhaut („Mukosa") des Darmes sorgt dafür, dass nur bestimmte Substanzen des verdauten Speisebreis in den Organismus, d. h. ins Lymphsystem eindringen können; sie baut für alle anderen Moleküle also eine Barriere auf. Diese Mukosabarriere kann bei verschiedenen Erkrankungen gestört sein mit der Folge, dass unerwünschte Stoffe ins Lymph- und Blutsystem gelangen und den Körper belasten.

multiple Sklerose (MS) Autoimmunkrankheit von Gehirn und/ oder Rückenmark, bei der stellenweise die Isolierschicht von Nervenleitungen abgebaut wird

Muskelatrophie Abbau, Verkümmerung von Muskeln

Muskeldehnungsreflex Stabilisierender Rückenmarkreflex, über den das Nervensystem eine durch äußere Einwirkung hervorgerufene Dehnung eines Muskels rückgängig macht. Wird in der Diagnostik benutzt, um Störungen auf der Reaktionsstrecke Muskelspindel → afferenter Nerv → efferenter Nerv → Muskel Störungen festzustellen.

Muskelkontraktionen („Kloni") Serien von Muskelkontraktionen, etwa beim epileptischen Anfall

Muskelspindel Spannungs- und Dehnungsmessfühler in der Muskulatur

Myelinscheide äußere Umhüllung als Teil der Nervenfaser mit elektrisch isolierender Funktion

Myelinschicht Myelinscheide

Myelinumhüllung Myelinscheide

Myographie Ableitung von Aktionsströmen der Muskulatur über in den Muskel gesteckte Nadelelektroden

Myositis Muskelentzündung

Naloxon Morphiumantagonist (= Gegenmittel); wirkt als Hemmstoff von Morphium und Opioiden am Endorphinrezeptor

Nanoteilchen Großmoleküle, die neuerdings zunehmend Anwendung finden in Industrie, Medizin und Kosmetik. Das Umweltbundesamt weist auf unabsehbare Risiken für Umwelt und Gesundheit hin. Der Forschungsstand ist diesbezüglich allerdings ausgesprochen unbefriedigend.

Nerven, periphere Alle Nerven, die außerhalb des Zentralnervensystems (ZNS) verlaufen und für die Verbindung zwischen ZNS und Umwelt zuständig sind

Nervenbiopsie Entnahme einer Gewebeprobe, meist am Unterschenkelnerv, zur mikroskopischen Untersuchung

Nervenfaser langer Ausläufer der Nervenzelle („Axon") mitsamt ihrer Myelinscheide

Nervenfaser, sensible, motorische und vegetative Einteilung der Nervenfasern nach ihrer Zugehörigkeit zu den drei Hauptzielbereichen der Peripherie

Nervenkompression Nerveneinengung oder Quetschung

Nervensystem, autonomes Nerven und ihre Schaltstellen, die für die Steuerung der Eingeweidefunktionen zuständig sind

Nervensystem, peripheres Sammelbegriff für alle Nervenzellen und Nervenbahnen, die nicht zum Zentralnervensystem, also Gehirn und Rückenmark, gehören

Nervensystem, vegetatives Im Aufbau wenig übersichtliches Nerventeilsystem. Die Nervenzellen des vegetativen Nervensystems liegen teils im Hirn, teils im Rückenmark (z. B. im „Beckenhirn"), teils in bestimmten Regionen des Körperinneren, teils in den Organen. Die vegetativen Nervenfasern verlaufen im gemischten Nerv gemeinsam mit den sensiblen und den motorischen Nerven. Die Funktion des vegetativen Nervensystems ist u. a. die Steuerung der inneren Organe, der Blutgefäße und der Schweißdrüsen.

Neuralgien Schmerzen im Ausbreitungsgebiet bestimmter Nerven, bei denen eine krankhafte Schädigung des Nervs angenommen werden kann

Neurodermitis endogenes (= im Inneren des Körpers erzeugtes) Ekzem, entzündliche Hauterkrankung; tritt häufig meist schon im frühen Kindesalter mit Hautveränderungen an den Wangen und an Gelenkbeugen auf und ist durch den anfallsartigen quälenden Juckreiz gekennzeichnet

Neurographie Nutzt die elektrische Leitfähigkeit der Nerven, um diagnostische Aussagen über Art und Ausmaß einer Nervenschädigung zu gewinnen. Gehört zur apparativen Basisdiagnostik bei Verdacht auf Polyneuropathie.

Neuromyographie Untersuchung verschiedener elektrischer Funktionsparameter von Nerven und Muskeln

Neuropathie wörtlich „Nervenleiden"; gemeint ist hier allerdings keine seelische Störung, sondern eine körperliche Erkrankung der Nerven

neurotoxisch giftig für die Nerven

Neurotransmitter Überträgerstoffe, die der Signalweiterleitung an Synapsen dienen

Nierenschwelle kritischer Blutzuckerspiegel; oberhalb dieser Konzentration wird Glukose mit dem Urin ausgeschieden

No-Carb-Welle in den USA aufgekommene Ernährungsrichtung, die weitgehend auf Kohlenhydrate (englisch: „carbohydrates") in Form von Zucker und Stärkeprodukten verzichtet

Oberflächensensibilität im Gegensatz zur Tiefensensibilität die Empfänglichkeit unserer Haut für oberflächliche Druck-, Temperatur- und andere Reize

Obstipation Verstopfung

Opioide Medikamente, die sich vom Morphium herleiten

Osteoporose Knochenabbau

Oxycodon stark wirkendes Opioid

Oxycodon + Naloxon (z. B. „Targin") Kombination aus Opioid und einem Morphiumantagonisten (= Gegenmittel)

paraneoplastisch Allgemeinstörung, ausgelöst durch eine Krebserkrankung

Paraproteinämie wörtlich: „falsche Proteine im Blut" = Gammopathie

Paraproteine Eiweißkörper im Blut oder Urin

Parästhesie Missempfindung

Parasympathikus Teil des vegetativen (= autonomen) Nervensystems; Gegenspieler des Sympatikus

Parkinson, Morbus „Schüttellähmung", schwere Erkrankung von Bewegungszentren im Gehirn

Patellarsehne Kniescheibensehne; überträgt die Kraft von den großen vorderen Oberschenkelmuskeln auf den Unterschenkel und bewirkt dadurch eine Streckung im Kniegelenk, z. B. beim Aufstehen aus dem Sitzen

Pathologe untersucht u. a. am Mikroskop durch Krankheit veränderte Körperstrukturen an der Leiche oder, in diagnostischer Absicht, an einer Gewebeprobe, die einem Patienten entnommen wurde

Perineurium Nervenbündelhülle

Peripherie alles, was, vom Zentralnervensystem (ZNS) her gesehen, außen liegt

Peroneuslähmung Fußheberschwäche oder -lähmung

Pestizid Meist giftige Substanz, die zur Schädlingsbekämpfung eingesetzt wird

Pestizid DDT seit etwa 50 Jahren verbotenes, früher viel eingesetztes Insektenvernichtungsmittel

Petit Mal Kleiner, ohne Bewusstseinsverlust ablaufender, epileptischer Anfall

Phytotherapie Behandlung mit Arzneipflanzen

Plasma Blutserum einschließlich aller Gerinnungsstoffe

Plasmapherese volkstümlich „Blutwäsche"

Plasmozytom, „multiples Myelom" Bösartige Erkrankung im System der weißen Blutzellen. Ist verbunden mit der Produktion von Paraproteinen, führt häufig zur Knochenzerstörung

Poliomyelitis Kinderlähmung

Porkert, Manfred 1933–2015, Sinologe, bedeutender TCM-Pionier

PNP Polyneuropathie

Prädiabetes Vorstufe der Zuckerkrankheit

Pramipexol (z. B. „Sifrol") Dopaminagonist

Pregabalin (z. B. „Lyrica") meist gegen Schmerzen eingesetztes Antiepileptikum

Psychotonik von Volkmar Glaser entwickelte psycho-somatisch orientierte Methode der Körpertherapie

Pulsdiagnose wichtige Methode der chinesischen Medizin, durch Fühlen der Pulsqualität Krankheiten zu erkennen.

Qi Chinesischer Begriff für Lebenskraft. Di Übersetzung mit „Energie" ist nicht unproblematisch. Wirkkraft, die allen organischen Vorgängen zugrunde liegt.

Qigong Zu übersetzen mit „übende Arbeit am Qi". In sehr langsamen Bewegungsabläufen wird der Qi-Fluss beruhigt, geordnet und belebt. Kann therapeutisch eingesetzt werden.

Rebound wörtlich „Rückschlag"; Entzugsreaktion beim Absetzen von Medikamenten oder Rauschdrogen; auch als „Wirkungsumkehr" bezeichnet

Remission Besserung der Symptome bei einer chronischen Krankheit

reversibel kann sich spontan wieder zurück entwickeln

Rezeptoren Molekülstrukturen an der Zelloberfläche, die bestimmte Botenstoffe („Transmitter" oder auch Hormone) binden, wodurch bestimmte Reaktionen in der Zelle ausgelöst werden

RLS Restless-Legs-Syndrom

Rotigotin (z. B. „Neupropflaster") Dopaminagonist

Ruffini-Körper eine Gruppe von Tastsensoren in der Haut

Saccharose Rohrzucker

Sarkoidose Autoimmunerkrankung, die besonders Lunge und Leber befällt

Schilddrüsenunterfunktion Hypothyreose;   mangelhafte Hormonproduktion der Schilddrüse

Schwankschwindel im Gegensatz zum Drehschwindel häufig bei Polyneuropathie

sensibler Nerv Nerv, der nur sensible, afferente Fasern führt

Sensomotorik Der   Begriff   bezeichnet   einerseits   eine wissenschaftliche Richtung, andererseits die psychosomatische Funktionseinheit von Wahrnehmung und Bewegung.

sensomotorische Aktivierung Weckreize aktivieren sowohl die Sinneswachheit als auch die Reaktionsbereitschaft der Muskulatur.

sensomotorische PNP Form der Polyneuropathie, bei der Empfindungs- und Bewegungsfähigkeit in gleicher Weise betroffen sind

Serum Blutwasser; bleibt zurück nach Abtrennung der Blutzellen und der Gerinnungsstoffe

SFN Small-Fiber-Neuropathie

Shang han lun wichtiges Grundlagenwerk der Traditionellen Chinesischen Medizin (TCM)

Shiatsu japanische Methode einer manuellen Therapie, die sich am chinesischen System der Meridiane orientiert

Soma griechisch: „Körper"; hier der Körper der Nervenzelle in Abgrenzung von den Zellausläufern

Spinalganglion Nervenknoten, der direkt am Rückenmark liegt und insbesondere Nervenzellen beherbergt, von denen afferente, sensible Fasern ausgehen

Spinalkanalstenose Verengung des Rückenmarkkanals in der Wirbelsäule

Spinalnerven Die aus dem Rückenmark oder den Spinalganglien am Rückenmark austretenden Nerven

Spindelfühler spindelförmige Sensoren in den Muskeln und Sehnen, die Dehnungsgrad und Spannung der Muskeln registrieren

Statine Medikamente zur Senkung des Cholesterinspiegels

Sulcus ulnaris Rinne am Ellbogen, in dem der Ulnarisnerv verläuft („Musikantenknochen")

Sympathikus Teilsystem des vegetativen (= autonomen) Nervensystems; Gegenspieler des Parasympathikus

Synapse Kontaktstelle zwischen zwei Nervenzellen oder Nervenzelle und Körperzelle. Die Zell-Zell-Kommunikation wird durch elektrische Impulse oder durch bestimmte Botenstoffe („Transmitter") bewerkstelligt, die den synaptischen Spalt überbrücken.

synchron gleichzeitig

taktil die Oberflächensensibilität bzw. Hautreizung betreffend

Tan chinesisch: „Schleim"

TCM Traditionelle Chinesische Medizin

Thiamin Vitamin B_1, Aneurin

Thrombose Gefäßerkrankung, bei der sich ein Blutgerinnsel in einem Blutgefäß des venösen Systems bildet

Tiefensensibilität Sensibilität tieferer Hautschichten und auch von Muskeln und Sehnen gegenüber mechanischen Reizen

Tilidin + Naloxon (z. B. „Valoron") Opioid kombiniert mit Morphiumantagonist (= Gegenspieler)

Time Shifting Spielart der Augmentation. Der Zeitpunkt, zu dem die Beschwerden beim Restless-Legs-Syndrom einsetzen, verschiebt sich im Laufe der Langzeitbehandlung.

TNF-alpha-Blocker modernes Immunsuppressivum

Toleranz Unempfindlichkeit gegenüber einem Arzneimittel; stellt sich häufig im Laufe der Langzeittherapie ein

toxisch giftig

Tramadol (z. B. „Tramal") Opioid

Transfette Nebenprodukt des chemischen Prozesses der Fetthärtung in der Lebensmittelindustrie. Transfette gelten als besonders gesundheitsschädlich

Transmitter chemische Substanzen, die als Signalüberträger im Nervensystem dienen; Botenstoffe

Trigeminusnerv sensibler Gesichtsnerv

Trigeminusneuralgie Gesichtsneuralgie

Tuina manuelle Therapiemethode der Traditionellen Chinesischen Medizin (TCM)

Ulnarisnerv Ellennerv

Urämie wörtlich „Harn-im-Blut"; Blutvergiftung durch Harnschlacken bei Nierenversagen

V. a. Verdacht auf (diagnostischer Zwischenschritt)

Valium Bekanntes Schlaf- und Beruhigungsmittel. Wurde vor ca. 50 Jahren auf den Markt gebracht und ist zusammen mit Librium Ausgangssubstanz für die Entwicklung der heute führenden Schlafmedikamente.

Vaskulitis Entzündung der Blutgefäße

Vater-Pacini-Körperchen spezialisierte Gruppe von sensiblen Elementen der Unterhaut; zählen zu den Sinneskörpern der Tiefensensibilität

vegane Ernährung Ernährungsweise, die auf jegliche tierische Produkte verzichtet

vegetarische Ernährung Ernährungsweise, die Fleisch verbietet, aber Eier und Milchprodukte zulässt

vegetativ in der Medizin: „zu den inneren Organen gehörend"

vegetative Efferenzen Nerven, die für die Steuerung der Eingeweidefunktionen, aber auch der Schweißdrüsen und der Blutgefäße zuständig sind

vegetative PNP autonome Polyneuropathie

vital lebenskräftig

WHO „Word Health Organisation"; die Gesundheits-organisation der UNO

Xue ein Grundbegriff der Traditionellen Chinesischen Medizin (TCM), meist übersetzt mit „das Blut, die Säfte"

Yang Kraft der Aktivität

Yijing (früher I Ging genannt) Orakel- und Weisheitsbuch des alten China

Yin Kraft der Ruhe

Zehenspreizer Großzehenspreizer und Kleinzehenspreizer sind Muskeln, die in der gemeinsamen Aktion Zehen und Vorfuß auseinanderspreizen können.

Zellkern größte Organelle der Zelle; enthält den Hauptanteil der genetischen Information in Gestalt der Chromosomen und deren DNS

Zenmeditation aus Japan stammende, im Buddhismus entwickelte Meditationsform

Zentralnervensystem alle Nervenzellen und Nervenbahnen, die von Schädelknochen und Wirbelsäule umschlossen sind

Zöliakie Abbau von Dünndarmzotten aufgrund einer Unverträglichkeitsreaktion gegenüber bestimmten Getreidebestandteilen („Gluten")

Zosterneuralgie Neuralgie nach Gürtelrose

Zungendiagnose wichtiges Verfahren der chinesischen Medizin, an der Beschaffenheit der Zunge Krankheiten zu erkennen

Zytostatika Krebsmedikamente

Literatur

Clarenbach P, Beneš H (2006) Restless Legs Syndrom – Die unruhigen Beine. Klinik – Diagnostik – Therapie. UNI-MED, Bremen

Friedl F (2016) Das Gesetz der Balance. Chinesisches Gesundheitswissen für ein langes Leben. Goldmann, München

Kiefer R (2011) Krankheiten peripherer Nerven. Kohlhammer, Stuttgart

Neundörfer B, Heuß D (Hrsg) (2007) Polyneuropathien. Thieme, Stuttgart

Porkert M (1978) Klinische Chinesische Pharmakologie. Fischer, Heidelberg

Porkert M (1982) Die theoretischen Grundlagen der chinesischen Medizin. Hirzel, Stuttgart

Schmincke C (2014) Chinesische Medizin für die westliche Welt. Methoden für ein langes und gesundes Leben. Springer, Berlin/Heidelberg/New York

Stöger E (1991) Arzneibuch der chinesischen Medizin. Deutscher Apothekenverlag, Stuttgart

Stichwortverzeichnis

Printed by Wilco bv, the Netherlands